症状から **一発診断！**

整形外科 専門医は
こう見立てる 第3版

編著　聖路加国際病院 整形外科

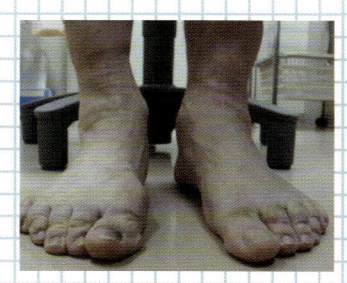
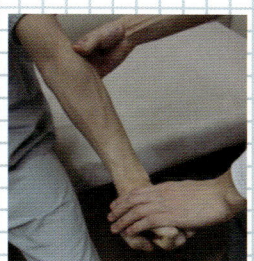
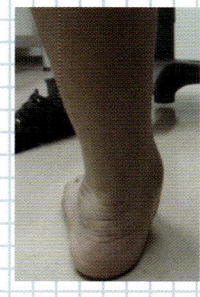
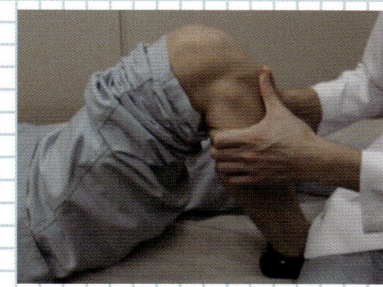
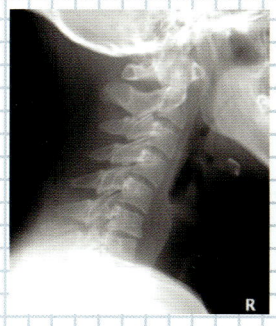
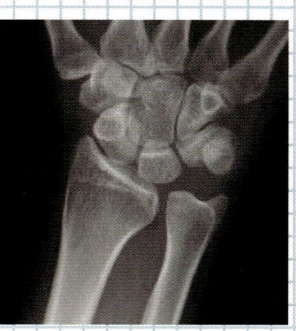
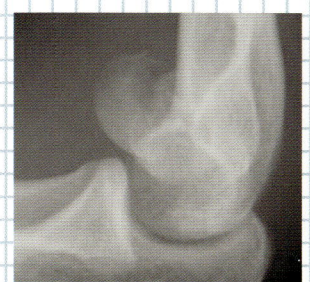
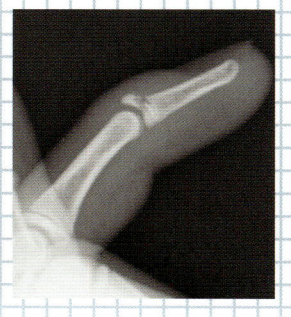

総合医学社

著者：聖路加国際病院 整形外科

（＊は編集幹事）

黒田　栄史

辻　　荘市

田崎　　篤

伊藤　幹人

天羽健太郎 ＊

齊藤　昌愛

第３版の出版にあたって

　早いもので 2021 年の第 2 版から 4 年が経過した．おかげさまで初版，第 2 版とも，整形外科以外の医師や，柔道整復師，スポーツトレーナーの方々まで広く読まれ，大変好評のようであった．一方で，まだまだ改良すべき点があることも認識した．

　整形外科医学は，日進月歩であり，よりよい医療を提供するには，新しい知見に基づく診療が必要である．整形外科分野における治療の対象は，癌のように存在するかしないかではなく，痛みや関節の可動域制限など，それに程度がある，相対的な尺度で評価される．痛みや障害がどの程度患者の生活に影響するかは個人間に差があるため，ある患者には辛いが，他の患者にとってはそれほど辛くないと言った状況が生まれる．そのため診断や治療において絶対的な線引きがしづらく，グレーゾーンとなることが多い．そのグレーの部分がどちらかというと白なのか黒なのか，はっきりさせていく作業は，その症状からどんな病気が考えられ，どんな治療が必要なのか，診療者側も患者側もしっかり理解することが鍵となる．

　今回の改訂では，各分野においてこの 4 年で変わった部分，時代にそぐわない箇所を徹底的にチェックし修正した．結果として基本的な構成は変わりないが，細かい部分での補正が行え，特に「Ⅳ．肩の痛み」「Ⅴ．肘の痛み」の章は，大きく手が加えられた．臨床におけるグレーゾーンを少しでも白か黒かをはっきりさせられる，より理解しやすいものになったと自負している．執筆者各位のご尽力に感謝申し上げる．この本が一人でも多くの診療者と患者の病態理解に役立ち，病気が治癒することを切に願うものである．

　最後に，この出版に最大限の努力を傾けられ，執筆者を督励して出版にこぎつけてくださった渡辺嘉之社長はじめ，総合医学社の方々に厚く御礼申し上げたい．

2025 年 2 月

編集幹事　天羽健太郎

初版の序

とにかく臨床に沿った教科書が作りたかった.

　私は，これまで整形外科の教科書が疾患ごとに並べられていることに違和感を覚えていた．はじめから診断がついていれば楽だが，実際はそうではない．臨床の現場において，患者を前にした医者が知りたいのは，どうやって診断にたどり着くか，である．また骨折や靭帯損傷などの外傷疾患のみで，外傷によらない変性疾患を載せていない教科書も多い．そのため，私の頭の中には作りたい教科書として，

疾患ごとではなく，患者の主訴から入り診断の助けとなる，そして外傷疾患も変性疾患もカバーする本

のイメージが自然にできあがっていた．その結果できたのが今回の本である．実際の制作過程では，眼高手低，必ずしもすべてに満足できるまでに至らなかったが，類書にはない特色が出せたと思う．整形外科専門医は，患者の主訴を聞いた時点で，可能性のある疾患が頭に浮かび，すぐにそれを裏付けるための診察を始めることができる．この本では，そういったポイントをできるだけ多く盛り込んだつもりである．

　また，ますます進む患者の高齢化とともに，内科系をはじめとする非整形外科医も，外来などで患者から運動器のトラブルについての相談を受ける機会も多くなっていると思うが，そのような時にも，この本は様々な判断の助けとなるだろう.

　一方で，近年画像検査が進歩し，診断の主役が画像に変わりつつある．画像検査により，これまで診断できなかった新しい病態が見つかり，診療体系が大きく変わった疾患もある．間違いなく，現在の整形外科診療において画像検査は，なくてはならないものである．その結果,残念ながら身体所見を軽視する傾向が見られている．整形外科医ですら,身体を触らずに,画像検査だけ行って,「問題ないですよ」と言っ

て診察終了，ということがよくある．患者との関係，患者をたくさん診なければならない環境の問題などもあるとは思う．しかし，正確で，常に一定のパフォーマンスを誇る画像検査と比べ，

不安定で不確実さをもつ人間である我々医師ができることは，せめて患者の声，身体に一生懸命耳を傾けることではないか．

整形外科疾患では，身体診察で診断がつくことが多い．

この本が，診断のプロセスにおいて，患者をきちんと「診察」するきっかけになれば，この上ない幸せである．

臨床においては，主訴からは想像できない診断結果となることもあり，本書の「一発診断」が必ず正解という訳ではなく，その主訴から考えられる相対的にみて，まず考慮すべき疾患を述べているにすぎないことを踏まえてお読みいただきたい．

最後に，忙しい通常業務の中，執筆をしていただいた聖路加整形外科各位，そして何回期日を破っても，嫌な顔一つせずにつきあっていただいた総合医学社の方々に感謝の意を表する．

編集幹事　**天羽健太郎**

目　次

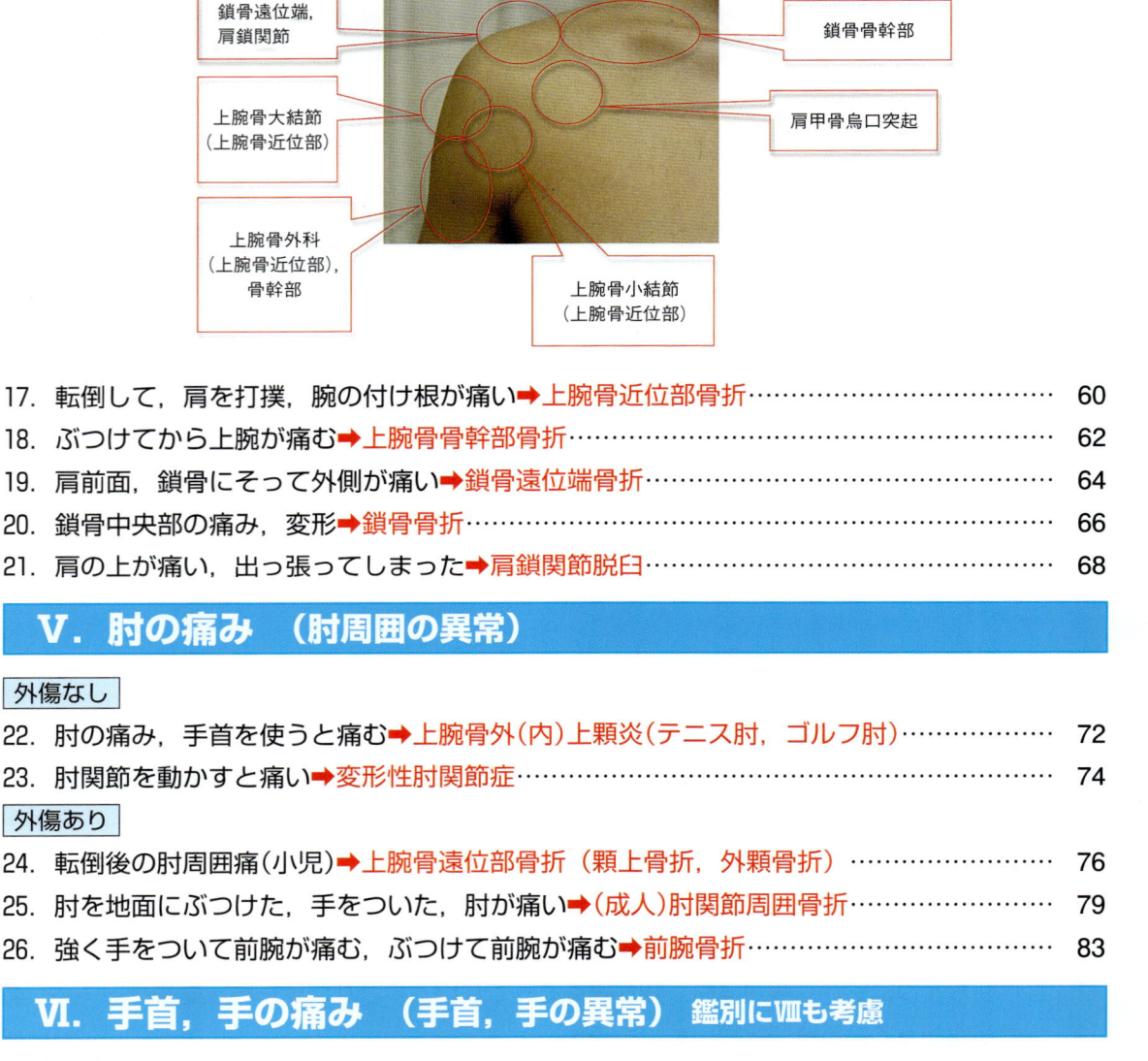

Ⅹ．足，足首の痛み （足関節，足部の異常）

踵周辺の痛み　痛むポイントでの鑑別

前足部　痛むポイントでの鑑別

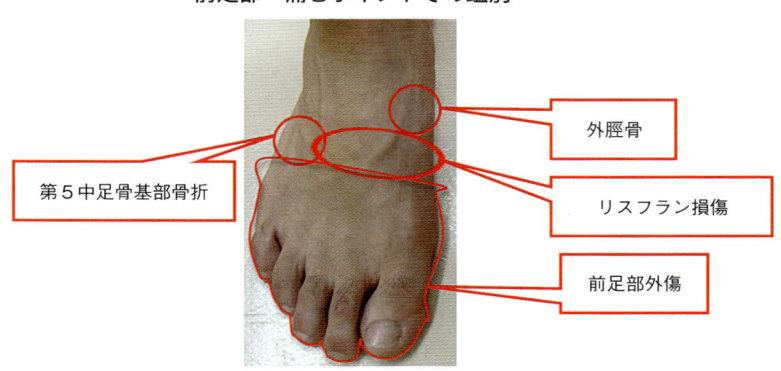

外脛骨

第5中足骨基部骨折

リスフラン損傷

前足部外傷

XI. 熱が出て四肢の関節が痛む　（四肢関節炎）

XII. 手術したところが痛む，腫れている　（（整形外科術後）インプラントの異常）

XIII. 色々な関節が痛む　（多関節痛の異常）鑑別に関節リウマチ

XIV. 四肢のできもの，しこり　（四肢の骨軟部腫瘍）

XV. 運動器診療の基礎知識

診察の進め方，本書の読み方

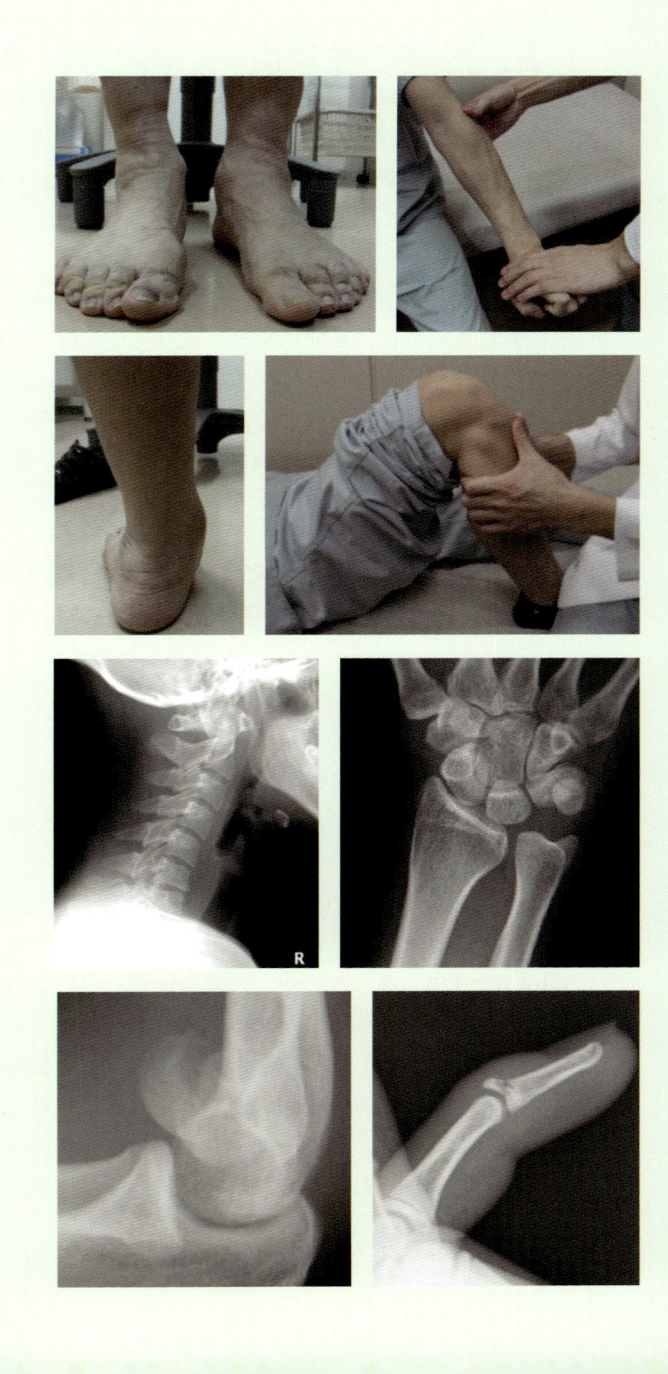

1. 読者対象

　本書の読者対象は，整形外科疾患を診療する機会のあるすべての医師である．なかでも初期研修医，開業医などの非整形外科専門医をイメージして作ってある．患者を前にして，主訴から診断をつけるまでのプロセスに重点をおいている．そのため実際の臨床の中で使用してほしい．

> **本書の読者対象：初期研修医，開業医などの非整形外科専門医**

2. 診察の注意点 （第一印象，問診，既往歴，視診，触診，可動域検査，X線検査）

　整形外科的な診察には，どの関節や部位にも共通する診察の手順がある．必ずこの手順で行わなければならない訳ではなく，整形外科専門医によっても診察の方法は違うが，注意して見ているポイントは共通している．関節ごとに違う部分は，各論を参考にして頂きたい．

a）第一印象
　問診に入る前に，まず診察室へ入ってくる第一印象が大事である．
　歩けずに車いすで入ってくる場合や，明らかに跛行（足を引きずって）で入ってくる場合は，骨折など，入院や手術を考えるような重大な局面を考える．外傷であれば，対処として，なんらかの固定をして松葉杖での免荷指示が必要と考える．また上肢でも患側の腕を，もう一方の腕で支えているような場合は，同様に重大な局面を考える．

> **第一印象：診察室に入ってくる時に足を引きずっていたり，痛い腕をもう一方の腕で支えているような様子は要注意**

b）問　診
　問診で患者が困っていること（主訴）を聞き出す．整形外科疾患が原因となる主訴はほとんどが痛みである．他にしびれ，変形，運動障害などがあるがそれほど多くない．**問診では，この痛みの4W 1Hを必ず聞く．**
When：いつから痛むのか．発症から間もない急性期なのか，発症から大分経つ慢性期なのか．急性期であれば炎症，慢性期であれば変形性変化などの大まかな予想がつく．
Why：なぜ痛くなったのか．外傷（怪我）があるのか，自然に痛くなったのか．原因がある場合はそれによって，治療法がある程度考えられる．
What：なにで痛むか．運動すると痛むのか，常時痛むのか．運動すると痛むのではあれば，筋，腱に関連した痛みや関節の変性の痛みなどが考えられ，常時痛むのであれば，神経痛，炎症，腫瘍などを考える．
Where：どこが痛むのか．詳細な痛みの場所を調べることは診断へ近づくため非常に重要である．

膝が痛いと言っても内側が痛むのか，外側が痛むのか．全体が痛むのか．痛みの場所を掴むことで，その中にある解剖を考えれば診断が可能なことが多々ある．

How：どのように痛むのか．一口に痛むと言っても鈍痛なのか，鋭い痛みなのか．鈍い痛みでは変性疾患や弱い炎症，慢性の経過を疑い，鋭い痛みは組織の断裂や破綻，機械的なぶつかり合い，挟まり込み，神経への圧迫などを考える．ビリビリと焼け付くような痛み（burning pain) は神経因性疼痛を示唆し，難治であることが多い．

> 問　診：４Ｗ１Ｈを聞き，痛みの性状を調べる．

c）視　診

視診において最も大事なのは腫れがないか，である．腫れを見るポイントは必ず左右差を見ることである．ただし，両側例では判断できないことがある．腫れがある場合，外傷契機があれば，骨折や靭帯損傷による血腫，外傷がなければ関節炎などの炎症疾患を疑う．腫れがある場合は，場合により手術や入院なども考えられる重大な局面と考え，診察にあたる．腫れがなければ，変形性疾患を基盤とした病態と考えられる．腫れ以外にも傷の有無や皮膚の色なども観察する．傷があり，その部位に骨折があれば，開放骨折で緊急手術が必要となる．痛む部位は必ず，衣服や固定具をとって，皮膚の状態をチェックする．

> 視　診：・腫れがないか見る　➡　腫れがあれば重大な局面と考える．
> 　　　　・皮膚に傷がないか，必ずチェックする．

d）触　診

整形外科的診察においても，もっとも重要といっても過言ではないのが，圧痛点の局在である．整形外科では，詳細に圧痛がどこにあるかによって診断がつけられる場合が多々ある．とにかく，ちゃんと触ることが重要である．患者を診察するにあたり，診察前問診で痛む場所が分かっていれば，詳細に調べる圧痛のポイントをあらかじめ考えておく．ただし，関節炎や外傷の場合は，圧痛が広範のびまん性になっている場合もある．また患者の訴える場所と実際に痛む場所が違うこともある．例えば膝が痛いと訴えてきた患者が，実は股関節の病気であることもある．そのため，痛む箇所の隣接の関節も調べるようにする．

> 触　診：どこに圧痛があるかを調べることが重要．また痛む場所の隣接関節も調べる

e）可動域検査

整形外科に特有な診察であり，関節の状態を評価するのにもっとも簡便な方法である．例えば肘を診る時は「肘を動かしてください」と言って，患者自身に動かしてもらい，どのくらいできるか見てみる．可動域に制限があるようであれば，何らかの疾患が存在すると示唆される．ほとんど動かせないような場合は，要注意である．ただ神経疾患などで筋力低下があり，関節が動かせない場

合がある．本当に関節由来の痛みなのか，他動的に動かす（力を抜いてもらい，医師側が関節を動かす）ことが必要なこともある．関節が動かせず，他動的に動かして痛みがなければ，関節ではなく筋力低下が原因で動かせないと考え，神経や筋肉，腱の損傷を考える．ほとんど動かせない場合は，要注意．逆に健側と差がなく動かせる場合は，関節内病変として切迫するものはないと考えられる．

> 可動域：ほとんど動かせない場合は，要注意．

f）X線検査

整形外科診療において基本となる検査．X線検査を行うにあたり，注意する点を挙げる．

● 2方向撮影が原則

1方向のみでは立体的に把握することができないため2方向の撮影を行う．異常像がはっきりしない場合や詳細を評価したい場合は，さらに斜位像などの2方向を追加して撮影する．**診断に確信が持てない場合は，追加撮影をためらわずに行う．**

●成長期の患者の場合は，健側も撮影

成長期は，骨端や骨端軟骨板（骨端線）など成人にはない構造があり，異常像と区別がつきづらいため，健側も撮影して比較の上で異常像を探す．

●身体所見から予想する

身体所見から異常像を予想する．外傷では圧痛の最も強いところをX線で見る．

●副骨（accessory bone）を覚えておく

手や足にはよく副骨を見る．その中で足の第1MTP関節付近に存在する種子骨や膝の膝蓋骨は正常で存在する副骨である．また手足にでる副骨もほとんどは症状をきたさないため，骨折と間違えないように注意が必要．

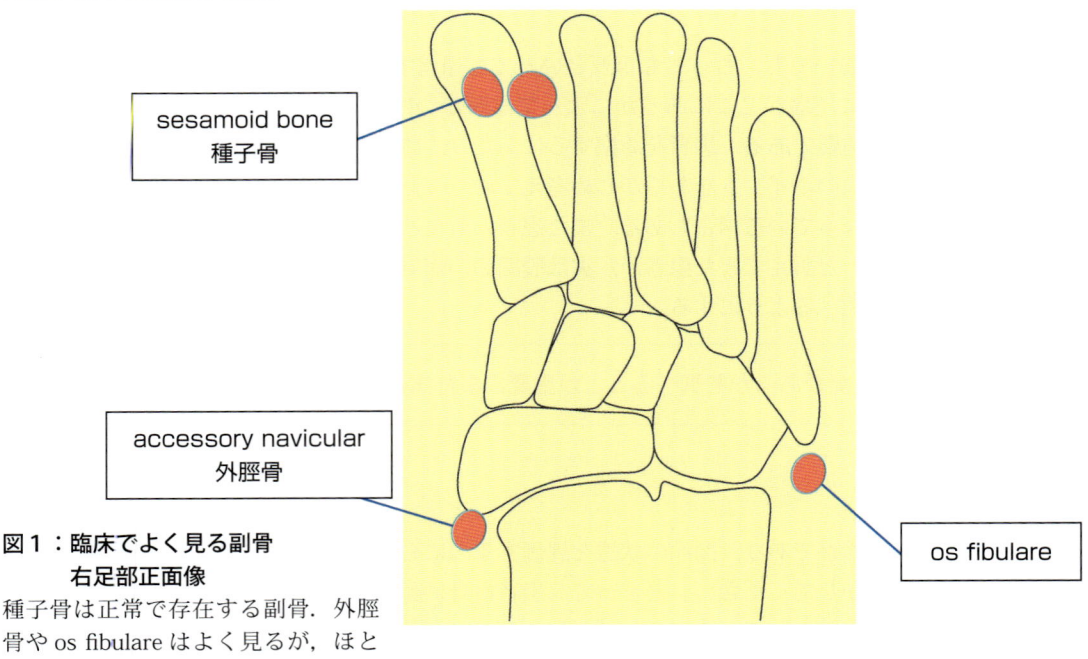

図1：臨床でよく見る副骨
**　　　右足部正面像**
種子骨は正常で存在する副骨．外脛骨や os fibulare はよく見るが，ほとんどの場合は無痛性で放置してよい．

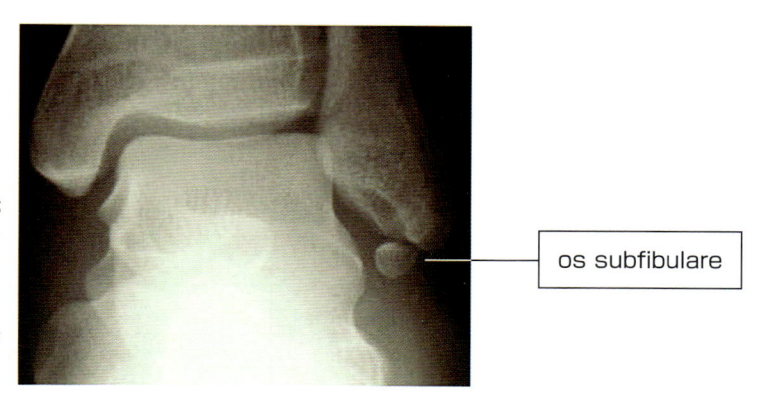

図2：os subfibulare
小児期の捻挫（実は剥離骨折）が原因となることが多いと言われている．この副骨も有痛性になるとは限らない．靭帯が付着しており足関節の不安定性を有することがある．

os subfibulare

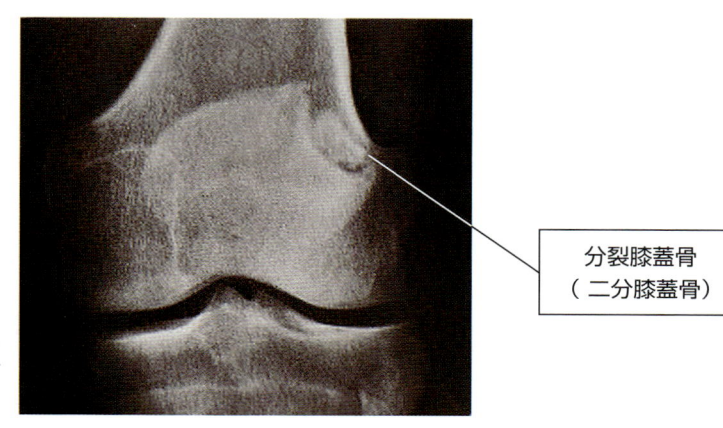

図3：分裂膝蓋骨（二分膝蓋骨）
一般的に副骨には含まれないが，無痛性が多く，骨折と間違えやすく注意が必要．

分裂膝蓋骨
（二分膝蓋骨）

　他に足関節側面像において距骨後方にある三角骨（アキレス腱付着部症参照）などがある．

3. 本書の読み方

　本書を読むにあたり，できればまず「XV. 運動器診療の基礎知識」を読んでほしい．ここには，痛み，痛み止め，外固定方法，骨粗鬆症，略語，用語集を並べた．いずれも整形外科診療において知ってほしい基礎であり，各論に入る前に見ていただきたい．
各症候（疾患）の構成は，以下のようになっている．
・主　訴（診断名）
・疾患概要
・診断へのアプローチ
・検　査
・鑑別診断
・治　療
・専門医へのコンサルテーション
・患者への説明
　とにかくどの部分が痛いのか（主訴）が分からなければ，診断にはたどり着かないため，患者に会う前に問診票などで知る必要がある．

痛む場所，外傷（怪我）の有無などが分かれば各症候のページへ進める．上述の構成は診断を境にそれ以前のプロセスとそれ以後のプロセスに分けられる．疾患概要は都合上，診断名の次に掲載されているが，診断後のプロセスに入れた．

> ①診断までのプロセス
> ・主訴（診断名）
> ・診断へのアプローチ
> ・検　査
> ・鑑別診断

> ②診断後のプロセス
> ・疾患概要
> ・治　療
> ・専門医へのコンサルテーション
> ・患者への説明

　本書の実際の使い方の提案としては，
①患者による問診票の記入
②問診票で痛む場所，外傷の有無などを確認
③その症候のページで診断までのプロセスを確認
④実際に診察する
⑤患者にX線検査に行ってもらう
⑥その症候のページで診断後のプロセスを確認
⑦疾患概要，治療方針の説明
もちろん，この通りである必要はなく，読者が使いやすいように使用して頂きたい．

a）主　訴

　まず，主訴となる文言が文頭に載っている．患者を診察する前に問診票などを作成しておき，主訴を患者に会う前に聞いておく．できればそれが外傷（怪我）によるものなのか，いつからかなども聞いておければ，より診断を絞り込める．この主訴が間違うと当然診断も違ってくるため，診察でそのことを裏付ける．

b）疾患概要

　疾患について，知っておいた方がいい一般的情報が書いてある．患者への説明の一助として使用して頂きたい．

c）診断へのアプローチ

　実際の診察でのポイントを列挙している．本書において最も苦慮した部分であり，臨床においてその疾患に特徴的であることをできるだけ書いた．このアプローチに書いてあることに当てはまる

ことが多ければ，診断に近づくと考えている．

d）検　査

　X線検査を中心に，診断に必要な検査を載せている．百聞は一見に如かず，X線検査の実際の画像をできるだけ多く載せた．できるだけ触診で痛む部分を絞っておき，X線で見るところを決めておく．

e）鑑別疾患

　非常に重要な部分であり，誤診予防のためにも，必ずチェックして頂きたい．患者の状態が鑑別疾患に挙げられている疾患を本当に否定できるか確認する．

f）治　療

　実際の治療をできるだけ簡潔に述べた．治療において重要なのは，疑わしければ固定，安静，下肢であれば免荷をすることである．

g）専門医へのコンサルテーション

　非整形外科医にとって"紹介するかの判断"は，非常に悩ましいと思われる．判断の基準となるポイントを載せたので参考にして頂きたい．

h）患者への説明

　医者が病態を理解していても，患者には伝わっていないことがある．医者の説明は専門用語になりやすい傾向があるため，できるだけ平易な言葉で説明例文を挙げた．また患者がおそらく知りたいと思われる治療期間もできるだけ入れるようにした．

Ⅰ．首が痛む（頸椎周囲の異常）

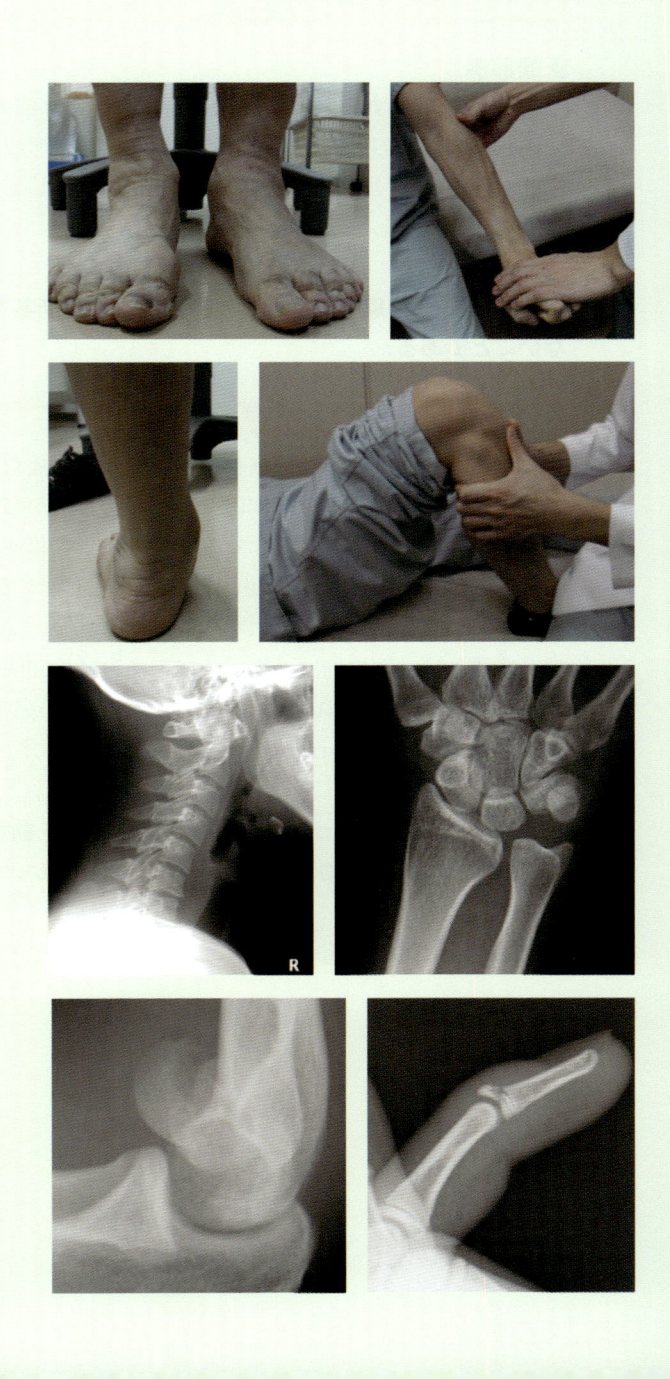

case 1 きっかけなく首が痛くなった．首を動かすと痛む

Snap Diagnosis 一発診断！　非特異的頸部痛

疾患概要
- 頸部痛は頻度が多く，外傷性（むちうち損傷），非外傷性（非特異的頸部痛），頸椎症性神経根症，頸髄症と区別した．
- 交通事故やぶつけたりした後で痛くなった場合は，外傷性頸部症候群（むちうち損傷）．
- 頸部痛以外に腕に放散する痛みがある，手がしびれる場合は頸椎症性神経根症．
- 手足がしびれて，歩きづらい場合は頸髄症．
- 小児の場合は斜頸の項も参考にする．

▶ 頸部痛

外傷なく発生する，いわゆる変性による頸部痛の病因は未だにはっきりしていない．椎間板の変性，椎間関節の変性，筋・筋膜の変性，骨棘形成など種々の原因が挙げられるが，これらは必ず症状を起こすわけではなく，どれが症状に関与しているか区別することは困難である．重要なのは危険な頸部痛をしっかりとらえることである．

・POINT：頸部痛のみの場合，重要なのは診断名をつけることではなく，危険な頸部痛を見逃さないことである．

診断へのアプローチ

- とくにきっかけなく首が痛む，首を動かすと痛む，長時間の坐位で痛む，など．
- 程度は強くなく，生活動作はできていることが多い．
- また頸椎を動かすことにより痛む場合は，頸椎不安定性が背後にある場合があり，X線検査が可能であれば，頸椎伸展，屈曲での撮影を追加する．不安定性がある場合，伸展位と屈曲位では，上下の椎体が前後へのずれを生じる．
- 一般的には，頸椎伸展（後屈）での痛みは椎間関節由来と言われ，頸椎屈曲（前屈）での痛みは椎間板由来と言われている．ただし，頸髄の障害で出る Lhermitte sign も頸椎屈曲（前屈）で出るため注意．Lhermitte sign の場合は脊椎に沿って下降する強い電撃痛が走る．

・POINT：とくにきっかけなく首が痛む，首を動かすと痛む，長時間の坐位で痛む，など．程度は強くなく，生活動作はできていることが多い．

・注意すべき頸部痛，鑑別：様子を見てよいかどうかの判断として red flag sign がある．

鑑別診断

- **関節リウマチ（別項）**：起床時に頸部の張りが強く，活動することによって改善していく場合は，関節リウマチによる頸部痛を考慮する．通常，他の関節（手，足が多い）にも症状をきたす．症状，採血で鑑別が可能である．

- **咽後膿瘍**：小児に多く発症する．原因として，上・中咽頭炎から化膿性リンパ節炎となり，咽頭後間隙に膿瘍を形成するためと言われている．頸部痛というより咽頭痛であること，嚥下障害や呼吸困難があること，炎症反応の上昇，発熱が鑑別となる．X 線検査による咽頭後壁の腫大があれば，造影 CT が必要となる．治療は原則，切開排膿であるが，膿瘍腔が小さい場合や患者の状態によっては保存的治療になる．炎症が容易に縦隔に進展し，致死的になりうることから緊急に精査，加療ができる耳鼻科への紹介が必要．

- **骨転移，脊椎骨腫瘍（別項）**：がんの既往があれば必ず鑑別として頭の中に入れておく．原発性骨腫瘍は若年から高齢まで幅広いが，頻度は少ない．腫瘍による骨破壊で脊髄症状を呈し，手，足のしびれを主訴にすることが多い．X 線で pedicle sign などの骨融解像（**図 1**）は転移と診断できるが，精査は MRI が必要となる．がんの既往があれば必ず念頭においておく．疑うような場合は，精査ができる専門医へ紹介する．

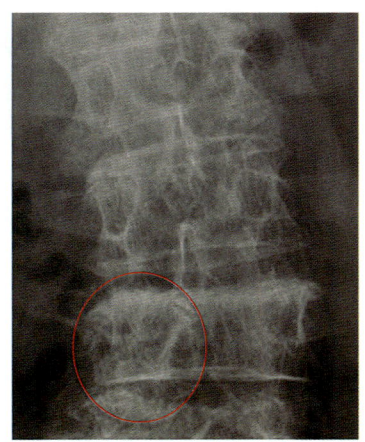

図 1：椎体への骨転移像　圧迫骨折を起こし，椎体の高さが減少し，pedicle（椎弓）が消失（赤丸）して左右差がある

- **圧迫骨折（別項）**：頸椎は可動域が広いため，頸椎骨折は交通事故でも少なく，胸腰椎と比べればかなり稀である．転落，ラグビー，アメフトなどのスポーツ外傷で起きることが多い．通常は頭を起こすことができない（頸部で支えられない）状態となる．疑う，もしくは診断した場合は，精査加療できる専門医へ紹介する．首を動かすことにより，頸髄症をきたす可能性があるため，頸椎の安静を保つことが大事であり，治療は直達牽引を行うが，不可能な場合はネックカラーをつけて，仰臥位での救急車での搬送が望ましい．

- **頸椎症性筋萎縮症（Keegan 型頸椎症）**：頸部痛のあと三角筋，二頭筋に急に麻痺が出る頸椎症性筋萎縮症という疾患がある．（詳細は「頸髄症」の項参照）

- **石灰沈着性頸長筋炎**：発熱，咽頭痛，嚥下痛，強い頸椎可動域制限があり，通常の頸部痛よりも劇的であり，発熱，炎症反応の上昇することが多い．また頸長筋は椎体の前方であるため，嚥下

時の痛みを伴うことが多い．1週以内の急性発症もしくは1ヵ月程度の亜急性発症をする．診断にはCTにて石灰化を確認する．治療はNSAID，安静，場合によりステロイドを投与する．予後は良好であるが，時に致死的になりうる咽後膿瘍と鑑別が難しく，疑った場合，一般医の場合は，整形外科医への紹介が望ましい．

- **crowned dens syndrome**（クラウンデンスシンドローム，**図2**）：環軸関節におけるピロリン酸カルシウム（CPP；calcium pyrophosphate）結晶炎（いわゆる偽痛風）と考えられており，石灰沈着性頸長筋炎と同様に症状が劇的であることが鑑別となる．比較的急激に症状が出現，強い可動域制限と頸部痛で，炎症反応の上昇を認める．首を動かせないと言って来院する．高齢者の女性に多いのが特徴である．CT上，歯突起周囲の石灰化が特徴的である．他関節にもCPP結晶関節炎に特有な石灰化が認められることが多く，とくに膝の半月板の石灰化が有名である．治療は一般的なCPP結晶関節炎の治療に準じる．保存的治療の適応であり，NSAIDの投与に比較的良好に反応し，1，2週間で炎症反応が改善する．場合によりステロイドを使用することがある．

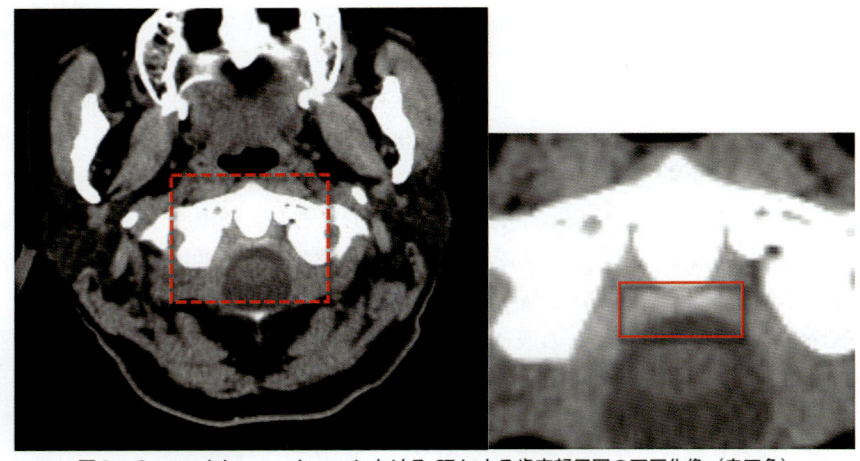

図2：Crowned dens syndrome におけるCTによる歯突起周囲の石灰化像（赤四角）

- **リウマチ性多発筋痛症**（PMR: polymyalgia rheumatica（別項））：急激に頸部痛や肩周囲の痛みが出現し，通常2週間以内に症状が完成する．朝方に著しいこと，炎症性マーカーが上昇すること，上腕の圧痛を認めることもある．治療はステロイドを使用する（詳細は「リウマチ性多発筋痛症」の項参照）．
- **頸椎化膿性脊椎炎**：先行感染巣から直接もしくは血行性に椎体終板付近に感染を起こし，発症すると言われている．糖尿病やなんらかの免疫異常，先行する手術の既往などが背景にあることが多い．症状は頸部痛を伴い，これらは安静で改善しないことが鑑別となる．また，採血でのESRの上昇，X線検査での椎間の狭小化も鑑別のポイントである．発熱を認めないことがあり，発症直後は炎症マーカーの上昇を認めないこともあり，注意が必要．長期の抗生剤投与が必要となり，時に外科的治療も考慮される．早期診断が重要であり，疑った場合，診断にはMRIが必要なため，可能な施設へ紹介する．

- **POINT** 頸部痛の中でも，頸部手術の既往，外傷後，日常生活ができないような（首を支えていられない）激痛，発熱がある場合は要注意．

▶検　査

X 線（図3，4）：頸椎椎体の骨棘形成，椎間板の狭小化，骨硬化像などが典型的な変形性変化像であるが，これらは症状の有無にかかわらず存在するため，病態誤認を招く恐れがある．X 線で大切なことは早急な治療を要する疾患を見逃さないことである．頸椎伸展・屈曲での側面像で不安定性がないかをみる．咽頭後間隙（正常値 14mm 以下）の拡大がある場合は，血腫，膿瘍等を疑う（図2 pedicle sign）．骨転移像がないかチェック．

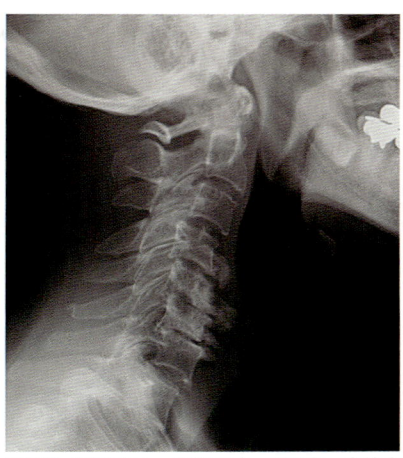

図3：変性像（椎間狭小，骨棘形成，骨硬化，変性すべり）

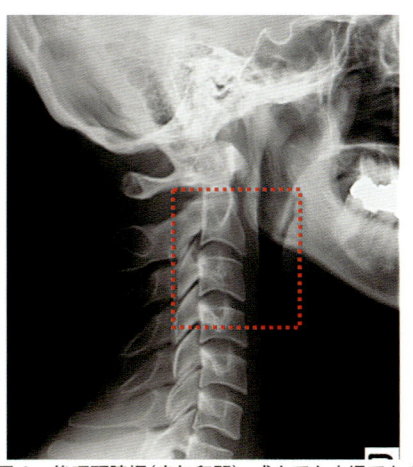
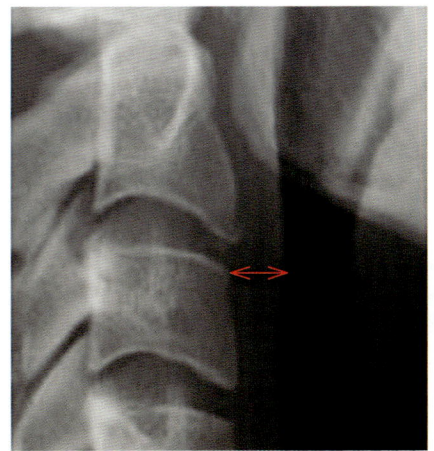

図4：後咽頭腔幅(赤矢印間)．成人でも小児でも C2, C3 レベルで，7mm 以上の開大は異常．咽後膿瘍を疑う．

CT 検査：骨折，骨化病変（石灰化像や靭帯の骨化など）の描出に優れる．Red flag sign を認める場合や保存的治療に反応しない場合に適応となる．脊髄造影と合わせて行うと脊柱管の評価も可能となる．

MRI 検査：神経を含めた軟部組織，椎間板などの評価が可能となる．Red flag sign を認める場合や保存的治療に反応しない場合に適応となる．

脊髄造影検査：MRI が撮影できない場合や頸椎の動態（屈曲伸展動作）における脊柱管の狭小の程度を評価したい場合に行う．針を使用して穿刺するため，侵襲的であり，感染の危険もある．

椎間板造影：頸部痛において椎間板が関与しているか，評価できる．すなわち造影剤を投与して通常感じている痛みが再現すれば，椎間板由来と考えられる．針を使用して穿刺するため，侵襲的

であり，感染の危険もある.

▶治　療

- 神経症状を認めない非特異的頸部痛のみであれば，3ヵ月の保存的治療に70％が改善を認める．大別すると投薬，運動療法，注射，理学療法などがある．このなかで投薬と運動療法が最も多くの臨床医が行っている治療であり，その効果も高いと考えられている．投薬はアセトアミノフェン，NSAIDを第1選択としてあり，他に筋弛緩薬やオピオイド，抗うつ薬などが一般的に用いられる．これらは患者の状態，様子から判断して適当と思われるものを処方することが多い．

- 温熱療法や超音波，マッサージ，頸椎牽引は報告によれば有効と言い切れないが，否定もされていない．理学療法 (physical therapy) は有効とする報告が多い．等尺性運動や自動関節運動，有酸素運動，抵抗運動などを行う.

- 変性頸部痛に関しての手術治療は確立されたものとは言えない．椎間板造影での診断後，椎間固定を行った報告があり，それなりの結果を示しているが，多くの整形外科医があまり積極的には考えていないと言える．神経症状がなければ，基本的には保存的治療で対応していく.

▶専門医へのコンサルテーション

- 危険な頸部痛ではないことが確認でき，非特異的頸部痛と診断できれば，一般的には投薬や運動療法で1ヵ月から2ヵ月ほどは様子をみる．大半はそれで改善傾向を示すため，症状の改善とともに投薬を中止し，その後経過観察を行う．2ヵ月（慢性頸部痛は通常6ヵ月以上）以上の経過で改善をみない，もしくは悪化傾向にあれば，精査加療目的でコンサルトを考える．コンサルトはMRIなどの精密検査が可能な施設へ紹介する．また，Red flag sign を呈する場合や前述の不安定性を示す場合なども，基本的に CT，MRI を所有し，かつ手術可能で，脊椎専門医がいる施設にコンサルトを考える．とくに全身状態が悪く，炎症反応が強い場合は急を要することが多く，注意が必要である.

> **◀患者への説明▶**
>
> 自然に軽快していく頸部痛はあまり心配ありません．痛み止めなどで様子をみましょう．痛みがどんどん強くなる場合や熱が出る場合などは，現時点でわかっていない病態が明らかになっていく場合があります．その場合，専門医に診察してもらいましょう.

（伊藤）

case 2 きっかけなく首が痛む，腕，手がしびれる，肩甲骨周囲が痛む

Snap Diagnosis 一発診断！ 頸椎症性神経根症

疾患概要
- 頸椎症性神経根症とは，頸椎の神経根がヘルニアや骨棘により圧迫され，その神経根の支配領域に，疼痛やしびれなどの知覚傷害や筋力低下をひき起こす疾患である．

診断へのアプローチ

- 片側の頸部痛（後頭部から肩甲骨周囲の痛み）で発症することが多い．
- その後，上肢痛や手指のしびれが出現する．
- しびれ以外にもジンジンした痛みや鋭い痛みを訴えることがある．
- うがいや美容院での散髪で首を後屈する動作で症候が出ることが多い．
- 頸椎症性神経根症では，どの神経根が圧迫されるかによって症状の場所が違うため，しびれ，痛みの箇所を詳細に聞く（**図1**）．患者によっては肩や肩甲骨が痛いと言ってくることもあるため注意する．

- **POINT：神経根症のほとんどは，片側の頸部痛（後頭部から肩甲骨周囲の痛み）で発症する．その後，上肢痛や手指のしびれが出現．圧迫を受けた神経の支配領域に症状が出る．**

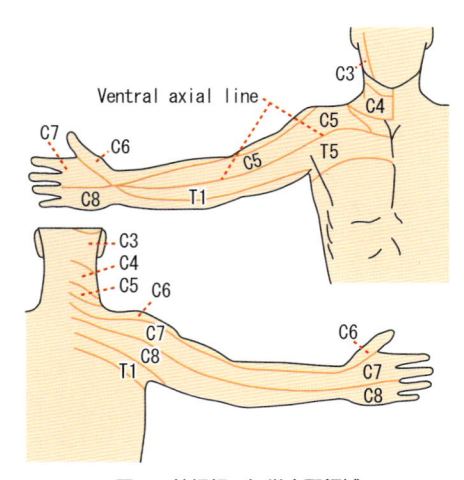

図1：神経根の知覚支配領域

- **身体所見**

Jackson test, Spurling test：これらは神経根症状を惹起させる手段であり，頸髄症を疑う場合（歩行障害や手足のしびれを呈する）は，神経症状を悪化させる可能性があるため，無理に行わない．またリウマチや骨折を疑うような場合も行わない（**図2**）．

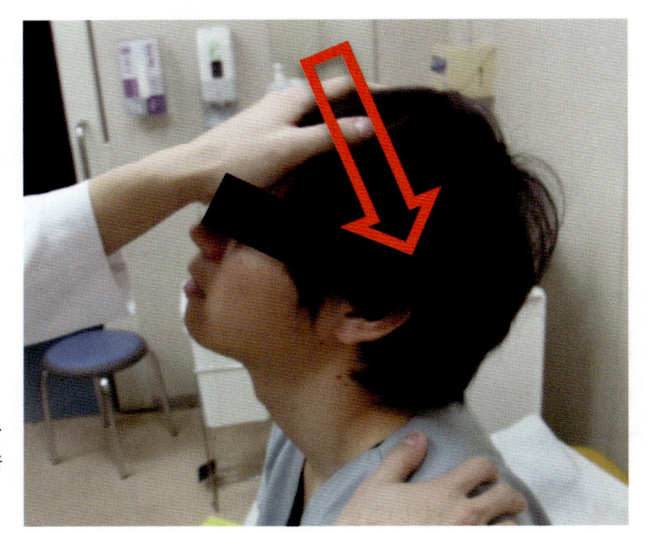

図2：Jackson test　患者の頸椎を伸展（後屈）させて下方にじわっと圧迫する．片側の上肢のしびれ（患者の訴えている症状）が再燃もしくは増悪すれば陽性．決して強く圧迫しないこと．

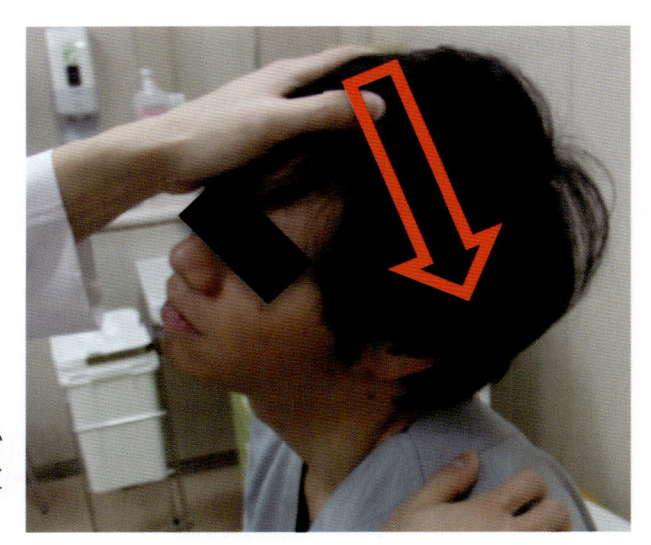

図3：Spurling test　患者の頸椎を伸展やや側屈（痛い側）させて下方にゆっくり圧迫する．片側の上肢のしびれ（患者の訴えている症状）が再燃もしくは増悪すれば陽性．決して強く圧迫しないこと．

▶ 鑑別診断

　指のしびれで，頸部痛が先行もしくは同時に生じていなければ，神経根症の可能性は低く，脊髄症や末梢神経障害を疑う．

- **手根管症候群とC6〜C7神経根傷害**：ともに親指〜中指がしびれるという主訴になる．手根管症候群では，感覚障害は手首より先の掌側に限局し，環指は橈側（親指側）半分が障害される（手根管症候群参照）．C6〜C7根症では，手首より前腕の方に感覚障害の分布が広がっており，手背部も障害される．
- **尺骨神経障害とC8〜T1神経根傷害**：ともに環指，小指ののしびれを主訴とする．尺骨神経障害では，感覚障害が環指の尺側（小指側）のみと小指の掌側と背側が障害される．C8〜T1根症では，手首より環指と小指の他に前腕に感覚障害が広がっている．
- **頸髄症（別項）**：進行すると両手のしびれが多く，巧緻障害（箸が使えない，ボタンがとめられない，字が下手になる），歩行障害（痙性跛行　階段が降りにくくなる）などの症状を伴うことがある．

頚髄症と神経根症が混在することもあり，高位診断が難しい．罹患椎間高位と髄節症状と神経根症状の数字上のいずれも混在を招く．例えば，C5/6 椎間高位においては頚髄症の髄節症状としては C7 が出現し，神経根症としては C6 が出現する．

- ・肩関節疾患：肩周囲の痛みは，頚椎由来か，肩関節由来かで，時に鑑別に難渋することがある．肩関節由来では，肩関節の動作に伴って痛みが出ることや，手の症状は出ないことが鑑別点である．
- ・パンコースト腫瘍：肺尖部に生じた肺がんでは，神経根症に似た麻痺像を呈することがある．頚椎の運動で痛みの増強がないこと（Spurling test や Jackson test 陰性）や強い夜間痛を呈することが鑑別となる．X 線検査では見つけづらく，見逃されやすく，進行すると治療が困難になるため，常に念頭においておく．

▶ 検　査

X 線検査：異常がないことも多い．経年的変化をみることが多く，これだけで診断をつけてはいけない．

MRI：椎間板ヘルニアを確認し，症状と存在部位が一致すれば診断が確定する．

CT（脊髄造影）：MRI では，描出できない骨棘を同定するのに必要．

▶ 治　療

- 6 ヵ月で症状の 70% が自然消失するので，保存療法が第一選択である．NSAID やプレガバリン（リリカ®使用例：手根管で使用例）やトラムセット®を使用する．また日常生活指導も大切である．症状の慢性化の原因の一つとして姿勢の悪さがあげられる．長時間の不良姿勢をさけ，あごを適度に引き，胸を張った姿勢を良姿勢として意識するように指導する．痛みの程度が強い場合には，ペインクリニックを紹介し，ブロック療法（CT ガイド下，透視下，超音波ガイド下）にて疼痛コントロール．筋力の著しい低下や，3 ヵ月の保存療法に抵抗する場合は，手術療法を検討する．

▶ 専門医へのコンサルテーション

- パンコースト腫瘍が否定できない場合は，精査が可能な施設への紹介が望ましい．疼痛コントロールが薬物療法で難しい場合や，筋力低下，3 ヵ月の保存療法に抵抗する場合は，手術も考慮されるため，脊椎専門医を紹介する．

患者への説明

首から手の方へ出ている神経の枝が，首の部分で圧迫されて症状が出ています．自然治癒の可能性がある病気です．症状が強ければ薬やブロックを使って対応します．だいたいの人が，手術をしない保存療法で数ヵ月の経過で改善します．万が一，症状の改善がなければ手術が検討されるので，専門の整形外科医にみてもらいましょう．

（伊藤）

case 3 首は痛くない．手足のしびれ，歩きづらい

Snap Diagnosis 一発診断！ 頸椎症頸髄症

疾患概要
- 頸椎症頸髄症とは，脊髄神経の通り道である頸椎脊柱管が，経年的な頸椎の変化（後方骨棘，椎間板の後方膨隆）により狭い状態となり，そこへ前後屈不安定性や軽微な外傷が加わって脊髄麻痺を発症する疾患の総称である．
- 後縦靱帯骨化症や椎間板ヘルニアにより脊髄が圧迫され発症することが多い．

診断へのアプローチ

- 外来には，手のしびれの他に，巧緻障害，ふらつきや歩行障害（階段が降りづらい）で受診することもある．痛みを伴わないことが多い．
- 症状は錐体路徴候（long tract sign）と髄節徴候（segmental sign）とがある．
- 錐体路徴候は，上肢の巧緻障害（字が書きにくい，ボタンが掛けにくい，ペットボトルのふたが開けにくいなど）や，下肢深部腱反射（膝蓋腱／アキレス腱反射）亢進や深部感覚障害などである．
- 髄節徴候は，障害髄節のシビレである．髄節徴候で注意しなければならないのは，椎間高位と数字の上でずれを生じることである．たとえば C5/6 椎間高位においては頸髄症の髄節症状としては C7 が出現し，神経根症としては C6 が出現する．
- 脊髄症の多くが片側の指のしびれで発症し，両側のしびれになることが多い．
- 頸部痛からの発症はほとんどない．
- その後，細かい動作（箸，書字，ボタン）が障害される．そして，圧迫が強くなると足の引きずり，もつれ（痙性跛行）や体幹・下肢・足先のしびれが生じ，排尿障害が起こることもある．

罹患椎間高位	C3/4	C4/5	C5/6	C6/7
反射	BTR ↑ TTR ↑	BTR ↓ OR → TTR ↑	BTR → TTR ↓ OR → F.F. ↑	BTR → TTR → F.F. ↓
最頭側筋力低下 感覚障害	Deltoid	Biceps	Triceps or EDC	APB or ADM

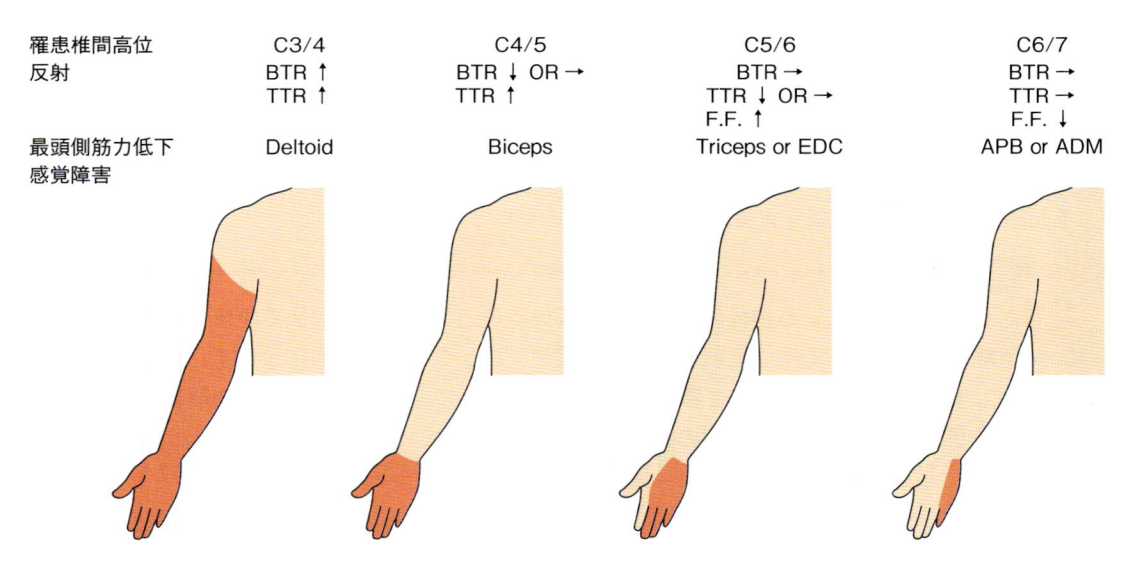

図1：頸髄症の高位診断指標
BTR: 上腕二頭筋反射，　TTR: 上腕三頭筋反射，　F.F: 指屈曲反射，　Deltoid：三角筋，　Biceps：上腕二頭筋，　Triceps：上腕三頭筋，
EDC：総指伸筋，　APB：短母指外転筋，　ADM：小指内転筋
（頸椎症の神経症候からのレベル診断 Brain Medical(0915-5759)25 巻 2 号 Page111-116(2013.08) より）

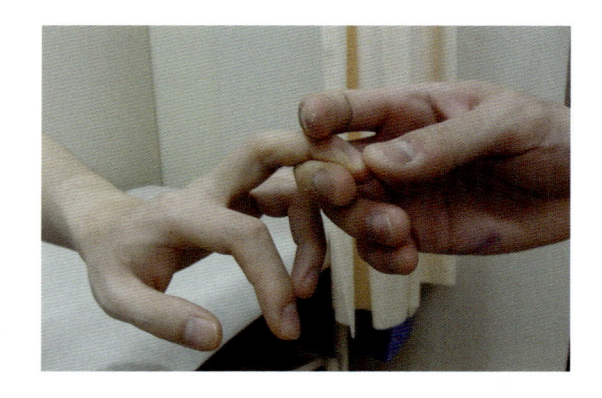

図2；ホフマンテスト（Hoffmann's test）　患者の手首を軽く背屈させて，中指を指ではさんで末節部を親指ではじく．中指をはじくと患者の母指が屈曲すれば陽性.

・POINT：頚部痛はなく，片側から両側のシビレ，細かい動作がしづらければ頚髄症を疑う.

　身体所見からの高位診断はずれを生じることもあるが，感度，特異度が高いのは感覚障害領域と言われている.

・身体所見

　巧緻障害：書字，ボタンのつけ外し，箸が使いづらい.

　10秒テスト：指の曲げ伸ばしを10秒間してもらう．20回以下が異常．指の伸展が障害されることも頚髄圧迫の時の所見.

　Hoffmann徴候：中指のMP関節を伸展し，指尖を背側に軽くはじき，母指が屈曲すれば陽性で異常（**図2**）.

　下肢腱反射：アキレス腱反射と膝蓋腱反射．脊髄症で亢進する．診断の補助になる重要な検査であり，手足の症状を訴える場合は必ず行う.

　挙睾筋反射（皮膚反射）：早期に陰性となる.

　Babinski反射：病的反射の一つ．重傷例でも陽性となることが少ない.

　上肢の症状がなく，痙性跛行が症状であった場合は，C6/7以下の圧迫を疑う.

▶ 検　査

X線検査：側面像で後縦靱帯骨化症，前後屈ですべり症（不安定性）を確認する.

MRI：圧迫部位を同定し，症状と存在部位が一致すれば診断を確定する.

CT：MRIでは，描出できない骨病変を同定するのに有用.

脊髄造影：動的な狭窄を確認するのに有用

【特殊型】

・頚椎症性筋萎縮症（Keegan型頚椎症）：頚部痛のあと三角筋，二頭筋に急に麻痺が出る疾患．C5，C6の脊髄前角，前根が選択的に障害される病態と言われているが，その機序に関しては未だに不明．三角筋，上腕二頭筋の麻痺により肩が上がらず，肘が曲げられないなどの訴えで来院する．感覚障害がほとんどなく，肩関節疾患と違い，肩の痛みは訴えない．多くは自然経過で改善するため，治療は保存的治療が一般的であるが，なかには手術を必要とする場合もある．緊急疾患ではないが，診断，もしくは疑ったら整形外科医へ紹介することが望ましい.

・靱帯骨化症（後縦靱帯骨化症，黄色靱帯骨化症）：椎体骨同士を結ぶ靱帯が骨化して頚髄の狭窄症状をきたす．頚椎X線で脊柱管内の石灰化を見つければ診断となる．基本的な症状は変性によ

る頸髄症と同じであるが，症状が軽度であっても，外傷を契機に急激に症状が悪化すること（四肢麻痺）がある．転倒しないように指導する．

▶鑑別診断
・**頸椎症性神経根症（別項）**：発症形態やしびれの部位で鑑別可能．
・**末梢神経障害**：「手根管症候群」，「肘部管症候群」の項参照．
・**脳梗塞**：意識障害や構語障害があり，通常は片側性で急性発症であることから鑑別可能．
・**脱髄性疾患，運動ニューロン疾患**：初期の鑑別は難しいことが多い．

▶治　療
● しびれに対しては，薬物療法を行うが完全に消失することは少ない．装具療法（ネックカラー）は短期的に有効という報告がある．牽引療法の効果については，有効性を認めた中等度のエビデンスがある．手術適応に関しては様々な報告があるが，軽度の髄節症状（手のしびれ）のみであれば，保存的治療，錐体路徴候（巧緻障害や歩行障害）が出現すれば手術を考える，というのが一般的である．

▶専門医へのコンサルテーション
● 軽い髄節症状（手のしびれ）だけであれば，保存的治療で経過をみても構わない．臨床症状で錐体路症状（巧緻障害や歩行障害）がある場合は専門医へ紹介，できれば脊椎専門医が望ましい．

> **患者への説明**
>
> しびれは，手術をしても残存する確率が高く，しびれのみでは手術をすることはあまりありません．同様に，検査で狭窄を認めても，症状がない場合に予防的手術は行いません．転倒にて症状が悪化することがありますので，転倒には十分注意して下さい．巧緻障害や歩行障害がある場合や，症状が急速に悪化した場合は手術になる可能性が高くなります．

（伊藤）

case 4　首が曲がっている（小児）

Snap Diagnosis　うむ一発診断！　（筋性）斜頸

疾患概要

- 斜頸とは頸部（首）が傾いて，頭が不自然な方向を向いている状態の総称である．
- 斜頸を呈する原因はいくつかあるが，頻度として多いのは筋性斜頸で先天性の奇形である．
- 筋性斜頸は，出生後胸鎖乳突筋内に原因不明の肉芽種ができて，頸部が傾き，回旋制限を呈する．
- 乳幼児までに診断がつくことがほとんどで，通常は1年以内に自然軽快するが，気が付かれず小児期に来院することもある．

診断へのアプローチ

- （筋性）斜頸（頸部が側屈）は，疼痛の訴えはない（**図1**）．
- 顔は首が傾いている方向と逆の方向を向いている．
- 手で戻そうとしても戻らない．
- 触診で頸部を触ると胸鎖乳突筋に腫瘤を触れる（**図2**）．
- 腫瘤は生後3〜4週で最大となり，その後自然に消失する傾向を示す．

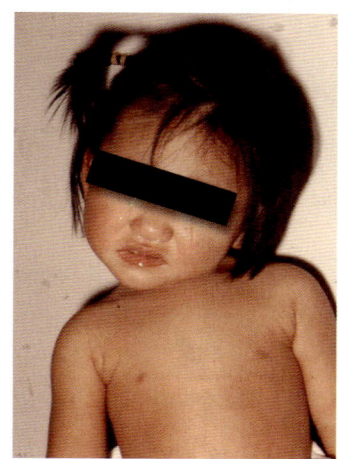

図1：斜　頸

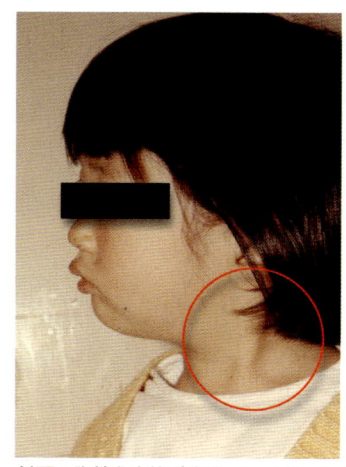

図2　斜頸：胸鎖乳突筋が膨隆しているのがわかる．

・**POINT：首が曲がって，頸部に硬い腫瘤を触れれば，筋性斜頸を疑う．**

▶鑑別診断

- **骨性斜頸**：筋性と同じく先天性であり，胸鎖乳突筋に腫瘤を認めない．頸椎や胸椎の奇形があるために起こる斜頸．診断にはX線撮影が必要．診断がつけば筋性斜頸と同様に，小児専門の整形外科のいる施設へ紹介する．
- **眼性斜頸**：斜視により起こる．通常筋性斜頸よりやや年長ではっきりしてくる．片側の目を眼帯で隠すと斜頸が消失することで鑑別する．やわらかい斜頸で，頸椎周囲の筋肉のこわばりはない．診断がつけば眼科へ紹介する．
- **耳性斜頸**：テレビなどに注意を払うようになってから顕著となってくる．片側の難聴や，迷路障

害が原因で起こる．聞こえる側の耳でよく聴こうとして近づこうとして斜頸位を呈する．これが習慣となって起こる．話を聞く時にとくに斜頸が強くなることで鑑別する．診断がつけば耳鼻科へ紹介する．

- **炎症性斜頸**：風邪，扁桃腺炎，中耳炎などで，頸部リンパ節が腫大するために起こる．場合により環軸椎回旋位固定（AARF: atlanto axial rotatory fixation）へと移行する．AARF は突然，疼痛を伴い頸が動かせなくなる．頸椎環軸関節が回旋変形した位置で固定される（cock robin position）．好発年齢は小児から学童期であり，軽微な外傷や上気道感染，口腔・咽頭の手術などを契機に発症する．痛みのためほとんど首を動かすことができない．場合により入院して頸椎牽引が必要になるため，疑えば小児整形外科がいる施設へ紹介する．また深頸部膿瘍の感染が原因で斜頸をきたすこともある．嚥下痛や開口痛を生じることが特徴で，発熱，炎症所見の上昇を認める．早期の治療を必要とするため，疑えば早期に耳鼻科を受診させる．
- **痙性斜頸**：局所性のジストニア（不随意運動）によって斜頸を呈する．30, 40 歳代の成人に多い．肩があがり，首を支えるような姿勢となる．筋性斜頸と違い，マッサージが治療となり，他に投薬が行われる．診断がつけば神経内科へ紹介する．

- **POINT：熱の後に発症する斜頸や，熱が出て嚥下痛や開口痛がある斜頸は注意．**

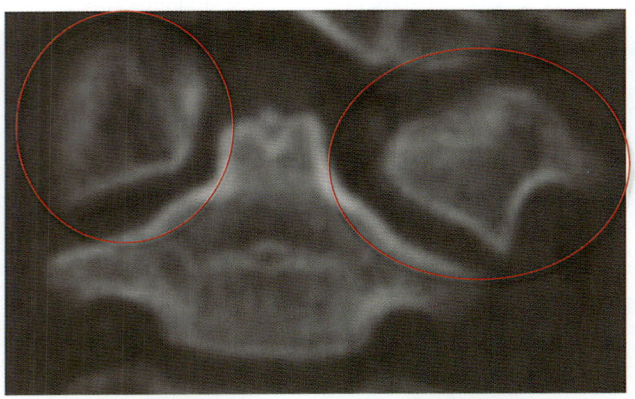

図3：CT 像　AARF における開口位正面像と頸椎側面像．環椎と軸椎が回旋変形して固定されているために軸突起に対して環椎に左右差が生じる．

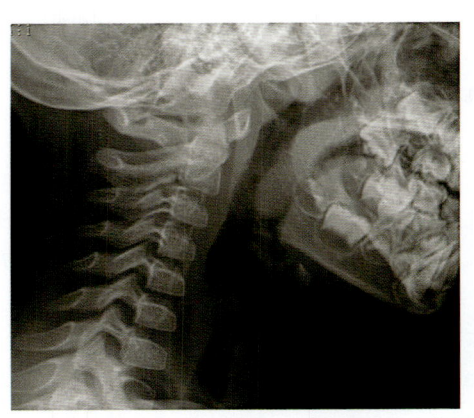 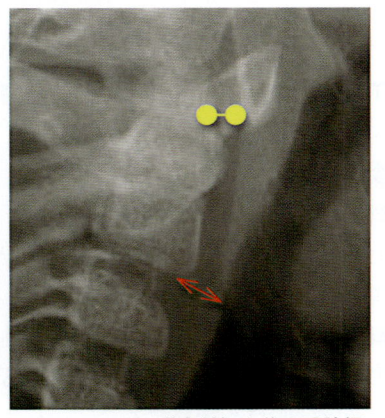

図4：X 線頸椎側面像で確認する環軸関節歯突起間距離（Atlas-dens interval, 黄色線）と後咽頭腔幅（retropharyngeal space, 赤矢印）．

▶ 検　査

X 線：炎症性斜頸や骨性斜頸の場合は，X 線を必要とする．X 線では頸椎前後像，側面像，開口位像胸椎前後像，側面像を撮る．頸椎，胸椎の奇形（癒合椎，半椎を呈する）があれば，骨性斜頸の診断となる．側面像における環軸関節歯突起間距離（atlas-dens interval）の増大の有無，後咽頭腔幅（retropharyngeal space）の増大の有無（小児，成人ともに C2，C3 レベルで 7mm 以上は異常，C6 レベルで成人では 22mm 以上は異常，小児では 14mm 以上で異常），開口位では外側環軸椎関節裂隙の左右差があれば AARF を疑う（**図 3，4**）．

採血：炎症所見の上昇は炎症性斜頸を疑う．筋性斜頸では上昇しない．

CT：AARF は X 線ではわからないことも多く，疑った場合に有用．

▶ 治　療

● 筋性斜頸に対してマッサージは状態を悪化させる可能性があり，行わないように指導する．以前は装具や徒手切腱術を行うこともあったが，現在は無治療，経過観察を行う場合が多い．3 歳以降で斜頸位が残存する場合に，手術による胸鎖乳突筋切除が適応となる．

▶ 専門医へのコンサルテーション

● 筋性斜頸においてはとくに急ぐ必要はなく，小児整形外科に紹介する．炎症性斜頸が疑われれば，小児整形外科に紹介する．とくに深頸部膿瘍は緊急を要する．

💬 患者への説明

筋性斜頸の 90％以上は 1 歳ころまでには自然に治ります．寝方に気をつけたり，逆の方向から声をかけたりしましょう．マッサージは症状が悪化することがあるのでお薦めしません．3 〜 4 歳を過ぎても治らない場合は手術になります．

（伊藤）

case 5　交通事故で首を痛めた

Snap Diagnosis 一発診断！　むちうち損傷（外傷性頸部症候群）

疾患概要

- むち打ち症，頸椎捻挫，頸部挫傷などと呼ばれていたが，現在では頸椎部への外力が加わった際に生じる障害の総称を「外傷性頸部症候群」と呼んでいる．
- 頸椎に加わる外力により頸椎の屈曲，伸展，圧縮が生じ，頸椎を支持する筋肉，靭帯，椎間板，椎間関節などに損傷，あるいは二次的な炎症，スパスムを生じて発症すると言われているが，その病態は複雑である．
- カナダのケベック州が科学的分析を行いガイドラインを作成している．そのケベックガイドラインでは，むち打ち症を『加速，減速メカニズムによる外力のエネルギーが首にかかる機序で，これは後方から，側方からの自動車の衝突の結果起こることもあれば，水泳の飛び込みや他の事故に際しても起こりうる．』と定義している．
- 交通事故の場合，補償の問題や精神的な要素が深く関係し，症状が遷延しやすい．

診断へのアプローチ

- 頸部痛は，ほぼ必発である．
- ある程度は動かせるが，動作時痛がある．
- 受傷直後には痛みがなくても，時間をおいて（翌日以降でも）痛みが出てくる．
- 急性期には頸部の可動域制限や動作時の痛みが強い．
- 頭痛，めまい，耳鳴り，嚥下障害，顎関節痛なども合併することがあり，症状は非常に多岐にわたる．
- 上肢にひびく痛みやしびれを訴えるが，多くは神経根や脊髄が原因の場合と異なる．
- 神経症状を認めることは稀であるが，他覚的な神経症状の有無を確認し記載しておく．反射や知覚，筋力などを調べる．

- **POINT：症状は自覚症状が中心（痛み，上肢しびれ，めまい，頭痛）．神経症状や首を支えられない頸部痛は注意．**

▶ 鑑別診断

- **頸椎骨折**：棘突起は X 線検査で診断できる．全く動かせないような強い頸部痛は，CT 検査で椎弓などに骨折がないか精査する．骨折が確認されれば頸椎カラーを装着し，痛み止め処方，安静を指示して整形外科医へ紹介する．
- **脳脊髄液減少症**：脳脊髄液は一定量のバランスを維持しているが，交通事故による外力で硬膜が破れ髄液量が漏出すると，起立性頭痛，吐き気，めまい，全身倦怠感など様々な症状を呈する．特徴的な症状は，寝ている状態から体を起こすと，頭痛や吐き気が出現することである．また寝ると症状が軽減する．検査として MRI や CT 脊髄造影などを行う．治療として，自分の血液で漏出部分にふたをする硬膜外血液パッチ（ブラッドパッチ）がある．症状が非常に多彩であり，症状から診断することは困難で，疑った場合は脳脊髄液減少症を専門にみている医療機関へ紹介する．

▶検　査

X線：頸椎2方向を撮影する（**図1**）．痛みが強い場合は骨折，脱臼などを疑ってみる．

CT：痛みが強ければ，X線で骨折が確認できなければ，骨折脱臼精査でCT検査を行う．

MRI：通常，急性期には行わない．症状が遷延する場合に精査目的で行う．椎間板ヘルニアや脊柱管狭窄症など既存の疾患をチェックする．椎間板ヘルニアは外傷で生じるかはまだわかっておらず，怪我とヘルニアの関連に関しては言及しない．

▶治　療

ケベック分類*に従って行う．まず，「時間がかかるもしれないが，治りうる病気である」ことを伝え安心させる．

grade 1では安静の必要はなく，受傷前の生活にすぐに戻るよう，就労制限もしない．grade 2や3では可及的早期に受傷前の生活復帰を

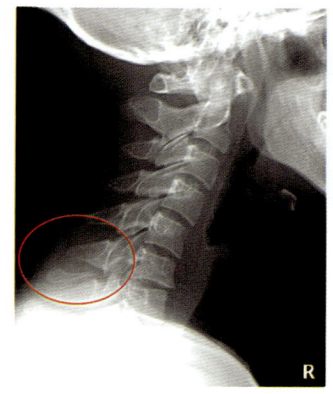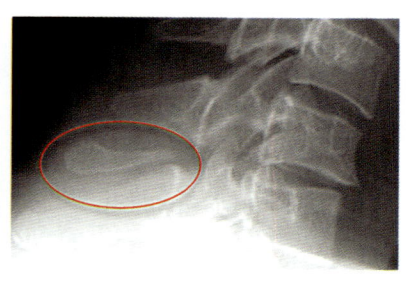

図1：頸椎側面像　C7棘突起骨折　拡大図（右）：骨折して転位している骨片（赤丸）

薦める．就労制限をしてもよいが，できるだけ短期にとどめる．2, 3週のうちに再診させて所見など記載する．頸椎カラーはgrade 4以外では必要なく，行ってもできるだけ短期とする（2, 3日）．NSAIDsや筋弛緩薬，湿布などを処方する．ただし，NSAIDsは漫然と長期に使用すべきではない．抑うつ状態があれば抗うつ薬の投与．症状が遷延するようであればブロック治療も行われる．grade 5では直ちに脊椎外科医へ搬送する．

＊ケベック分類

grade0：頸部に訴えがない．徴候がない
grade1：頸部の痛み，強ばり，圧痛のみの主訴客観的徴候なし
grade2：筋・骨格徴候を伴う頸部主訴
grade3：神経学的徴候を伴う頸部主訴
grade4：骨折または脱臼を伴う頸部主訴

＊筋・骨格徴候には可動域の制限と圧痛を含む．
＊神経学的徴候には，腱反射の減退または欠落と感覚障害を含む
＊すべてのgradeの症状や障害は，耳が聞こえない，めまい，耳鳴り，頭痛，記憶喪失，嚥下障害，側頭上顎関節痛などを含み，どのような程度に発現しても良い．

▶専門医へのコンサルテーション

● grade 4では直ちに脊椎外科医のいる施設へ搬送するが，grade 2, 3で症状が遷延し，画像検査でも異常がある場合は一般整形外科医へ紹介する．画像検査で異常がない場合はペインクリニック受診も考慮する．また精神的なストレスが強い場合は心療内科や精神科受診を薦める．

患者への説明

いわゆるむちうちの状態です．ほとんどの場合が1ヵ月程度で改善します．痛みがない範囲で首を動かしながら治していきましょう．痛み止めも使って，できるだけ怪我の前と同じ活動レベルを保つようにしましょう．長びけば長びくほど治しづらくなりますから，早めに治しましょう．

（伊藤）

II. 胸が痛い，背骨が痛い
（胸部・脊椎の異常）

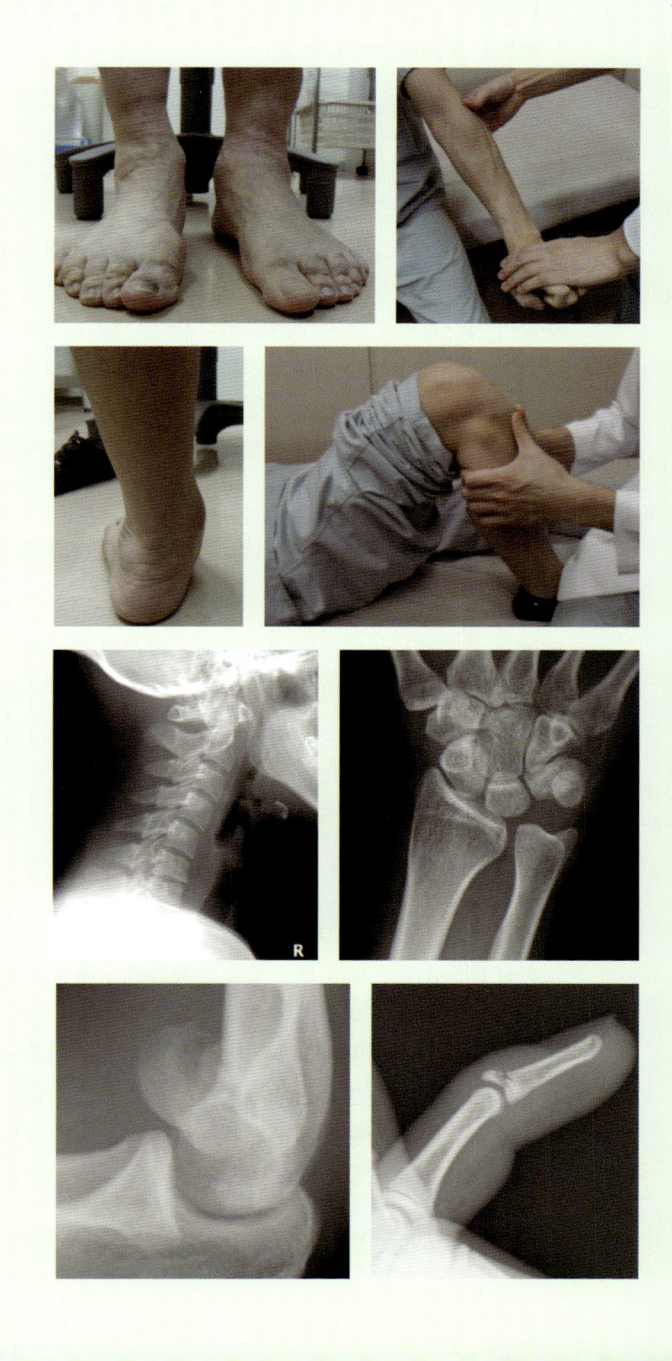

case 6 ぶつけて，胸が痛む．なにもしていないの胸が痛む

Snap Diagnosis 一発診断！ 肋骨骨折

疾患概要
- 外傷や外傷がなくとも，くしゃみなどでも骨折が生じる．
- X線検査で，同定することが難しく，後日のX線でわかることも多い．
- 肋骨骨折そのものは，手術は必要なく保存療法で軽快する．
- 問題となるのは，気胸に代表される合併症であり，見逃さないことが大事である．

・**POINT：肋骨骨折で重要なことは骨折そのものではなく，骨折によって生じる合併症（気胸，血胸）を見逃さないこと．**

診断へのアプローチ

- くしゃみなどの軽いきっかけから，交通事故など高エネルギー外傷まで，様々な受傷機転がある．
- かならず痛む箇所を確認する．骨折であれば必ず肋骨上に圧痛がある．
- 限局したポイントで痛みがなく，広い範囲での痛みの場合は，肋間神経痛や帯状疱疹など他の疾患を考える．
- 深呼吸をさせて痛みがあるかを聴く．痛みがあれば肋骨骨折を疑う．
- 息苦しさがないかを聴き，あれば気胸も疑う．
- 高エネルギー外傷では直接胸部の皮膚を見て，皮下気腫（皮下組織に空気がたまる）がないか触ってチェックする．皮下気腫では，触ると捻髪音（プチプチという感じ）や握雪感（雪をにぎったような感じ）を感じる．皮下気腫があればCT検査などの精査を行う．

・**POINT：肋骨骨折であれば，肋骨上に圧痛がある．**

▶合併症
気胸：骨折部が肺を損傷すると肺に穴が開く．軽症であれば放置して治るが，重傷の緊張性気胸は放置すると死に至る可能性がある重篤な合併症であり，緊急に処置が必要となる．

血胸：肋骨骨折によって肺に出血が生じた状態．時間の経過とともに悪化することがあり，肋骨骨折だけでも，徐々に胸が苦しくなるなどの症状があれば，すぐに再診するように伝えておく必要がある．抗凝固薬を服用していないか必ずチェックする．

▶鑑別診断
・**胸骨骨折：**前胸部の中心にある胸骨の骨折．強く前胸部を打つことで受傷する．触診で骨折部分の圧痛がある．疑えば，X線で胸骨側面像を撮影する．治療は通常，保存的治療となる．安静と痛み止めを処方する．

・**肋軟骨損傷：**前胸部の胸骨と肋骨の接合部は軟骨であり，その部分の損傷はX線には写らない．よって症状の強さと圧痛の場所（胸骨のすぐ横）で診断をつける．1ヵ月程度疼痛が続くことがあるが自然に治癒する．症状が強ければ肋骨骨折と同様にバストバンドを着用させる．

・**帯状疱疹：**誘因なく疼痛が発症した場合に，数日して皮疹を認める．肋骨骨折と違い，肋骨上の

圧痛はなく，神経支配に沿った一定範囲の痛みで鑑別できる．
・**胸椎圧迫骨折**：圧迫骨折の放散痛として胸部痛を訴えることがある．
・**脾(臓)破裂**：稀な合併症．交通事故など，左上腹部を強くぶつけて起こる．血流豊富な組織であり，出血性ショックの原因になりうる．意識混濁や吐き気や嘔吐を伴うことがある．CT，超音波検査などで診断する．

▶検　査

X 線：骨折をみるためには，斜位で撮影も有効．気胸を鑑別するためには胸部 X 線も撮影する．第一肋骨の骨折では神経損傷を合併することもあるため，注意する．

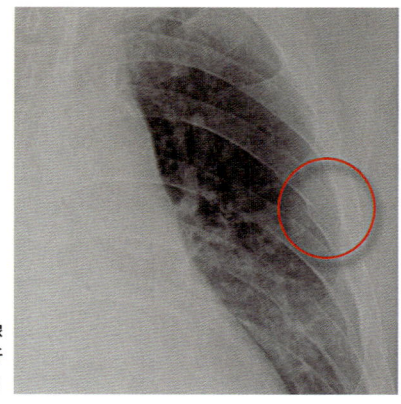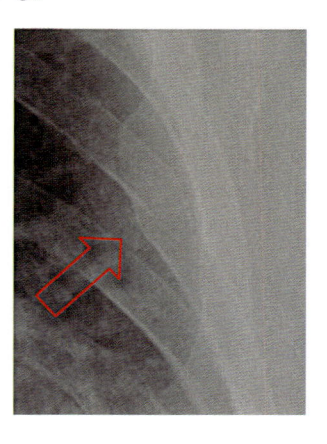

図 1：肋骨骨折　X 線像
一見わかりづらいが，骨折部にずれを認める（赤矢印）

CT：基本的には必要はないが，骨折を鑑別したい場合や，合併症の検索，その他の外傷を同定したい場合に行う．

▶治　療

● 合併症が否定できた肋骨骨折であれば，バストバンドを 1 ヵ月ほど着用して日常生活をしてもらう．自然経過で約 1 ヵ月ほどで，痛みは落ち着いていく．痛みのない範囲で活動してもらう．高齢者では痛みにより体位変換が困難となると，肺炎や無気肺の原因となる．そのため除痛も重要であり，NSAID，アセトアミノフェンなどの痛み止めを適切に投与する．気胸や血胸を合併した場合は呼吸器外科がある病院へ紹介する．

▶専門医へのコンサルテーション

● 気胸や，血胸のあった場合は呼吸器外科へ紹介する．自然治癒する病気だが，疼痛が 1 ヵ月以上続く場合は，他疾患の鑑別のため専門医へ紹介する．

> **患者への説明**
> 肋骨骨折は，自然に治癒するが，1 ヵ月程度疼痛が続くことがあります．また，初診時に X 線ではっきりしなくても，後日，X 線で同定されることもあります．また肺を傷つけていることもあり，息苦しくなってくるようなことがあれば，すぐに受診してください．肋骨バンドは，装着して疼痛が緩和すれば使用することをお薦めします．

（天羽）

case 7 徐々に背骨が痛む．手足がしびれてきた

Snap Diagnosis 一発診断！ 脊椎脊髄腫瘍

疾患概要
- 脊椎腫瘍は原発性と転移性に分かれるが，転移性がはるかに頻度が高く，全脊椎腫瘍中の97％に及ぶ．
- さらに転移性はがんの転移が大部分を占め，腺がんが多く，その原発は肺，乳腺，前立腺，腎臓が挙げられる．
- 脊髄腫瘍は，その局在から硬膜内髄内および硬膜内髄外および硬膜外に分けられる．
- 脊髄腫瘍はその存在部位により症状がいろいろで，症状により脊髄腫瘍を同定することは，多くの場合困難である．

診断へのアプローチ
- 脊髄腫瘍の場合，しびれや疼痛が典型的な初発症状である．
- 進行すると，四肢筋力低下，歩行障害，知覚障害，膀胱直腸障害，巧緻障害，温痛覚障害などを呈する．
- 胸椎レベルの脊柱管内腫瘍では，夜間痛が顕著な背部痛や放散痛を認める．
- 胸椎神経根症状では，狭心症様の症状や腹膜炎のような症状をきたし誤診を招くことがある．
- 脊椎腫瘍の場合，がんの既往がある場合の腰痛は常に転移を考える．中高年で安静時の腰痛，夜間痛，四肢の麻痺などを呈する．また椎骨の病的骨折を生じ，支持機構の破綻をきたし，耐え難い安静時疼痛となる．そして脊柱管内に出て，脊髄や馬尾の麻痺をきたす．
- 脊柱管狭窄症や椎間板ヘルニアなどと違った神経症状で発症することもある．

・**POINT：がんの既往がある，安静時の強い腰痛，夜間痛，体重減少などがあれば，脊髄脊椎腫瘍を疑い，MRI をとる．**

検査

X 線：多くは異常を認めない．椎間孔の拡大は砂時計型神経鞘腫を疑う．pedicle sign（正面像で椎弓が消失すること）は，転移性腫瘍の存在が疑われる（**図1**）．

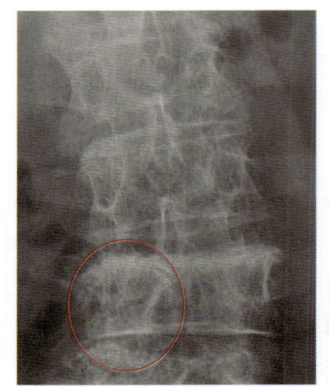

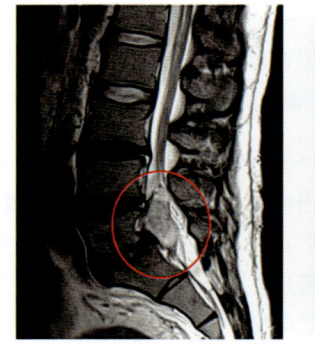

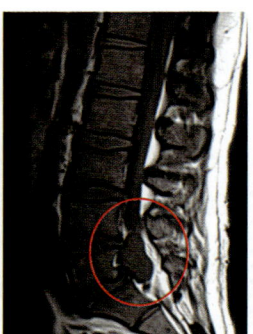

図1：椎体への骨転移像 (pedicle sign, winkling owl sign) pedicle（椎弓）が消失して左右差がある

図2：L5 椎体レベルに腫瘍を認める．

MRI：腫瘍の存在ならびに部位が確認できる．腫瘍を疑うのであれば，腎機能に問題がなければ造影での検査が望ましい（**図2**）．

▶ 鑑別診断

- **化膿性椎体炎**：身体所見だけでは，ともに激痛を呈し，鑑別は困難．発熱，炎症所見の上昇で鑑別するが，転移性腫瘍でも上昇することがあるため注意が必要．治療は抗生剤投与とコルセット装着．
- **圧迫骨折（別項）**：通常外傷があることで鑑別．転移性脊椎腫瘍では病的骨折を起こしている場合もあり，痛みだけでは鑑別がつかない．MRIで精査をする．がんの既往があれば転移性を考え，可能であれば造影することが望ましい．

▶ 治　療

- 脊髄腫瘍では，通常手術療法が考慮され，腫瘍摘出術が行われる．診断技術の向上，手術用顕微鏡とその手術器具の向上，モニタリングの導入，術中超音波の開発などにより治療成績が向上している．
- 脊椎転移がんは治療と予後に限界があり，対症療法が中心となる．また，治療により得られる機能予後も生存期間に依存するため，予測予後に応じた治療法選択が最も重要となる．この予後予測に最も重要なのは，原発がん担当医の意見となるため，相談により治療方針を決定する．病的骨折や麻痺では，全身状態と予後を考慮した上で，手術療法も検討される．手術では，腫瘍が限局していれば腫瘍切除と後方固定術が行われる．多椎間にわたり罹患している場合は，神経周囲のみの姑息的切除と後方固定術となる．また現在は，低侵襲手技が行われるようになってきており，予後が短くても，手術手技が行われることが少なくない．

▶ 専門医へのコンサルテーション

- 脊椎外科医のなかでも，脊髄腫瘍の手術を行わない整形外科医は多く，画像で腫瘍の存在が明らかな場合は，腫瘍を専門に扱う脊椎外科医を紹介する．また，転移性腫瘍については，緊急事態（麻痺の出現など）でなければ，原因となる腫瘍の治療をしている主科（主治医）と相談する．

> **患者への説明**
>
> 検査にて，脊髄という背骨の中の神経の近くに腫瘍を認めます．追加検査をして良性か悪性かどうか，鑑別する必要があります．一般の整形外科医では治療を行っていない専門領域となります．専門医に診てもらいましょう．

（伊藤）

Ⅲ．腰が痛む（腰椎周囲の異常）

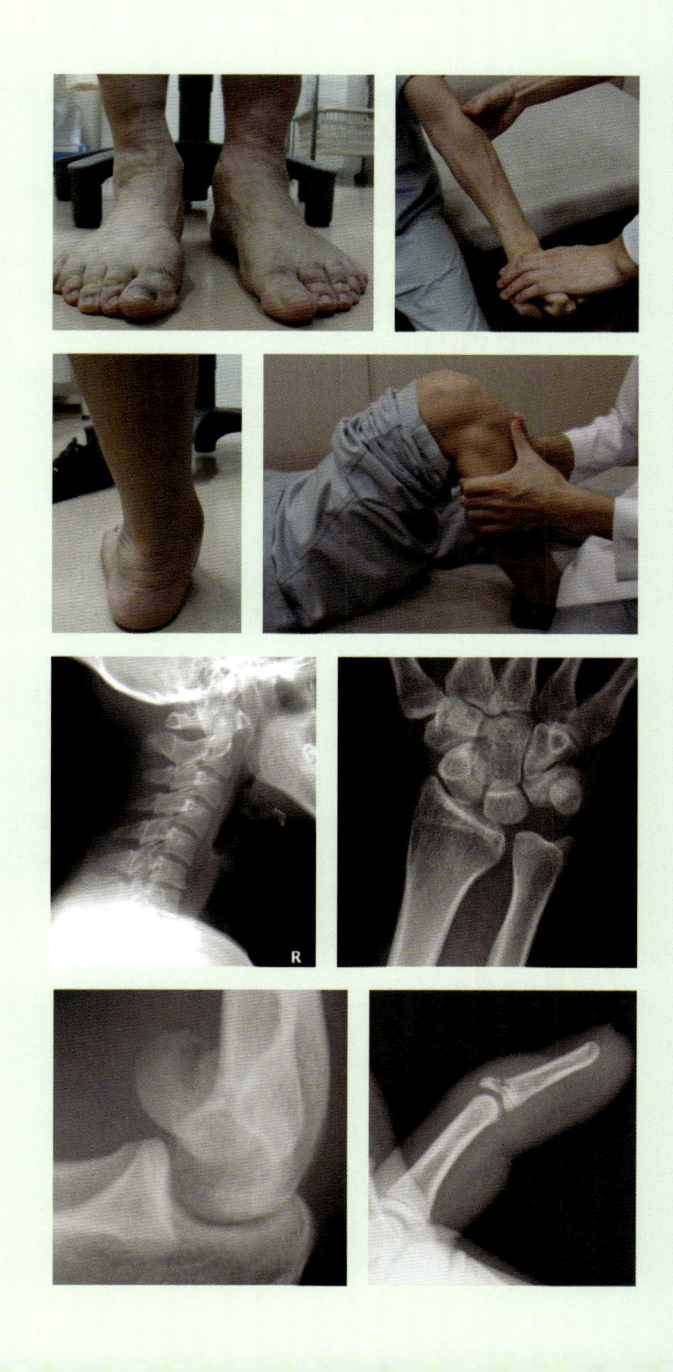

case 8 生活はできているが，動作によって腰が痛む

Snap Diagnosis 一発診断！ 非特異的腰痛

疾患概要
● 腰痛とは疾患の名前ではなく，腰部の痛み，不快感といった症状の総称である．
● そのほとんどが，診察や X 線などの画像検査では厳密な原因がわからず，非特異的腰痛と呼ばれる．
● 急性腰痛（発症から 4 週未満）にしろ，慢性腰痛（発症から 12 週以上）にしろ，保存的治療が基本である．
● 重要なことは腫瘍，感染，外傷などの明らかな原因を有する腰痛や神経症状を伴う腰椎疾患を見逃さないことである．

・**POINT：腰痛診療では，腫瘍，感染，外傷などの明らかな原因を有する腰痛や神経症状を伴う腰椎疾患を見逃さないこと．**

診断へのアプローチ

● 急性腰痛では，体動困難で，腰を曲げた中腰の姿勢で来院することが多い．
● 慢性腰痛では，日常生活はできていることがほとんどで，特定動作や長時間の同一姿勢，長時間歩行で腰痛をきたす．
● 痛む場所は一定ではなく，脊椎付近や，仙腸関節付近，腸骨付近であったりする．
● 痛みの程度も様々で，急性腰痛の場合は立てないほど痛むこともよくある．慢性腰痛では日常生活はできている程度のことが多い．

▶ 鑑別診断

病態上原因がはっきりしている疾患に以下の 2 つがある．

・**腰椎分離症（別記）**：発育期（10 ～ 18 歳）の腰痛であれば分離症を考える（別項）．とくにスポーツをしている場合が多い．急性期であればコルセットで治せるため，見逃さないように注意する．X 線で腰椎斜位像を撮影し，分離像を特定すれば鑑別できるが，早期の場合は X 線では診断出来ず，MRI でしか特定できないこともある．

・**腰椎変性すべり症**：中年から高齢にかけては腰椎変性すべり症を考慮する．X 線で側面像で椎体の前後のずれがないかチェックする．椎間不安定性により，椎間板性あるいは椎間関節性の腰痛が出現する．治療は脊柱管狭窄症（別項）と概ね同じとなる．X 線像ですべりを認め，保存的治療で改善しない場合は，脊椎専門医へ紹介する．

この他，とくに危険が高い腰痛の鑑別のポイントとして Red flag sign がある．

■ Red flag sign

発症年齢＜ 20 歳以下または 55 歳以上	体重減少
時間や活動性などに関係ない腰痛	広範囲におよぶ神経症状
胸部痛	脊柱変形
がん，ステロイド治療，HIV 感染の既往	発　熱
栄養不良	

- **POINT：しかし，成書によって red flag sign は少し違っており，実際の臨床ではとくに腫瘍，炎症，骨折，そして神経症状がないかをチェックする**

- 腫瘍では特に癌を考える．癌の既往がある，予期せぬ体重減少，高齢などであれば念頭において必要に応じて精査を行うか，整形外科専門医へ紹介を考慮する．

- 感染ではまず発熱がないことを確認する．通常椎体や椎間板の感染では，通常の姿勢はと

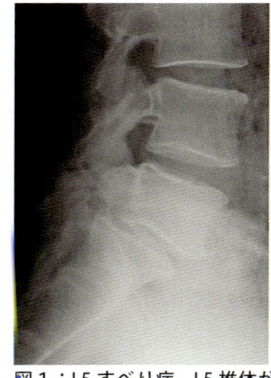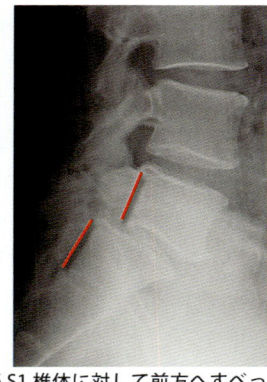

図1：L5 すべり症．L5 椎体が S1 椎体に対して前方へすべっている．椎体の後面（赤線）に注目して見る．

れないほどの痛みであり，痛みの程度でも鑑別ができる．また腸腰筋膿瘍では臥位で足を伸ばせず，いわゆる腸腰筋肢位（股関節屈曲位，膝を腕で抱えていることも多い）を呈することや発熱，採血での炎症所見の上昇から鑑別する．疑えば精査加療目的で手術可能な施設へ紹介する．

- 骨折ではとくに高齢では外傷を覚えていない，もしくは外傷がないこともある（圧迫骨折の項も参照）．明らかな椎体の叩打痛がないこと，X 線で椎体のつぶれがないことを確認する．

- 以上の腫瘍や炎症による破壊性脊椎病変では，脊椎正中にある棘突起の叩打痛が重要な所見である．こぶし，もしくは腱反射をみるハンマーやこぶしで腰部を軽く叩くと体がビクッと動くような痛みを呈する．また体動によって変化しない持続的な腰痛，つまり楽な姿勢がない腰痛も注意が必要．

- 神経障害は下肢痛（臀部，大腿，下腿，足部）を合併することが多い．脊柱管狭窄症，腰椎椎間板ヘルニアの項を参照．臀部痛は神経根症なのか，腰痛の放散痛なのかの鑑別は時に難しい．症状として下肢痛以外にも，しびれや感覚障害，その他に下肢伸展挙上テスト（straight leg raising: SLR），大腿神経伸展テスト (femoral nerve stretch test: FNST) などが陽性の場合，神経障害を疑う．とくに緊急性が高い神経障害は膀胱直腸障害であり，尿が出ないもしくは便が勝手に出てしまう（肛門が閉めづらい）などの症状があれば，翌日ではなく，すぐに緊急で手術可能な施設へ紹介する．

- 大動脈解離も常に鑑別に入れておかなければならない腰痛の原因の一つである．背中を移動する痛みや，腹部にも症状があり，冷や汗をかくような強い痛みでは，躊躇なく胸腹部造影 CT を施行する．治療が遅れると命に関わる可能性がある．造影 CT で診断できた場合，もしくは疑う場合は，心臓血管外科医がいる手術可能な施設への紹介を緊急で行う．

- 高齢者の腰痛で圧迫骨折よりも頻度が低いが，考えておかなければならないのは多発性骨髄腫である．典型的な症状の一つとして骨痛があり，腰の他に胸部や四肢などにも痛みがある場合がある．他に貧血や高 Ca 血症，腎障害をきたすことがあるので鑑別が必要である．また X 線で骨に穴の開いたようにみえる（打ち抜き像：punched-out lesion）が特徴的である．確定診断は，血清または尿中の M スパイクの存在と，骨髄生検での骨髄腫細胞の確認であるが，これは専門性が高い判断のため，腰痛に加え，一般採血で貧血，高 Ca 血症，腎機能障害などを認めた場合，疑いとして，血液内科のある施設への紹介を行う．

- **POINT：体がビクッとなるような叩打痛，体動によらない強い腰痛，発熱，膀胱直腸障害（尿**

がでない），背中を移動する冷や汗をかく腰痛などは要注意

▶ 検　査

- 危険な腰痛が否定できて，日常生活が可能な程度の腰痛であれば，必ずしも初回にX線は撮影しなくてもよいと言われているが，実際の臨床においては，ほぼ日常的に撮影されている．逆に危険なサインが出ていれば，X線に限らず，MRI，CTを行う．

X線：非特異的腰痛では変性像を見ることも多い．すなわち椎間板狭小化，骨棘形成，骨硬化像などである．ただしこれらの変性は非特異的腰痛とは関連が低く，腰痛がない場合でもみられる物であることを患者に説明する必要がある．

身体所見と同様にX線でも見逃してはいけない所見があり，その代表が骨折である．X線を見るにあたり，叩打痛や痛みの詳細の部位を必ず確認しておく．また場所の確認で腰よりやや上方である場合は腰椎のみでなく，胸腰椎の2方向のX線を撮る．腰椎のみの撮影では，比較的頻度の高い胸椎下位の圧迫骨折を見逃す場合が多々あるからである．

また骨誘拐像やpedicle signなどの腫瘍を疑う所見も見逃さないように注意する．体動によらない強い痛みや，夜間の痛みが強い場合はとくに注意してみる．高齢者の場合は，腰椎に加え，骨盤正面像もとっておく．これは骨盤には骨転移が多く，多発性骨髄腫ではpunched-out lesionを見ることや股関節疾患を否定するためである．

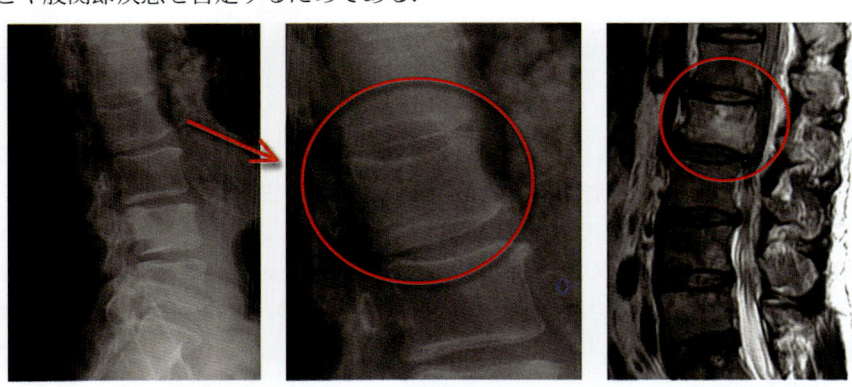

図2：強い腰痛で受診．よく見るとL2の圧迫骨折があり，MRIでがんの転移が確認された

MRI，CT：非特異的腰痛であれば，撮影する必要はない．上記の危険な疾患を疑う，もしくは神経症状を認める場合は重要な検査となる．

▶ 治　療

- 非特異的腰痛であれば，非整形外科医でも治療は可能．非特異的腰痛と診断できれば，その大半は1ヵ月以内に自然軽快する．しかし，1年間の再発率が60％とも言われており，必ずしも予後良好とは言えない．症状の改善しないケースや，日常生活に影響をきたし，なんらかの治療を患者が求める場合には，運動療法，薬物療法，物理療法，ブロック療法などが行われる．腰痛の原因が多様であり，急性期から慢性期へと状態は変化しうるため，万人の腰痛に対して効果を示す治療は存在しないことを念頭に置く．実際の治療は各医師が患者の状態から判断して経験的に行っているのが現状である．決して漫然と同様の治療を行い，危険な病態を見逃さないようにする．

薬物療法：患者の状態を把握し，適切な痛み止めを選択することが重要（痛みと痛み止めの項参照）．急性期には NSAID が最も有効であるが，高齢者では腎機能が悪く，胃潰瘍のリスクが高いこともあり，アセトアミノフェンを処方する．慢性腰痛では NSAID やアセトアミノフェンに加え，オピオイドや鎮痛補助剤も選択肢となる．心因性が強い場合は精神的な治療も行う．

物理療法：熱，低温，光，水，電気，牽引などの物理エネルギーを用いた療法．温熱療法が急性および亜急性期の腰痛に対して短期的に有効と言われているのみで，その他の物理療法の効果は限定的とされ，症例に応じて，試しに行って，効果があれば継続するという試行的治療となっている．

ブロック療法：硬膜外ブロック，神経根ブロック，仙骨硬膜外ブロック，トリガーブロックなど様々なブロック療法がある．一般的に短期的には有効だが，長期的の有効性は一定の見解を得ていない．

運動療法：従来から腰痛では安静臥床と言われてきたが，急性の痛みでもなるべく普通の活動性を痛みのない範囲で維持するよう心がける方が，回復が早いと言われている．ただし，動けば動くほど効果がある訳ではなく，可能な範囲で少し動く程度で構わない．とくに運動療法は慢性腰痛に対して有効と報告されている．現時点で推奨される運動療法は週1〜3日程度，2，3ヵ月継続して行うとされるが，運動の種類に関してはどれが有意かははっきりしていない．1日15〜20分程度の軽く汗ばむ程度のウォーキングや腰痛体操などをすすめ，可能であれば体幹筋筋力，股関節筋力の強化を図る．高齢者の場合，できれば理学療法士の元で行うことがすすめられる．

手術療法：基本的に非特異的腰痛には手術適応がない．金属を使用しての固定術を行っても治療効果は有意に優れているとは言えないと報告されている．

これらの治療法は単独で行われるのみでなく，患者の状態に合わせて組み合わせて行うことでさらに効果を示す．とくに難治性の慢性腰痛に関しては心理的な介入が必要とされ，腰痛学級やパンフレットを用いた患者教育に加え，認知行動療法が注目されている．これらから整形外科のみならず，心療内科や精神科などの複数の医師が連携（リエゾン）する集学的治療が必要になる場合がある．

▶ 専門医へのコンサルテーション

- 危険な腰痛であれば精査，加療目的で紹介する．非特異的腰痛でも治療に抵抗し，数ヵ月以上の改善がなければ紹介を考慮する．

患者への説明

腰痛のうちでも危険なサインのない，いわゆる腰痛です．X線検査では，腰の背骨に棘が出てきたり，変形したりしますが，それらは必ず症状をきたす訳ではありません．薬や運動を中心とした治療を行っていきましょう．熱が出たり，痛みがひどくなったり，足への神経痛が出るような場合は詳しい検査が必要になります．その場合は整形外科専門医にみてもらいましょう．

（伊藤）

case 9　足（臀部，太もも）へひびく痛み，しびれ（比較的若年）

Snap Diagnosis　一発診断！　腰椎椎間板ヘルニア

疾患概要

- 椎間板は，椎体と椎体の間にあり，クッションの役割を果たす．
- 椎間板線維輪に断裂が生じ，中心部の髄核が脱出し，後方の神経組織を圧迫した状態を椎間板ヘルニアという．
- 同じ神経を圧迫して症状をきたす脊柱管狭窄症は比較的高齢に発症し，その病態は神経周囲の組織（骨，靭帯，椎間板）の変性によるものであるため，症状が緩徐に発症する．
- これに対して，椎間板ヘルニアは 20 ～ 40 歳代の若年男性に多く，比較的急速に痛みを生じる．
- L4/5，L5/S1 の高位に後発する．

診断へのアプローチ

- 重い物を持ったなどの「きっかけ」があることが多いが，ないこともある．
- ヘルニアの主症状は，下肢痛，しびれであり，ヘルニアによる腰痛の発生率は 10％である．
- 痛みの箇所は圧迫されている神経根によって違うが，同じ高位の神経根でも個体差がある．
- 腰椎前屈で痛みが増強することが多い（反対に脊柱管狭窄症では後屈で痛みが出ることが多い）．
- 咳やくしゃみでひびくような症状（Dejerine sign：デジェリンサイン）を呈することもある．
- L3/4 椎間板ヘルニアであれば L4 神経根を圧迫し，L4/5 では L5 神経根が圧迫され（外側型では L4 を圧迫），L5/S1 では S1 神経根を圧迫する．各神経根の支配領域は重複しており，身体所見からの高位判断は難しい．
- 代表的身体所見として下肢伸展挙上テスト（SLR：straight leg raising）や大腿神経伸展テスト（FNST：femoral nerve stretch test）がある．
  他に筋力や腱反射も高位の特定に役立つ（**図3**）．

- **POINT：病状が進行すると膀胱直腸障害をきたす．患者側から訴えないことも多く，必ず医者側から尿が出ているか，歩いていると催す感じがないか（催尿感），肛門周囲に違和感がないか，などチェックする．**

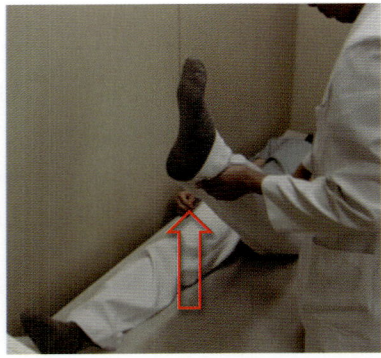

図1：SLR テスト　仰向け（仰臥位）に寝かせて，下肢を挙げていくと痛みを生じる．SLR は一般的に腰椎下位の椎間板ヘルニアで陽性となる．

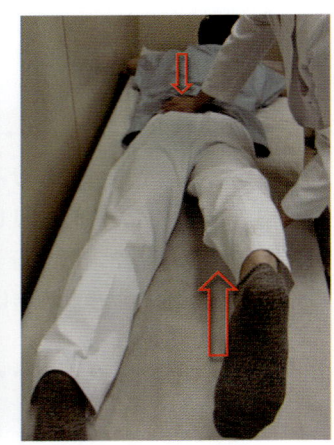

図2：FNST　うつぶせ（腹臥位）に寝かせて，腰を抑えて大腿を持ち上げる．痛みが出れば，陽性．FNST では一般的に上位の椎間板ヘルニアで陽性となる．

▶ 検 査

X線：椎体終板の骨硬化や椎間の狭小などを認めることがあるが，直接的に椎間板ヘルニアの存在を示す訳ではなく，X線では診断できない．

MRI：椎間板ヘルニアの診断に最も有効．高位，突出部位，椎間板の変性などが診断可能．

CT：骨の描出に優れており，靭帯の骨化や終板障害である隅角解離などが描出できる．とくに MRI が撮影できない場合は，硬膜管内に造影剤を注入してから CT を撮影し，脊髄や馬尾の圧迫病変の有無を評価する．

▶ 鑑別診断

・**股関節疾患**：臀部痛，大腿前面痛の原因が変形性股関節症の場合があり，注意する．股関節の可動域での痛みや X線検査で股関節の変形性変化などで鑑別する．

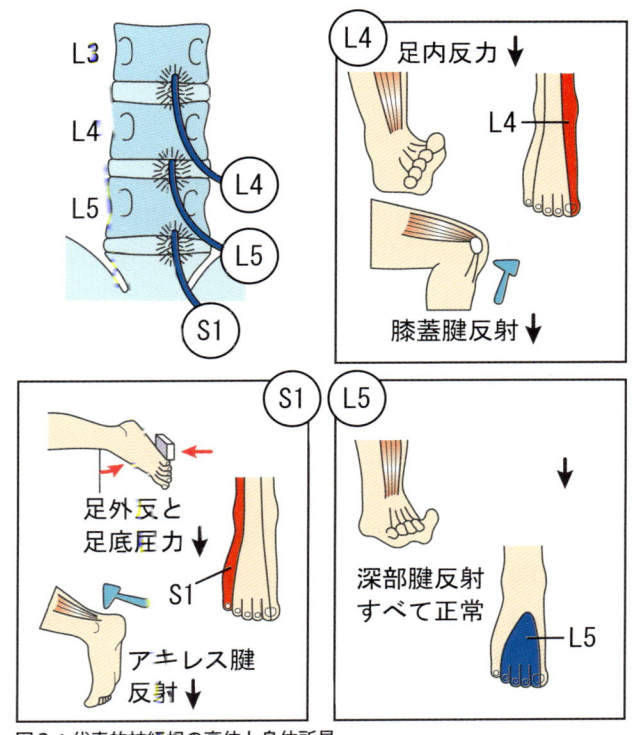

図3：代表的神経根の高位と身体所見
（腰椎変性疾患．標準整形外科　第7版　医学書院　1999，442 より）

・**仙腸関節障害**：仙骨と骨盤の骨である腸骨との間にある大きな関節の障害．障害をきたすと神経痛のような下肢痛をきたすことがある．女性の出産後に多いと言われているが，老若男女問わず，かつ，外傷などもなく発症する．身体所見で仙腸関節に一致する圧痛があり，圧迫すると痛みを生じることで鑑別する．X線や MRI では診断することがむずかしいため，腰痛や下肢痛の診察では仙腸関節を疑う．治療は NSAID やアセトアミノフェン，骨盤ベルト，仙腸関節ブロックなどである．

・**脊柱管狭窄症（別項）**：高齢者に多いことや，椎間板ヘルニアでは陽性となる SLR や FNST が通常は陽性にならないことで鑑別する．MRI で確定診断がつけられる．

▶ 治 療

● 基本的には多くが自然経過で症状が改善するため，保存的治療の適応となる．著明な腰痛，下肢痛の際には安静を指示して薬物投与を行う．NSAID やトラムセット®，リリカ®などを投与する．基本的には通院で経過をみて構わないが，筋力低下や膀胱直腸障害が進行した場合，不可逆の神経障害をきたし，麻痺や排尿排便の機能障害を残してしまう．必ず患者に筋力や知覚の変化がないかを注意してみるように指示する．膀胱直腸障害を自覚したらすぐに受診するように説明しておく．薬物でコントロールできない体動困難な痛みであれば，入院を必要とする．硬膜外ブロックや，神経根ブロックなどが選択される．3ヵ月以上の保存的治療の抵抗例や膀胱直腸障害，進行する筋力低下などは，手術適応となる．最も一般的な手術法は Love（ラブ）法であり，脱出した椎間板ヘルニアを後方から摘出し，神経の除圧を図る．近年は顕微鏡下や内視鏡下

で多く行われる．また最近では経皮的に行う PELD（ペルド：percutaneous endoscopic lumber discectomy）も行われてきている．

▶ 専門医へのコンサルテーション

● 診断がついて治療経験がなければ，専門医へ紹介する．日常生活が可能な程度の痛みであれば，薬物投与を行って外来通院で経過をみて構わない．3ヵ月以上の保存的治療の抵抗例は手術も考慮されるので，手術可能な施設（できれば脊椎専門医が望ましい）へ紹介する．膀胱直腸障害，進行する筋力低下は早急に手術治療が必要となるので，疑ったらすぐに手術可能な施設へ紹介する．

> **患者への説明**
>
> 腰の背骨の骨の間にあるクッションである椎間板が痛んで，後方に飛び出して神経を圧迫しているようです．腰から出ている神経は足の方へ延びているので，足へ放散する痛みが出ます．ヘルニアは飛び出て神経に触っている状態でも痛みがない状態になりえます．多くの場合は自然経過で痛みは改善していきます．痛みの程度に応じて，痛み止めを使いながら様子をみていきましょう．ただし，病状が進行すると筋力が弱くなったり，尿や便が出づらくなったりするので，足の動きや排尿排便の状態を，ご自身でチェックをしましょう．その場合は手術を行う可能性もあるため，すぐに受診してください．

（伊藤）

case 10 スポーツ活動をしている若年者の腰痛

Snap Diagnosis 一発診断！ 腰椎分離症

疾患概要
- 発育期のスポーツ活動により発生した腰椎椎弓の関節突起間部（pars interarticularis）の疲労骨折が原因と考えられている．
- さらに分離部の安静が図れないと，腰椎が前方にすべり，腰椎分離すべりを生じる．
- 分離はほとんどが第 5 腰椎に発生する．
- 分離部を放置していると偽関節となるため，分離の早期発見と適切な保存的治療を行って，分離を偽関節へと移行させないことが重要となる．
- ただし成人の分離症は無症候性のことが多く，偶然 X 線で見つかることも多い．

診断へのアプローチ
- 好発年齢が 12 ～ 17 歳で，スポーツを行っていることがほとんど．
- 運動中に生じる腰痛，時に激痛．
- ほとんどの場合は腰痛伸展（後屈）で痛みを生じる．
- 疼痛側への後側屈でも痛みが出る（Kemp テスト：脊柱管狭窄症でも陽性となる）．
- 棘突起の圧痛．
- 下肢痛を呈することは少ないが初期に多いとされ，時に SLR テストが陽性となることもある．

・**POINT：発育期でスポーツをしており，腰痛があれば腰椎分離症を疑う．**

▶鑑別診断
・**腰椎椎間板ヘルニア**：好発年齢は 20 ～ 40 代でやや高いが，ともに腰椎伸展（後屈）で腰痛を起こす．X 線で分離像がないことで鑑別する．椎間板ヘルニアは MRI でないと診断できない．

▶検 査
X 線：初期の分離症は，X 線ではわからないことがある．分離症を疑えば，X 線で異常がなくても，MRI を撮影する．腰椎正面，側面，両斜位像の 4 方向を撮影する．すべりがあれば，その不安

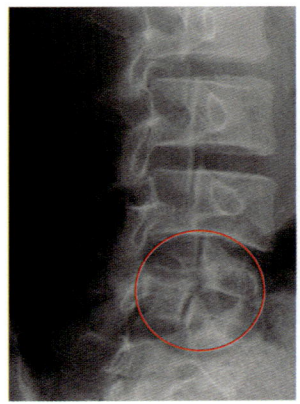

図 1：腰椎斜位像　椎弓の分離部分が確認できる（赤丸：スコッチ犬の首輪像）

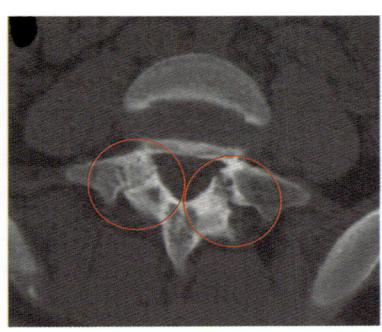

図 2 a：分離症 CT 像　axial 像　両側の椎弓に骨折線を認める

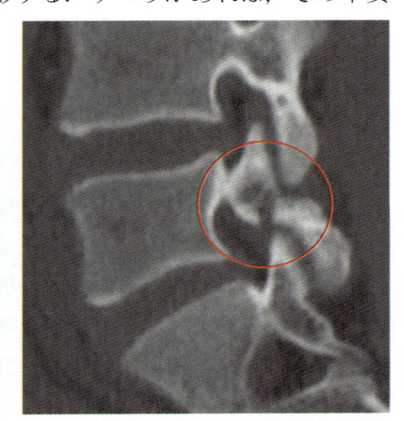

図 2 b：分離症 CT 像　椎弓に骨折線を認める

定性をみるため側面前屈，側面後屈の2方向を追加する．
発育期の腰椎分離症の初期はX線で検出できない．分離
部が偽関節となると腰椎斜位像でスコッチ犬の首輪像が
確認できる（図1）．ただし，分離があっても腰痛の症状
がないこともある．

CT：初期では，分離部に淡い骨折線を認める．進行期にな
ると明らかなgapを認め，さらに進行すると骨硬化や文
節化を認め偽関節像を呈する（図2）．

MRI：初期でも椎弓根付近に輝度変化（T1で低信号）が起
こり，早期診断に役立つ．T2では高輝度変化が起こる．
被ばくの問題からMRIが分離初期の早期診断に有用とさ
れている（図3）．

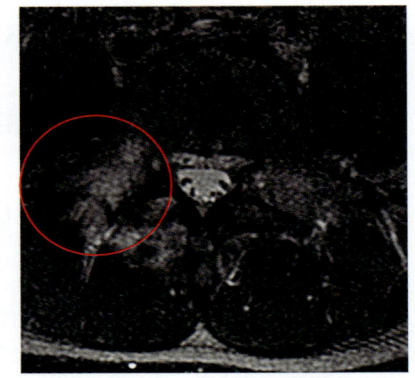

図3：分離症 MRI 像　右椎弓に信号変化を認める

- **POINT：初期の腰椎分離症はX線では診断できないため，腰椎伸展（後屈）で痛む場合は分離症を疑い，CT，MRIを積極的に撮影する．**

▶ 治　療

● 分離症には，保存療法にて治癒する時期と，保存療法では治癒しない時期があり，CTならびにMRIにてその時期を決定する．そのため，本疾患を念頭におき，X線像に異常が出る前に適切な診断をすることが大切である．それ故，本疾患を疑った場合は脊椎専門医を紹介することをお薦めする．

● 骨癒合が，期待できない状況であると診断できた場合は，疼痛がなければ運動への復帰を許可する．また，疼痛が強い場合には分離部ブロック（ステロイド，局所麻酔薬）なども効果がある．

● 予防として前屈運動（ハムストリングをゆるめる運動）が重要である．

● 若年性分離症で，腰痛や下肢痛が強い場合には，椎間板を温存するために自家骨移植を用いた分離部修復術が行われる．また，成人ですべり症に移行し不安定性による疼痛を認めた場合には，椎体間固定術も行われる．

▶ 専門医へのコンサルテーション

● 非専門医が，病期がわからない分離症を診ることは避けなければならない．分離症が疑われれば，一度専門医へ紹介し，治療方針を決定してもらうことが望ましい．

> 🎯 **患者への説明**
>
> スポーツにより，腰の背骨に負担がかかり，疲労骨折を起こしているようです．治療としては残念ですがスポーツを中止せざるを得ません．初期段階であれば安静により骨折は治りますが，安静にできなければ骨折がくっつかず，ぐらぐらした状態のままとなり，将来的にその不安定な腰による慢性的な腰痛の原因となることがあります．一度，専門の先生に見てもらいましょう．それまでは，コルセットをつけて，運動を中止して，様子を見ましょう．

（伊藤）

case 11 しりもちをついてから腰が痛む．腰が痛くて立てない，歩けない

一発診断！ 脊椎圧迫骨折

疾患概要

- 椎体が骨折すること．
- 骨粗鬆症性圧迫骨折が多く，80歳以上の女性では40％に認められる．
- 圧迫骨折では縦方向に椎体が変形し（潰れる），椎間孔が変形し神経根が圧迫されると，関連痛がひき起こされる．
- 変形が強くなると，円背（えんぱい：脊椎が後方凸となり，背中から腰までが丸くなる状態）をきたす．
- かつては予後良好とされていたが，初診時にX線検査で見落とされ，診断まで時間がかかり，骨折が治癒せず不安定な状態となる偽関節となる場合が散見される．
- 偽関節となると疼痛が遷延化する．
- 骨癒合をきたしても，変形が強いと腰痛，背部痛が生じたり，心肺機能の低下，逆流性食道炎などもひき起こす．
- また，椎体がつぶれるだけではなく，骨片が後方へ突出する場合を，破裂（はれつ）骨折と呼び，椎体の後方の神経が圧迫されると神経症状をきたす．

診断へのアプローチ

- 典型的な受傷機転はしりもちをついたり，転倒して背部を打撲して受傷する．
- 骨粗鬆症や転移性腫瘍による圧迫骨折の場合には，重い物を持ち上げたり，くしゃみなどの軽微な外傷でも発症する．
- 受傷初期は疼痛が強いことが多く，起き上がれない，歩くのがつらいとの主訴で受診することが多い．ただしそれほど強い痛みではなく，生活できている場合もある．
- 初期には，受傷椎体に叩打痛を認める（背中から軽く叩く）．
- 咳やくしゃみで鋭く響く痛みがある．
- 背中から触れる脊椎に限局した痛みがある．
- 時に，圧迫骨折による椎間孔変形で神経根が圧迫され，関連痛（臀部痛，帯状痛）を生じることがある．

・**POINT：圧迫骨折は見逃さないことが大事．叩打痛があれば必ずX線を撮ること．**

検 査

- 痛みの場所が腰椎であれば腰椎正面，側面像の2方向．痛みがやや上の方であれば胸腰椎正面，側面像の2方向を撮影する．
- **X線：**典型例では圧迫骨折による変形を認める．初期に，椎体の潰れを生じず，圧迫骨折の同定ができないことも多い．高齢者の腰椎X線では多発圧迫骨折を呈していることが多く，新鮮か陳旧性かの判断は，痛みの発生より以前に腰椎X線を撮っていれば，それとの比較で新しく潰れがないか，そして身体所見での叩打痛があるかないかである．痛みがないが，X線上骨折があってもそれは新鮮骨折ではなく，治療の適応にはならない（図1）．
- **MRI：**X線にて明確ではない場合，MRI（可能であれば造影が望ましい．できなければSTIR強調画像）

にて診断を確定する.

・**POINT：圧迫骨折を疑ったら（叩打痛，椎体の限局した痛み，体動困難），X 線検査で潰れがなくても，1 週間程度後に再診とし，再度 X 線撮影をして，潰れてきていないか確認する．たとえ，潰れがなくても，再診の時点で痛みが変わらなければ MRI を撮り確認する．**

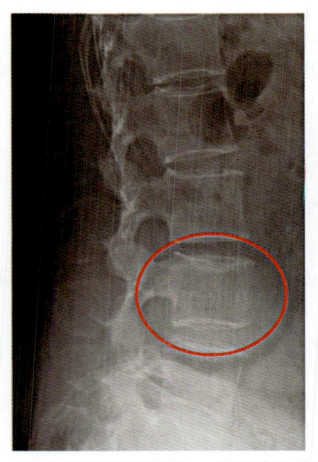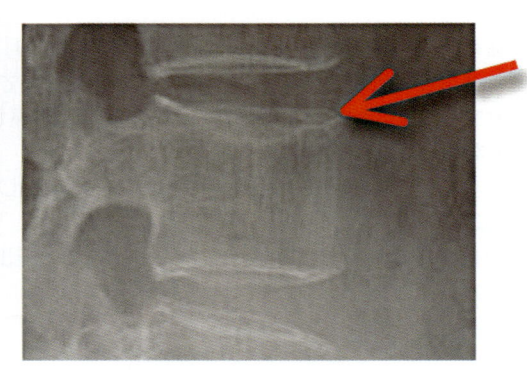

図1：X 線腰椎側面像　一見正常に見えるが，よく見ると椎体上縁のつぶれを認める（赤丸, 赤矢印）

▶ 鑑別診断

● **その他の骨折**　高齢者の歩行困難の原因として，大腿骨頸部骨折（別項），恥骨，坐骨骨折もある．いずれも転倒で受傷する．恥骨や坐骨を必ず触診し，圧痛がないか確認する．

・**脊柱管狭窄症**：神経圧迫による腰痛，下肢痛が症状となるが，急性腰痛は稀．

・**尿路結石**：結石は間欠痛が多く，体位での疼痛の増減はないことで鑑別できる．尿検査で顕微鏡的血尿があるかを調べる．血尿が認められれば，腹部 X 線，エコー検査，CT 検査などで結石の有無を調べる．もしくは泌尿器科へ紹介する．初期治療として痛み止めを処方し，水分を多くとることを指示する．

・**大動脈解離**：通常，圧迫骨折よりも痛みが強く，激痛でじっとしていられず，ショック状態となることもある．血圧が高くなる（180mmHg 以上になることも）ことや痛みが移動することも特徴で，疑った時点で，心臓血管外科のいる病院へ搬送した方がよい．

・**急性腰痛**：比較的若年に多い．はっきりとした受傷機転がないことが多い．立てないほどの激痛があり，痛みの程度では鑑別できない．厳密には脊椎の叩打痛がないこと，発症が若年であることで鑑別．場合により MRI 検査が必要となる．
治療は痛み止め（できれば強い鎮痛剤）を処方する．動ける範囲で動いてもらう．通常自然経過で，2 週間程度で元の生活が可能となる．

▶ 治　療

● 麻痺や膀胱直腸障害がなければ，緊急性はない．大事なことは上体を起こさないことである．安静に，と指示しても安静に坐っていたのでは意味がなく，骨折の潰れが進行してしまう．一般的に嫌がられる "寝たきり" となることが治療となり，上体を起こすと頭尾側に骨への圧迫がかか

り椎体が圧潰し，変形が生じ，慢性的な腰痛となることを十分説明する．安静治療にて骨癒合するのを待つ．通常は，2，3週間のベッド上で，極力，坐位や立位にならないように指導し，疼痛が軽減したことを確認後，コルセットをつけての起立・歩行を開始する．経過中，週に一度程度X線を撮影し，圧潰の進行を確認する．潰れが強まった場合は活動を落とす，もしくは安静期間を延長する．疼痛が軽快しない場合やX線で骨癒合が認められない場合は，椎体形成術（潰れた椎体内へのセメント注入）を考える．また高齢者の場合は骨粗鬆症を背景としていることもあり，治療が行われていなければ検査の上，治療を開始する．

専門医へのコンサルテーション

- 治療経験がなければ一般整形外科医に紹介する．症状が遷延する場合や診断がつかずにMRIの適応の場合でも精査目的で紹介する．数ヵ月保存療法を行っても腰痛の改善が認められないものは，偽関節（骨癒合を得られていない状態）を疑ってMRIを行う．偽関節の診断がつけば，手術や椎体形成術を行っている施設に紹介する．下肢痛などの神経症状が強い場合は，脊柱管狭窄症を併発していると考えられ，脊椎専門医へ紹介する．

> **患者への説明**
>
> 通常，圧迫骨折は自然に骨癒合をしますので，負担をかけないようにして最初の2，3週間はできるかぎり，安静にしましょう．トイレや食事など最低限のこと以外は寝て過ごしましょう．ここで安静にできないと骨折部がさらに潰れていき，慢性的な痛みとなり，歩きづらくなります．安静ののち，疼痛が軽減したら，少しずつ，コルセットを着用してリハビリをして行きましょう．もし，数ヵ月を過ぎても症状が改善しない場合には，骨がうまく癒合をする力が弱い（偽関節の）可能性もあり，詳しい検査をしましょう．また骨粗鬆症となっているようなので，その治療も必要です．

（伊藤）

case 12　背骨が曲がっている

Snap Diagnosis　一発診断！　側弯症

疾患概要

- 脊柱が側方に弯曲した病態．特発性が全体の 70 ～ 80％を占めるが，他にも以下の原因があり，鑑別を必要とする．
- 先天性：合併疾患が多く一般臨床医が診療に関わることは少ないので本稿ではふれない．
- 特発性：乳幼児（3 歳以下），学童期（3 ～ 10 歳），思春期（10 歳以上）に分けられ，その中でも，思春期側弯症が多く，90％が女子である．
- 神経原性：
  中枢性…脳性麻痺，脊髄小脳変性，脊髄空洞症，脊髄腫瘍，脊髄損傷によるもの．
  末梢性…脊髄性小児麻痺，脊髄性筋萎縮症，二分脊髄などによるもの．
  麻痺を伴えば，麻痺性側弯症と呼ばれる．
- 筋原性：多発性関節拘縮症，筋ジストロフィー，筋緊張症候群によるもの．
- 神経線維腫症に伴うもの：皮膚のカフェオレ様色素斑と神経線維腫が全身に認められる遺伝的疾患で 30％の例に側弯症を伴う．
- 結合織疾患によるもの：Marfan 症候群（約半数に発症），ehlers-Danlos 症候群，先天性拘縮性雲指症に伴うもの．
- 変形性：原因は不明だが，高齢になり急速に進行することがある．

　ここでは，特発性側弯症について述べる．特発性側弯症は，その進行により死亡率（Cobb 角 100 ～ 120°で拘束性肺機能障害発生），非婚率，不就業率，摂食障害，腰痛の発生率が高くなる．間違った知識による治療により，精神的な重圧を受けてしまう可能性がある．発見時の年齢が低いほど進行しやすく，ギプスや装具で進行の予防が可能となるため，早期発見，早期治療が重要となる．

診断へのアプローチ

- 前屈検査
- 体幹を前屈させると，背部腰部の左右差がある．
- 立位では両肩の不均衡，両肩甲骨の不均衡および突出，ウェストラインの非対称，骨盤の不等高および傾斜がみられる．
- 痛みがないことが多い．
- 胸郭変形による胸郭容積の低下により，拘束性換気障害，主気管支の狭窄・圧迫による閉塞性換気障害の呼吸機能障害をきたす．
- 視診にて，症候性側弯に特徴的なカフェオレ斑や指先，関節弛緩などを見落とさないようにする．カフェオレ斑が存在する場合は，フォンレックリングハウゼン病を疑う．

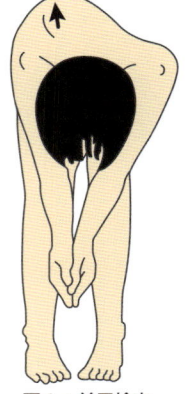

図 1：前屈検査

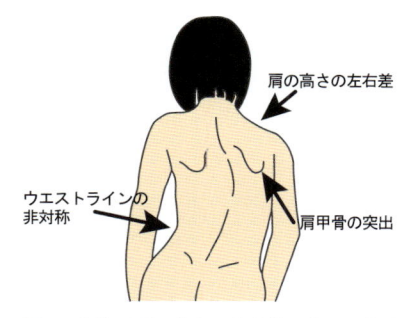

図 2：立位で肩の高さの左右差，ウエストラインの非対称，両肩甲骨の左右差がある

・**POINT：立位，前屈位で肩，肩甲骨，背中の左右差があれば側弯を疑う.**

🔹検　査

X 線：立位全脊椎正面像，側面像の 2 方向が必要.
Cobb 角（図 3）は，大きいほど側弯が強く重症. 10°以上が側弯症.
ただし，整形外科専門医でも正確に図ることは難しく，計測値にば
らつきが出る. 側弯以外に二分脊椎などの奇形がないかをチェック
する. また骨盤正面像でのリッサーサイン（腸骨の成長軟骨がどれ
くらい残っているかの評価）にて成長度を確認する.
MRI：神経症状を有する場合に施行する. 脊髄腫瘍，空洞症，Chiari 奇
形等の合併がないか確認.

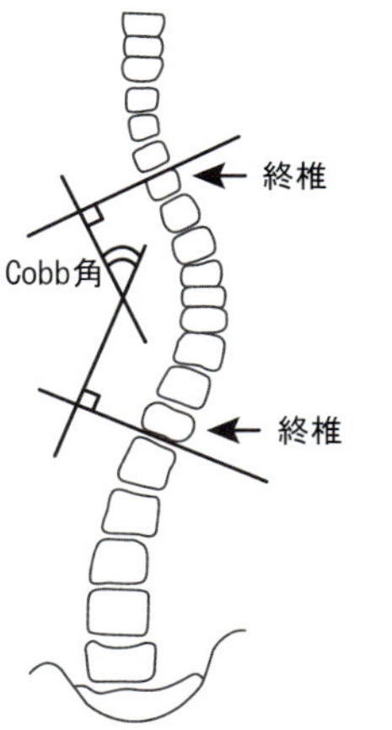

図 3：Cobb 角：最大に傾斜し
ている上位の椎体と最大に傾斜
している下位の椎体の角度

🔹治　療

● 若年の側弯症は経過観察，装具療法，手術がおもな治療法となる. 一
般的に，Cobb 角が 20°以下の軽症例では経過観察を行う. 成長期に
あって Cobb 角が 25°以上の場合は装具治療が適応となる. 手術適応は Cobb 角や今後の骨成長
や呼吸機能などを考慮して決められる. 一般的には Cobb 角が 45°以上で手術適応と言われてい
るが，40°前後でも変形の状態によっては手術適応となる. 手術は脊椎固定術，骨切り術の他に，
脊椎成長を考慮した ventical expandable prosthetic titanium rib（VEPTR）法や dual growing
rod 法がある. ともに脊柱の成長を完全に止めない方法である. 成人の変性側弯では脊柱管狭窄
症に準じた保存的治療が適応となる. 側弯の矯正には骨切り，固定術が行われる. 若年でも成人
でも手術時間が長く，出血量も多い大手術であるが，正常に近い立位姿勢の保持と呼吸機能の改
善や食事摂取量の改善など効果は大きく，精神的なストレスからの開放もあり，満足度が高い.

🔹専門医へのコンサルテーション

● 治療経験がなければ紹介が望ましい. 側弯は脊椎専門医の中でも専門性が高いため，側弯症外来
への受診が望ましい. 変形が軽度（Cobb 角 20°以下）であれば経過観察をして構わないが，数ヵ
月に一度再診させ進行がないか，こまめにチェックする. 多くの場合，第二次成長の終了（高校
2 年生）にて進行がおさまる. しかし，若年発症である場合や特発性以外のもの，Cobb 角が小
さくても急速に進行しているものや，装具療法が必要な角度になっている者は，側弯症外来のあ
る病院への紹介が望ましい.

・**POINT：若年性や変形の強い側弯は，迷わず側弯症専門医へ紹介する.**

> **患者への説明**
> 背骨が曲がっている側弯という状態です. 今後更なる変形をきたすと，呼吸などにも影響
> が出てきます. 適切な治療を行い，進行を予防することが大事です. 必要に応じて，側弯
> の専門の先生にもみてもらいましょう.

（伊藤）

case 13 熱が出て，背中が痛む

脊椎周囲感染（硬膜外膿瘍，化膿性脊椎炎，腸腰筋膿瘍）

疾患概要
- 硬膜外膿瘍，腸腰筋膿瘍，椎体炎，椎間板炎は，椎体周囲に発生する感染症であり，これらが単独もしくは混合して発症することが多い．
- また，症状は発熱，腰痛といった非特異的なもので，この疾患に特有の症状はないため，診断が遅れることが多い．
- 胸腰椎に多く，硬膜外膿瘍を合併すると神経症状を伴い，場合により緊急手術を要する．

診断へのアプローチ
- 感染を起こしている場所を中心とした疼痛にて受診する．
- 腰背部痛，頸部痛を主訴にすることが多い．痛みが安静時や夜間にも持続することが，いわゆる腰痛との鑑別となる．
- 発熱をしていることが多いが，注意点は発熱を認めないこともあり，また，硬膜外腔に炎症が及んでいる場合でも，神経症状（しびれや麻痺）を認めないことも多い．
- 腸腰筋膿瘍の場合では，感染部の圧痛や腸腰筋肢位（psoas position）をとる（図1）．
- また，椎間板炎は造影 MRI 以外で診断が付きにく
く，精神科疾患と間違われるような腰痛（多くは
激痛）であることが多い．
- 患者背景として硬膜外ブロックの既往や先行する
他部位の感染がないか，糖尿病罹患，ステロイド
の服圧がないかを聴取する．

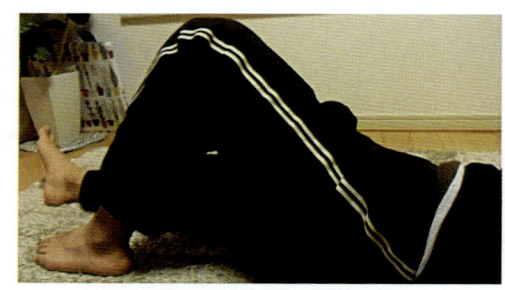

図1：腸腰筋膿瘍における腸腰筋肢位（psoas position）
罹患側の股関節が屈曲し，足を伸ばせない

- **POINT：背部痛の中には熱のない感染を必ず頭に
入れておく．とくに，熱があり，安静時や夜間も
痛む激痛であれば，感染を疑う．**

▶検　査
X 線：痛む脊椎の正面像，側面像を撮影する．X 線での変化は発症から 2 〜 8 週経たないと出てこ
ないため，経過をみて，患者に必要性を説明し再度検査を行う．
炎症により椎間板終板の不鮮明や椎間の狭小が認められ，さらに進行すると骨融解が認められる
ことがある．とくに結核性脊椎炎で，化膿性脊椎炎に比べ骨破壊が強い．

CT：微細な骨吸収像が確認できる．造影していないと，椎体や椎間板への炎症や筋内膿瘍を見逃
すこともあるため，腎機能など全身状態が許す限り，疑った場合は造影で撮影する．

MRI：化膿性脊椎炎に対して感度，特異度ともに高く，最も有用とされている検査．T1 強調像で
低信号を，T2 強調像で罹患椎間板が高信号を示す．初期には単純 MRI では，変化がないことも
あり，疑いが強い場合は造影での検査を行いたい．

血液検査：WBC，CRP，ESR（血沈）など炎症を評価する．白血球の好中球の左方移動（成熟した
桿状核球の割合が減る，通常検査では確認できない）は，感染による最も早い血液変化である．

CRP は細菌感染 6 〜 12 時間後に急速に増加する．また感染の沈静化により低下するため，状態評価に有用である．腸腰筋膿瘍では白血球上昇 60 ％程度，椎体炎では 40 ％程度であり，白血球量では診断の決定にはならない．CRP と血沈は上昇することが多い．

血液培養：起炎菌の同定のため，2 セット採取する．必ず抗菌薬投与前に行う．

膿瘍採取：確定診断となる検査．深部であり，通常の穿刺では行わない．CT ガイド下に行われることもあるが，結局，洗浄のため手術をする際に，採取することになることもある．

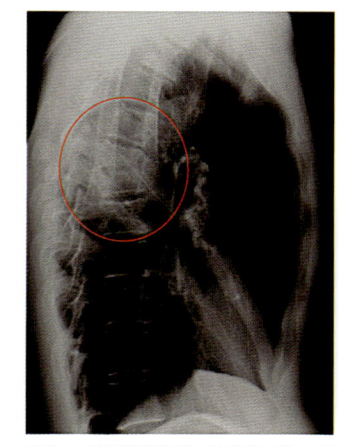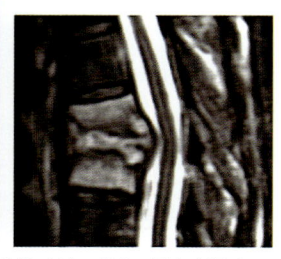

図 2：化膿性脊椎炎　X 線像（左）MRI 像（右）　椎体の潰れを認める．MRI では，上下椎体と椎間板の信号変化を認める．

▶治　療

- 骨組織の破壊を予防するためにコルセットを着用し，安静にする．4 〜 6 週ほどのベッド上安静が必要とされる．長期の安静が必要となるが，不完全な安静では感染が遷延および再燃することが多いため，患者に必要性をよく説明する．また感染の沈静化のため，血液培養採取後に抗菌薬を投与する．通常 6 週以上行うことが多い．血液培養にて同定できない場合には，感染部の生検などが必要となる．ブドウ球菌，MRSA が起炎菌であることが多いが，適切な抗菌剤の適切な量での投与が必要であることより，不適切な抗生剤は使わず早期に脊椎ならびに感染症専門医のいる病院への紹介が望ましい．

- 膿瘍を形成している場合，神経症状が強く出現している場合（膀胱直腸障害，歩行障害の急速進行例）は，緊急手術になる場合がある．また，範囲が広く，多房化した膿瘍の場合には，CT 下穿刺以外にも切開排膿が行なわれることがある．

- また，最近は椎間板炎では，椎間板内を内視鏡にて洗浄する方法も保険適応となっている．さらに，以前は炎症がある部位では，禁忌と考えられていた後方固定術も，疼痛緩和や ADL の早期獲得のために積極的に行なわれるようになってきている．

▶専門医へのコンサルテーション

- 疑った場合は躊躇なく MRI を撮影し，感染が否定できなければ整形外科専門医へ紹介することが望ましい．

> **患者への説明**
>
> 背骨の周囲に感染が起きています．しっかり安静にして，抗菌薬の治療をしないと背骨がどんどん破壊されていきます．感染の鎮静には長期の安静が必要です．場合によっては手術が必要になります．適切な治療を行なうために専門医を受診しましょう．完治するには，少なくとも 1 ヵ月以上の安静入院が必要になると考えます．

（伊藤）

Ⅳ．肩の痛み（肩周囲の異常）

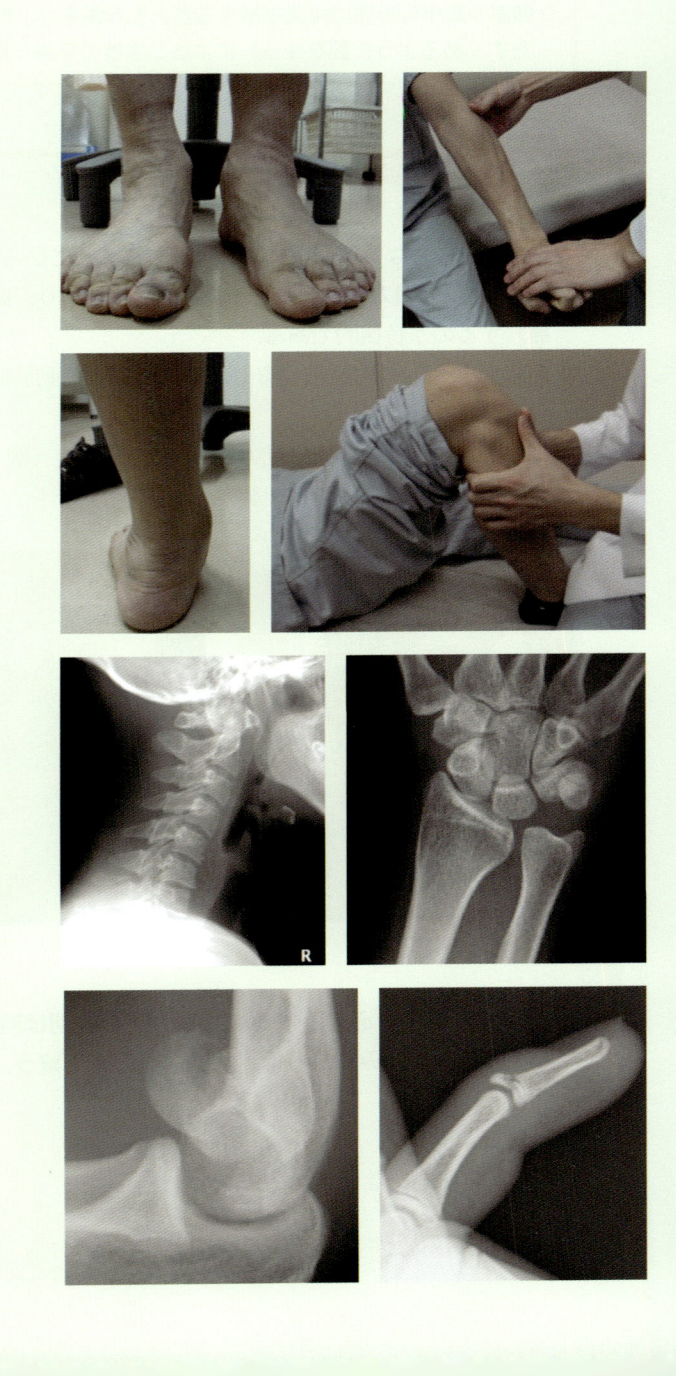

case 14 肩が痛い，腕が挙がらない

Snap Diagnosis 一発診断！ | **肩関節周囲炎（五十肩）**

疾患概要

- 40 歳から 60 歳の年齢が好発年齢であり，女性に多い．
- 上腕の近位，特に外側に痛みを訴える．
- 欧米では，凍結肩（Frozen shoulder）と呼ばれる．
- 肘までの放散痛や，指先のしびれを訴えることもある．
- 発症初期では，関節可動域は比較的保たれるが，徐々に拘縮が進行する．
- 肩関節の挙上や捻転で，痛みが誘発できる．
- 頸部や肩甲骨周囲に疼痛を訴えることもあるが，それは肩関節機能障害による姿勢不良や代償（肩をすくめるように腕を使う）による二次性の筋痛が原因であり，肩関節由来ではない．

診断へのアプローチ

- 問診が大切である．
- 発症前に軽微な外傷や可動時の痛みを経験していることがある．その後数日して痛みを自覚する．
- 発症後 3 ヵ月以内では，疼痛は強いことがあり，臥位や側臥位の睡眠時に疼痛を強く自覚（夜間痛）するのが特徴的である．
- 発症から 3 ヵ月位経過すると，疼痛よりも可動域制限（関節拘縮）が出現し，半年以上改善が得られないことが多い．
- 肩関節可動域は，挙上（前方に挙げる），外旋（例：洗髪動作），内旋（例：結帯動作）の制限や，その可動範囲終末で疼痛を訴える（**図 1**）．

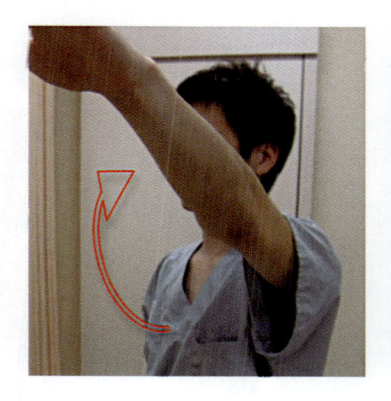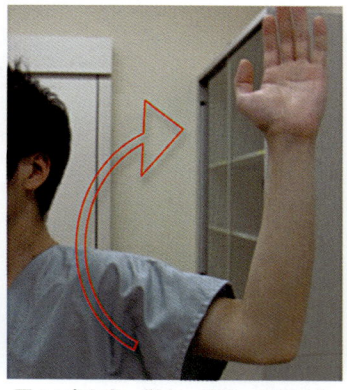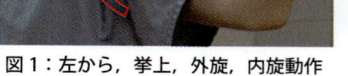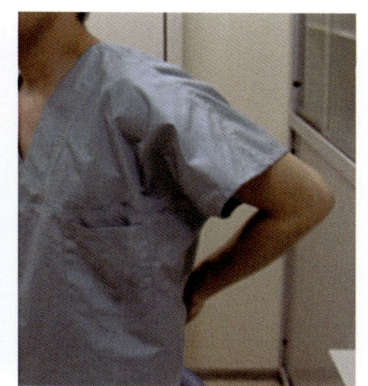

図 1：左から，挙上，外旋，内旋動作

- **POINT：手術を必要とする腱板断裂との鑑別は時に難しい．筋力低下がないことを確認し，可動域終末での痛みであれば，肩関節周囲炎を疑う．**

▶検 査

X 線：異常を認めない．

MRI：関節包の肥厚と高輝度変化が特徴的である．腱板の断裂がないことを確認する．

▶ 鑑別診断

・腱板断裂（別項）：発症好発年齢が比較的高く（6C 歳以上），関節拘縮（動かない）よりも，可動時痛（動かすと痛い）が主訴となる．筋力低下，引っかかり感を自覚することが多い．

・**POINT：肩関節周囲炎に腱板断裂が隠れていることを常に念頭に置き，疑った場合は，整形外科専門医（できれば肩専門医）へ紹介する．**

・石灰性腱炎：腱板の大結節付着部の変性した腱内に，石灰が沈着する．X 線で確認できれば確定診断となるが（**図2**），写らないこともある．強い疼痛と緩解を数ヵ月単位で繰り返すことが多い．
・変形性肩関節症：X 線で確認できる（**図3**）．

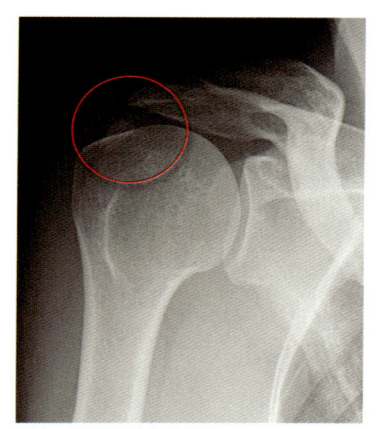

図2：石灰性腱炎 X 線像
骨頭上方に石灰像を認める（赤丸内）

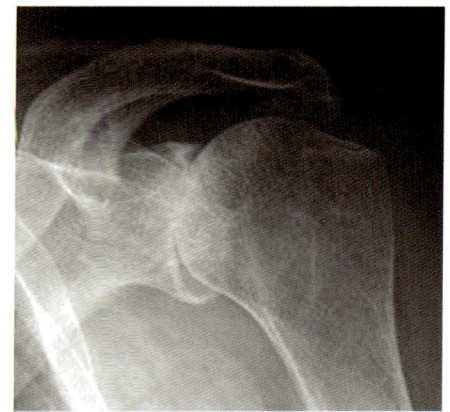

図3：変形性肩関節症　X 線正面像
関節裂隙の狭小化と骨硬化像を認める

▶ 治　療

● 原則は自然治癒が期待できる．疼痛の強い時期に，拘縮への治療として関節運動を強いることは症状を悪化させるため，関節拘縮よりも疼痛緩和を優先に，十分な安静を指示する．症状のコントロールを目的に，NSAIDs をおもに用い，夜間痛が強く睡眠障害を訴える場合は，睡眠導入を補助するような薬剤を用いることもある．関節内注射は，肩峰下滑液包内もしくは肩甲上腕関節内に行うが，その両者の効果に差はないとされている．疼痛が強い時期には，局所麻酔薬にステロイド剤を混ぜて行うと，疼痛の緩解が得られる．一般に疼痛は 3 〜 6 ヵ月位，関節拘縮は 1 年程度続くとされ，患者への十分な説明と，疼痛や機能障害への理解と傾聴が大切である．

・**POINT：状態が時期により変化し，その状態に合わせた治療が必要である．**

▶ 専門医へのコンサルテーション.

● 発症初期に専門医に診断を確定してもらうことが，治療方針の確立のために大切である．また，疼痛や可動域制限が強く，患者が不安になった際にも，セカンドオピニオンとして意見を求めることも有効であろう．

> **患者への説明**
>
> 肩関節を包む関節包や腱に炎症が生じ，痛みと関節の動きに制限が生じています．症状が始まってから3ヵ月は，なかなか痛みが改善しませんが，粘り強く薬を使って炎症を取りましょう．関節の固さは痛みが落ち着いてから，半年以上かけてゆっくりほぐしていきましょう．

(田崎)

腕を挙げると痛い，引っかかる

Snap Diagnosis 一発診断！　肩腱板断裂

疾患概要

- 本疾患の発症要因として，外傷性（例：肩から打撲した，腕を上方に捻った）と，非外傷性（変性）に大別される．
- 後者は 60 歳以降に多い．
- 肩峰下の骨棘などによる内因も，発症要因として考慮する．
- 肩を関節包とともに強く包んで，動的な関節安定化に寄与する腱板が断裂すると，引っかかるような挙上時の疼痛（impingement）や，夜間痛といった典型的症状を有し，病状が進行すると，関節不安定性による筋力低下も伴う．

診断へのアプローチ

- とくに側方への挙上で痛みや脱力を訴える．
- 挙上 90°位の位置で内外旋を行うと，痛みが顕著に出現される．
- 腱板断裂は，進行すると五十肩と異なり，可動域制限は疼痛肢位回避によることが多く，進行すれば，明確な筋力低下を生じる．
- 筋力は，肩甲骨平面での挙上，脇を閉めて行う外旋，内旋（最大内旋位）筋力を徒手的に検査し，左右差を調べる．

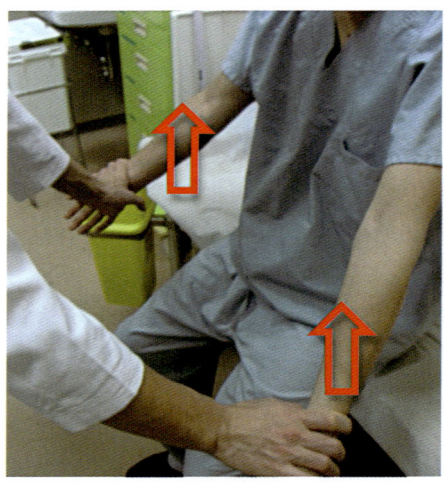 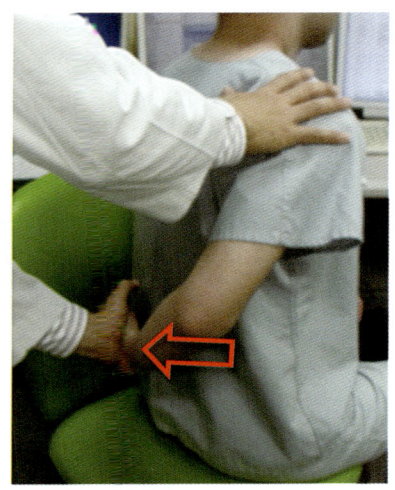

図1：筋力検査　上肢を挙上させて筋力の左右差をみる．腱板断裂の場合，筋力が低下することが多い．

図2：背中へ手を回し，後方へ押す力（内旋筋力）をみる．腱板断裂では筋力低下を呈す．

・**POINT：痛みに筋力低下が伴っている場合は，腱板断裂を疑う．**

▶検　査

X 線：異常を認めないこともあるが，肩峰下面と上腕骨上縁との間で狭小化する像や，肩峰下骨棘を認めることがある．

MRI：T2 もしくはプロトン強調斜位冠状断や矢状断で，断裂像を認める（**図3**）．肩甲下筋腱は，

軸位像や矢状断で確認される．

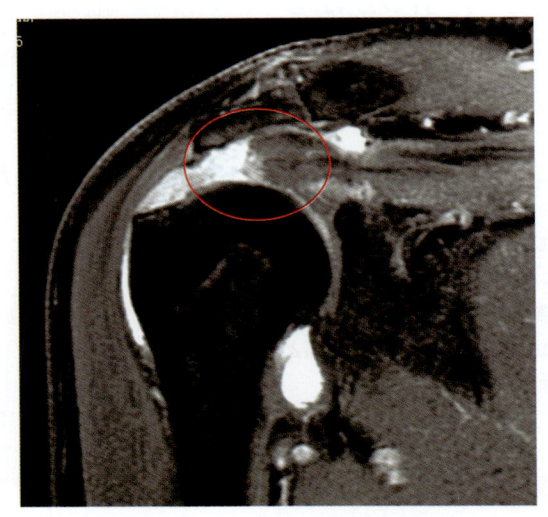

図3：腱板断裂の MRI 冠状断像　切れた腱板の断端を認める
（赤丸）

▶ 鑑別診断

- **肩関節周囲炎（五十肩）**：関節可動域制限と痛みが主訴であり，筋力低下は伴わない，好発年齢も 50 歳前後と，比較して若い．
- **変形性肩関節症**：X 線像で鑑別できる（**図4**）．
- **頸椎症性神経根症**：肩関節の痛みが上肢に放散することがあり，本疾患と鑑別が困難なことがある．腱板断裂では，後頸部や肩甲骨周囲の痛みは主症状にならず，肩関節可動により疼痛が生じることから鑑別される．

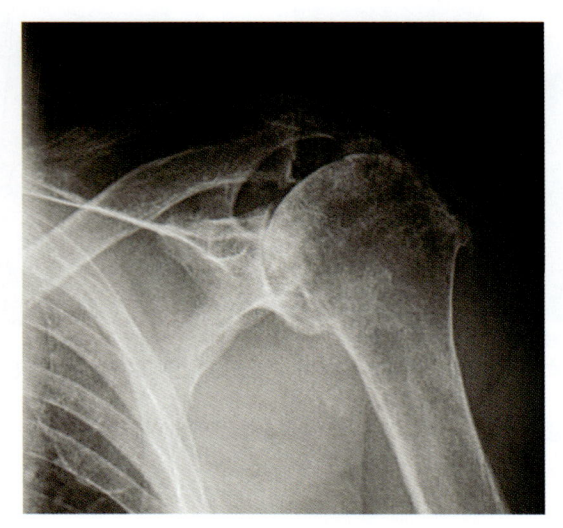

図4：Cuff tear arthropathy　X 線正面像　骨頭が上方化し，
天井部分である肩峰との距離が近づき，関節の関節裂隙の狭
小化（変形性関節症）を認める

治　療

- 腱板断裂は，原則として腱が自然修復することは無く，経年的に断裂した腱の変性が進行して退縮すると修復が不能になり，肩峰下と上腕骨間に変形性関節症が起こりえる．自然回復は得られないため，肩関節の機能を改善させるためには，手術による修復が原則である．75 歳以上の高齢者で，活動性が低い場合は，リハビリテーションや薬物による疼痛管理に留める．手術加療は，関節鏡下に行われている．腱板断裂が進行して広範囲となれば，腱移植術や腱移行術など，非解剖学的な内視鏡手術や，リバース型人工関節置換術を行う．

専門医へのコンサルテーション

- 肩の痛みが半年以上改善しない例や，引っかかるような痛みや筋力が生じている場合は，腱板断裂が疑われる．進行性の疾患で，自然緩解が得られにくいことからも，専門医に相談した方が良いと考える．

- **POINT：改善しない痛みや筋力低下を認める場合は，整形外科専門医（できれば肩専門医）へ紹介する．**

> **患者への説明**
> 肩を包み支える腱板の断裂が起こっていることがあります．進行する疾患であることから，痛み止めでも十分な改善が得られなければ，早めに専門医を受診して，診断を確定した方がよいでしょう．

（田崎）

case 16 肩が外れた，抜ける

Snap Diagnosis 一発診断！ 肩関節脱臼（肩関節不安定症）

疾患概要

- 明らかな肩関節に対する外傷により，関節脱臼感があり，自己整復もしくは医療施設で整復捜査を受けた，という病歴が典型例である．
- 関節包靭帯断裂と同義であり，比較的若い年代で（20歳以下）脱臼を受傷すると，それ以降関節不安定症となり，容易に脱臼，亜脱臼を繰り返す．
- 受傷機転は，肩外転外旋位や，側方からの直達軸圧が多い．
- 一方で，初回外傷時に明らかな脱臼感を伴わず，疼痛のみを自覚し，それ以降に不安定感が後遺する（Unstable painful shoulder）病状もあるため，注意を要する．

診断へのアプローチ

- 問診により，明らかな外傷や脱臼感があったかを聴取する．
- 外傷後に強い疼痛を伴う受傷機転の場合には，関節窩前縁の骨折（骨性 Bankart 病変）を伴うことがある．
- 脱臼時に腋窩神経損傷を伴うことがあるため，筋力低下の有無を確認する必要がある．
- 肩関節外転外旋位や前方挙上内旋位に押し込むことにより生じる脱臼不安感（apprehension sign）に，診断的意義が高い（図1）．

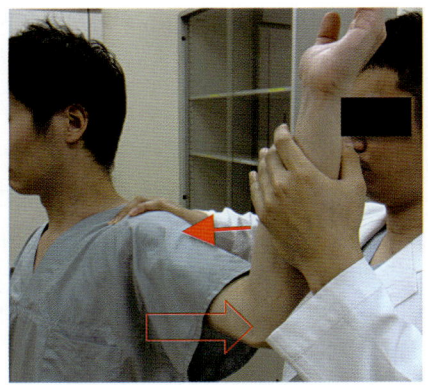

図1：apprehension test　肩関節外転外旋位で水平外転する．検者は親指で上腕骨頭を押している．肩が外れそうな不安感，不快感があれば陽性となる．

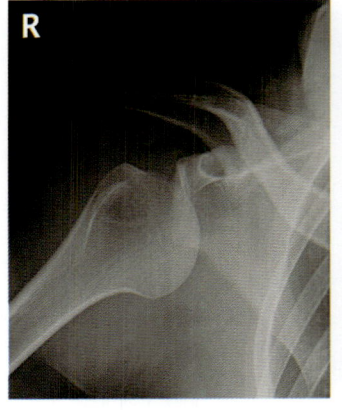
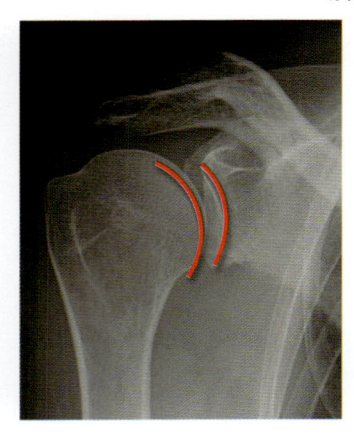

図2：肩関節正面像　脱臼（右），正常像（左）．正常像では，肩甲骨の関節窩と骨頭が適合している（赤線）．

▶ 検　査

X線：関節窩前縁の裂離骨折や，上腕骨頭後外側部の陥没（Hill-sachs lesion）を認める（図2）．

CT：反復性脱臼では，関節窩骨折（骨性 Bankart 病変）の有無が評価できる．

MRI：関節唇や腱板などの軟部組織の損傷の程度を評価できる．

▶ 鑑別診断

- **肩関節唇損傷** 関節唇損傷は，近年不安定症と区別して用いられる病態である．関節唇損傷は，疼痛とずれる自覚症状が主であり，肩不安定症は，上腕関節靭帯の損傷による脱臼不安感が生じることで区別される．
- **腱板断裂** 50歳以上で肩関節脱臼を生じると合併することがある．筋力の低下を生じるため，時に腋窩神経損傷と鑑別を要する．

▶ 治　療

● 脱臼に対する整復は，ゼロポジションによる整復が比較的愛護的な操作と考えられている（**図3**）．整復直後は痛みが改善する．整復後にも必ずX線を撮影し，整復されているか，整復に伴う（もしくは最初からあった）骨折がないか確認する．整復後はアームスリングを用いて疼痛緩和を図る．1，2週間の安静を取り，疼痛が軽減してきた段階で可動を開始する．受傷直後に特定の固定肢位や固定期間を長く設けることで，反復性脱臼への移行が治療できるという報告もあるが，一定の見解を得ていない．中高齢者は，受傷時に腱板断裂を生じることも多いため，50歳以上の患者には注意する．若年者では，反復性に移行するため，スポーツ活動のみならずADLに支障が生じる．不安定感が後遺し，症状の改善を希望する例に対しては，関節鏡下関節包靭帯修復術が適応であり，早期の退院が可能である．スポーツ活動を行っている患者は，内視鏡下手術のみでは，再脱臼が30％程度生じるため，烏口突起移行術を併用することで，安定した治療成績が得られている（**図4**）．

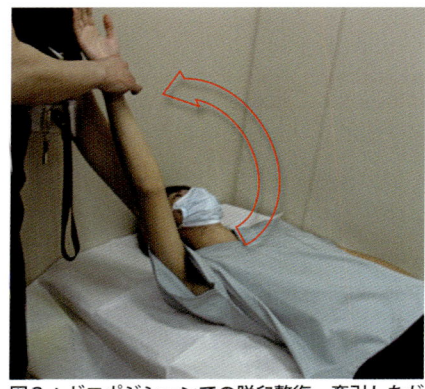

図3：ゼロポジションでの脱臼整復．牽引しながら，患者が痛みを感じることがないように，ゆっくりと挙上していく．

▶ 専門医へのコンサルテーション

● 明らかな脱臼があり，関節窩骨折，上腕骨大結節骨折や肩周囲筋力低下が生じた場合や，不安定症の後遺に対して，積極的に治療を望む例は，専門医に相談した方が良いと考える．

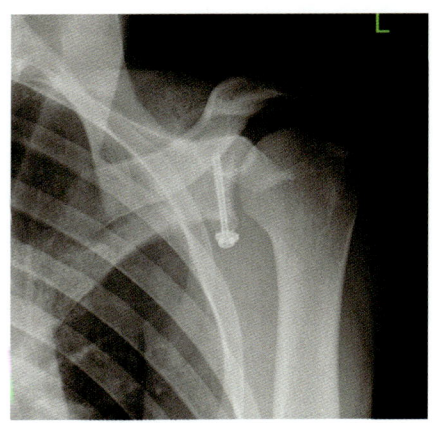

図4：Bristow手術後

👈 患者への説明

肩関節の関節唇部分で，関節を支える靭帯の損傷が生じています．不安定性が出現することがあり，再脱臼することもあり得ます．筋力トレーニングによる安定性の効果は，不明確です．疼痛が改善してきたら，ゆっくりと動かしましょう．不安定感が強く，治療を望む場合は，手術治療が必要になります．

（田崎）

case 17 転倒して，肩を打撲，腕の付け根が痛い

Snap Diagnosis 一発診断！ 上腕骨近位部骨折

疾患概要
- 上腕骨の中で，大胸筋付着部より近位部の骨折を指す．
- 転倒による直達打撲もしくは介達外傷により受傷する．
- 骨粗鬆症を基盤とした高齢者の骨折が多い．
- 大結節や小結節は，腱板付着部であるため，骨折により筋に牽引され転位が生じやすい．

診断へのアプローチ
- 上腕骨近位部の腫脹，発赤を認める．内出血および腫脹は，経時的に肘，手へと移動する．
- 同側上肢の神経障害の有無を確認する．
- 稀に骨折片による腋窩神経損傷が生じることがある（肩の外側の知覚低下と外転筋力障害）．

検 査

X線：正面，scapula Y像（外傷2方向）を撮影する．アームスリングで吊ったまま撮影できる利点がある（**図1〜3**）．1：骨頭，2：小結節（肩甲下筋付着部），3：大結節（上外方腱板付着部），

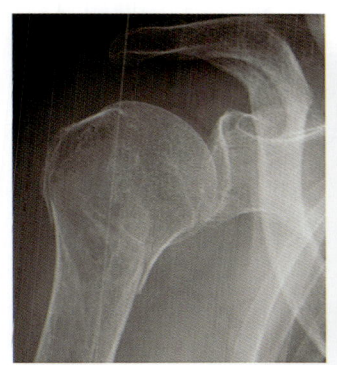
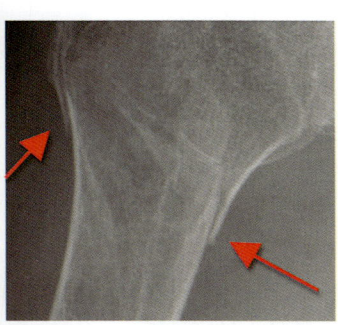
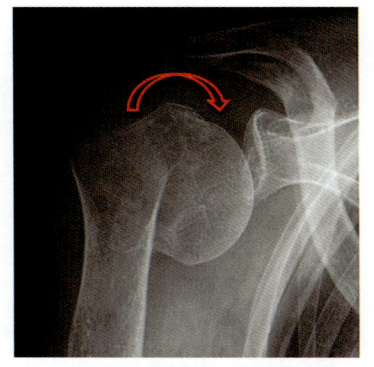

図1：一見，正常に見えるが，上腕骨外科頸に骨折（皮質骨のずれ）が認められる．保存的治療の適応

図2：上腕骨外科頸骨折．骨頭部分がひっくり返って反転している

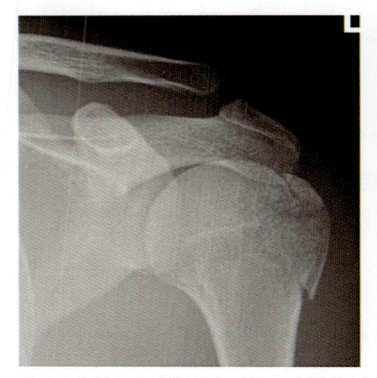
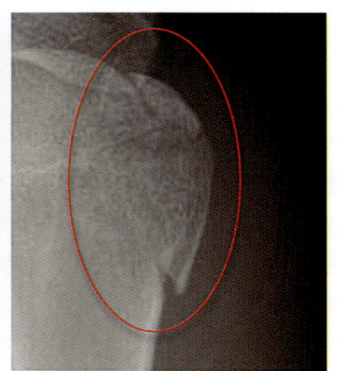

図3：上腕骨大結節骨折　腱板の剥離骨折で，浮くように骨折している（赤丸）

4：骨幹部の4部位に注目して評価を行う．1ヵ所でも約10mm以上の転位，もしくは45°以上の角度変形があれば，手術の要否を検討する．

CT：粉砕が強い症例では，CT撮影を行う．3D撮影により，骨折の3次元的な詳細評価が可能である．

▶ 鑑別診断

・**肩関節脱臼**：肩関節脱臼が合併していることがある．よって，骨頭と関節窩の位置を確認する．
・**腋窩神経損傷**：受傷時に合併していることがある，上腕部近位外側の皮膚知覚の有無を確認する．肩脱臼を併発していて，整復により保存的に軽快することが多い．

▶ 治　療

● 骨折部は，少々の転位であれば癒合が得られやすいので，腕と体幹との間にパットをはさむ形状の装具等を用いて，良肢位（**図4**）で1〜2週間，疼痛緩和が得られるまで安静を保つ．その後，振り子運動等を用いた機能的リハビリテーションを指導下に開始する．転位を認めていれば，患者の年齢や活動性に応じて手術適応を検討する．プレートやスクリュー，髄内釘や締結法といった手法が用いられている．3，4骨片となるような重症度の高い骨折の場合は，変形癒合や骨頭壊死が生じ得るため，近年はリバース型人工関節置換術が用いられている．早期の上肢機能が得られる．

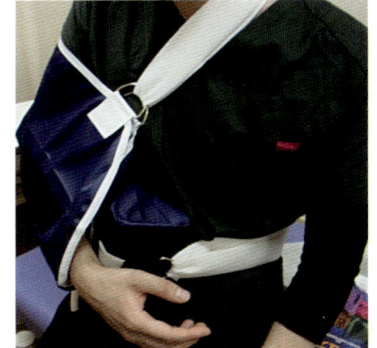

図4：肩パット装具　パットのため外転位に固定できるため，転位を予防できる．

▶ 専門医へのコンサルテーション

● 本骨折に対する手術適応は，その適応原則はあるものの，患者の要素により変更し得るため，初期に治療方針を確定する必要がある．また，保存的治療法も様々な方法が存在する．よって，診断後に一度専門医と意見交換することが望ましい．

> ◀ **患者への説明** ＞ ・・
> 肩関節の近くに骨折を認めます．関節部分に近く，肩を支える筋肉の腱が付着している部位の骨折であり，肩が動きにくくなる可能性が高いです．どのように治療するか，ご自身の活動性や要望，治療の適応とその限界についてきちんと方針決定して，慎重に治療を進めて行きましょう．

（田崎）

ぶつけてから上腕が痛む

Snap Diagnosis 一発診断！ 　上腕骨骨幹部骨折

疾患概要
- 上腕骨の肩関節近傍と肘関節近傍以外である骨幹部での骨折．
- 頻度高い受傷年齢は，20歳代の若年層と60歳以上の高齢者層の2峰性となる．
- 若年では，交通事故や転落などの高エネルギー外傷が主体であり，とくに投球骨折や腕相撲などの自家筋力による原因もある．
- 高齢者では，転倒など比較的軽微な外傷で起こり，また，転移性骨腫瘍による病的骨折の場合があり，注意を要する．

診断へのアプローチ

- 上腕部分に圧痛と腫れがある．
- 患肢は，痛みのため動かせない．
- 橈骨神経損傷を合併することがあるので，手首と手指が伸展できるかをチェックする．
- 開放創がないかチェックし，骨折部近くに開放創があれば，開放骨折として，緊急に手術可能な施設へ紹介する．
- 外傷なしに痛みが出てきた場合は，病的骨折を疑う．

・**POINT：上腕骨骨幹部骨折では，橈骨神経麻痺に注意．**

▶検　査
- 通常X線検査のみ行う

X線： 肩関節，肘関節が入るように，上腕骨の正面，側面像2方向を撮影する．とくに高齢者では，転移性骨腫瘍による病的骨折も発生するため，受傷機転の有無や外傷の強さや，X線での骨透亮像などないか，注意してみる（図1）．

MRI： 病的骨折を疑った場合の精査として行う．

▶鑑別診断

- **腱板断裂（別項）：** 痛みが上腕骨骨幹部まで放散するように痛むことがある．本骨折は，X線で診断できる．
- **上腕二頭筋断裂：** 上腕の力こぶの部分である上腕二頭筋の断裂．高齢では腱板の断裂に伴い，誘因なく肩に近い位置で断裂する．肩から上腕にかけて痛みがあり，力こぶを作ると短縮して肘側によっており，左右差があることで診断できる．また，稀に肘近くで断裂することがあり，これは重い荷物を持ったり力を入れた時に受傷することが多い．近位の断裂では，急性期を過ぎれば，障害を残さないことが多く，経過をみることが多い．肘側での断裂では，肩や肘に障害を残すことがあるため，手術適

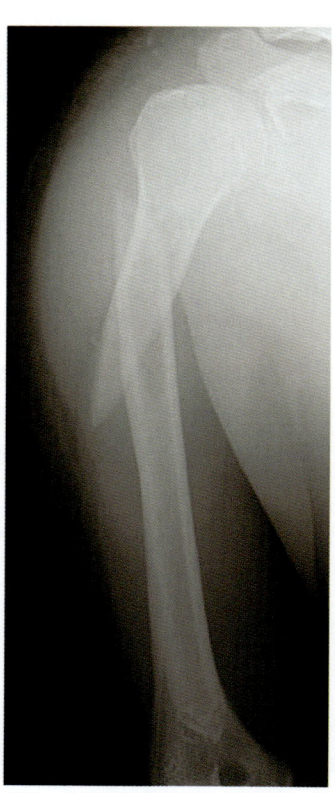

図1：上腕骨骨幹部骨折　正面像　相対的手術適応（保存的治療も可能）

応となることが多い．診断がつけば，特に若年者は整形外科専門医へ紹介する．

▶ 治　療

- 診断がつけば，アームスリングとバストバンド，sugar tong splint などで固定し，RICE を指示して，適宜痛み止めを処方する．上腕骨骨幹部骨折の治療では，軽度の角状変形や回旋変形，3 cm 程度の短縮は許容され，functional brace を用いた保存療法が適応となることもあるが，症例に応じた対応となる．手術適応は，開放骨折や両側上腕骨骨折，偽関節，病的骨折，橈骨神経麻痺合併などがあげられるが，長期にわたる外固定に同意が得られない場合などでも考慮される．保存的治療の場合，アームスリングとバストバンドや splint で初期固定を行い，その間に functional brace の採寸を行い，受傷 2 週目頃から着用し，肘関節の自動運動を徐々に開始する（**図 2**）．仮骨形成の程度によるが，約 2 ヵ月は装具を装着する．安定型であれば，そのままアームスリングとバストバンドか splint で治療することも可能．手術療法では，閉鎖性であれば，プレート固定，髄内釘固定，k-wire，エンダー釘などの固定方法がある．開放骨折では，初期固定として創外固定を行い，その後プレート固定などに変更する 2 期的手術が行われることがある．

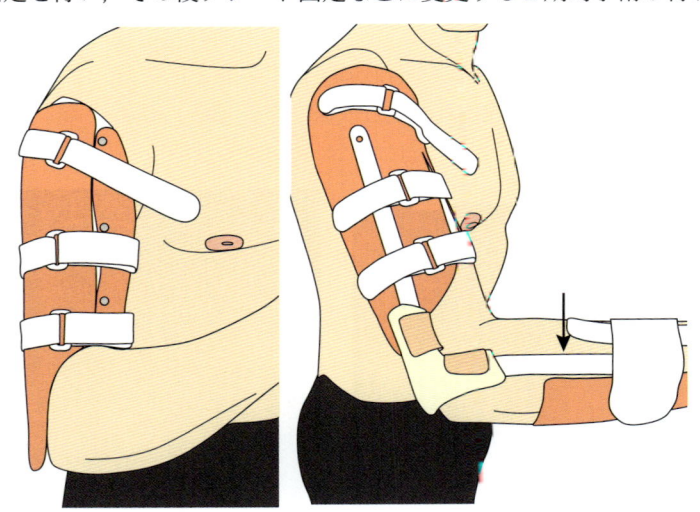

図 2：functional brace 法　左：一般的な brace，右：骨幹部遠位の骨折では，継ぎ手（黒矢印）をつけて前腕まで延長する

▶ 専門医へのコンサルテーション

- 初期対応後，手術も行える施設へ紹介する．ずれがなければ保存的治療で経過をみて，手術適応か迷う場合は，治療方針の決定のために紹介する．

> ### 患者への説明
> 肩と肘の間にある上腕骨が骨折しています．血流が豊富で多少の変形があっても機能障害を残さないことが多いので，手術をしないで治すことが多い骨折です．ただし，場合によっては手術をしたほうがいい結果を残せることもあります．整形外科の専門医に相談して方針を決めましょう．

（田崎）

case 19 肩前面，鎖骨にそって外側が痛い

Snap Diagnosis 一発診断！　鎖骨遠位端骨折

疾患概要

- 受傷機転として，肩前面，側面から地面に打撲といった介達外力が原因となることが多い．
- 鎖骨の外側 1/3 部分の骨折であり，同部位に腫脹，圧痛を認める．
- 烏口鎖骨靱帯の損傷を伴うと，骨折部より内側が僧帽筋や胸鎖乳突筋により上方に引き上げられることで，骨折部の転位が生じる．
- すぐ外側には肩鎖関節があるため，骨折部が不安定になりやすく，頭尾方向だけでなく前後方向にも転位と不安定性が生じるため，安定した整復位が得づらいため，転位が少なくても癒合不全が生じ得るため，手術治療が必要になりやすい．

診断へのアプローチ

- 骨折の圧痛部位を確認する．
- 肩鎖関節部より内側の骨上に，圧痛や変形の有無に注意をする．
- 烏口鎖骨靱帯の損傷があれば，鎖骨遠位部は上方に転位する（図1，2）．

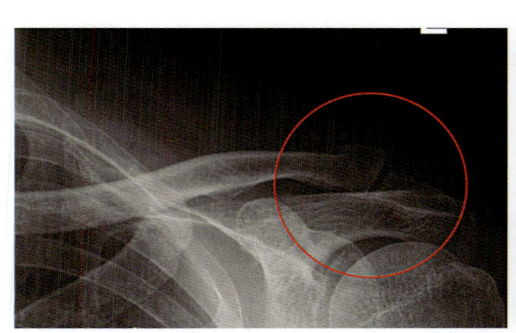
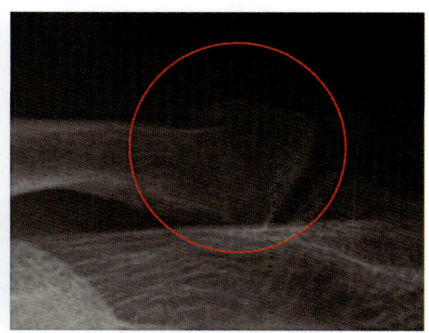

図1：一見正常に見えるが，よく見ると骨折部に段差を生じている．安定型で保存的治療の適応．

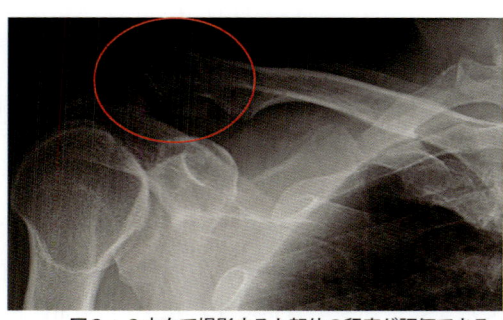
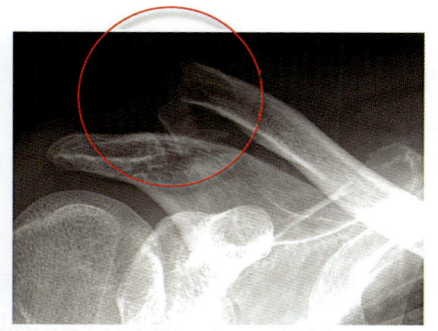

図2：2方向で撮影すると転位の程度が評価できる．近位骨片が上方に転位しており，手術適応．

▶検 査

X 線：鎖骨遠位部が後方に転位することもあり，一見安定型に見誤りやすい骨折型もある．そのため，必ず単純 X 線を 2 方向（正面，頭尾方向 20°）で撮影する．

CT：転位の程度が不明確の場合は，CT 撮影を行うこともある．

▶鑑別診断

・肩鎖関節脱臼．
・烏口突起骨折：（鎖骨骨幹部骨折の鑑別参照）稀に烏口鎖骨靱帯の烏口突起側裂離骨折が認められることがある．
・転位の程度が不明確の場合は，CT 撮影を行うこともある．

▶治 療

● 骨折の転位がほとんどなければ，保存療法でも癒合は期待できる．八の字バンドよりも，肩関節挙上制限の方が転位の予防に効果的であり，アームスリングを用いて 3 週間程度安定を保つ．転位の進行の有無を X 線で注意深くフォローする必要がある．明らかな転位（骨幅 1/2 以上）が認められる場合は，手術加療が望ましい．おもにプレートを用いた内固定が行われている．鎖骨の上方への転位がある場合は，烏口鎖骨靱帯の再建を行うことがある．

▶専門医へのコンサルテーション

● 骨折部の安定が得られにくく癒合しづらいため，少しでも転位のある本骨折を診断したら，手術治療の適応の判断を要する．したがって，初期の段階で専門医にコンサルトする方が良い．

> **患者への説明**
>
> この骨折は鎖骨を支える靱帯が断裂していることが多く，骨折部の安定が得られず，保存的治療では癒合しづらい可能性があります．ずれが生じている場合は，手術治療が必要になります．アームスリングで腕を安静に保ち，上に挙げないように気をつけながら，慎重に骨折部の安定を保っていきましょう．

（田崎）

case 20 鎖骨中央部の痛み，変形

Snap Diagnosis 一発診断！　鎖骨骨折

疾患概要

- 受傷機転として，鎖骨への直達打撲と，側方に転倒した際の鎖骨への軸圧による介達損傷が挙げられるが，後者の方が頻度は高い．ともに鎖骨中央部に強い疼痛を自覚し，転位を伴えば変形を生じる．稀に骨折片による腕神経損傷が生じることがある．

診断へのアプローチ

- 同部位に明らかな圧痛が確認できる．単純Ｘ線で確認できる（**図1**）．同側上肢の神経障害の有無を確認する．

▶ 鑑別診断と合併損傷

・鎖骨周辺部の骨折：肋骨骨折，烏口突起骨折など．

▶ 検　査

Ｘ線：鎖骨前後像と斜位像の2方向を撮影する．単純Ｘ線で確認できる（**図1**）．

▶ 治　療

- 肩甲骨を正中方向によせて胸郭を開くことにより，骨折部の整復もしくは変形進行予防を期待する考えから，従来より鎖骨バンド（八の字バンド）（**図2**）が用いられている．1日数回バンドを閉め直し，矯正位を保つ必要があり，通常4〜6週間は使用する．アームスリングは疼痛が強い受傷後1〜2週間程度の期間用いることもある．骨癒合は比較的緩徐であり，半年以上かかることもある．Ｚ型変形を伴って鎖骨長の短縮が生じている場合は，癒合不全を生じることもあり，肩甲骨の位置異常が生じるため，肩関節機能温存を目的として手術を行うことがある．プレートを用いるが，手術により固定がなされれば，日常生活の制限はほぼなくなるが，運動復帰は骨癒合をみながら判断する．

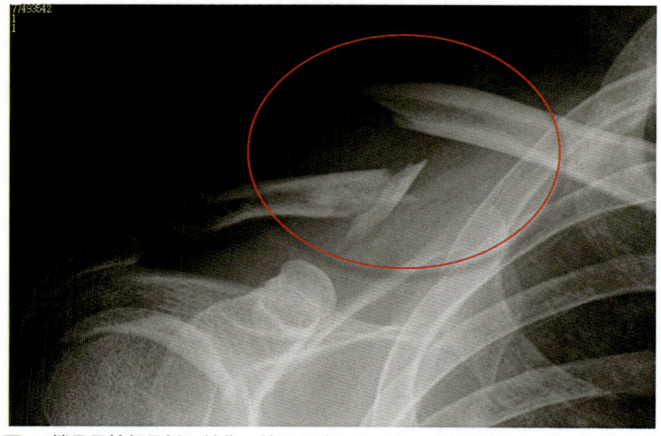

図1：鎖骨骨幹部骨折Ｘ線像　第3骨片を伴い大きく転位している．手術適応．

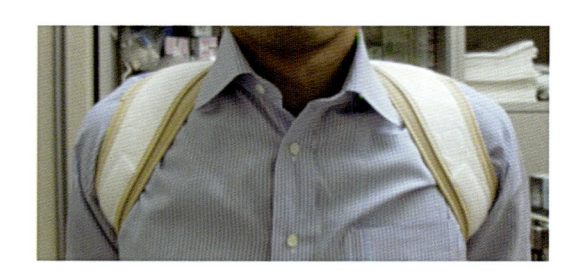

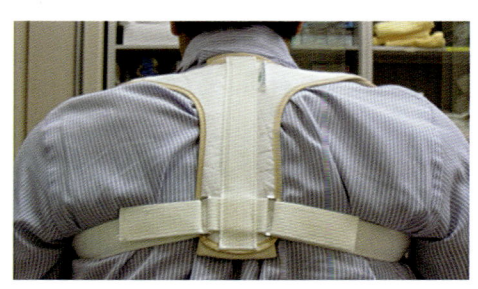

図2：鎖骨バンド（クラビクルバンド，八の字バンド）　できるだけ胸を張って装着する.

▶ 専門医へのコンサルテーション

● 保存的治療が原則であるが，社会生活への早期復帰や，鎖骨の短縮や癒合不全が懸念される場合には，手術加療が行える施設への紹介が必要である.

> **患者への説明**
> 鎖骨骨折は，鎖骨バンドを用いて胸郭を開いて，骨折部の良い位置を保つことで，癒合が期待できます．胸郭を形成する骨であり，少々の変形や短縮は許容されますが，強い変形が予想される場合は，手術加療が必要になります.

（田崎）

case 21 肩の上が痛い，出っ張ってしまった

Snap Diagnosis 一発診断！　肩鎖関節脱臼

疾患概要
- 肩鎖関節を包む肩鎖靱帯と，烏口鎖骨靱帯から関節は支えられており，それらの損傷を伴うと，鎖骨遠位部が僧帽筋により上方に引き上げられることで，転位が生じる（図1）．
- そのため保存的加療で安定した整復位が得づらい．
- 靱帯の断裂の程度と，関節の転位の程度により，分類される．
- おもに，Ⅰ度：捻挫，転位無し．Ⅱ度：亜脱臼．Ⅲ度：完全脱臼に大別される（図2）．

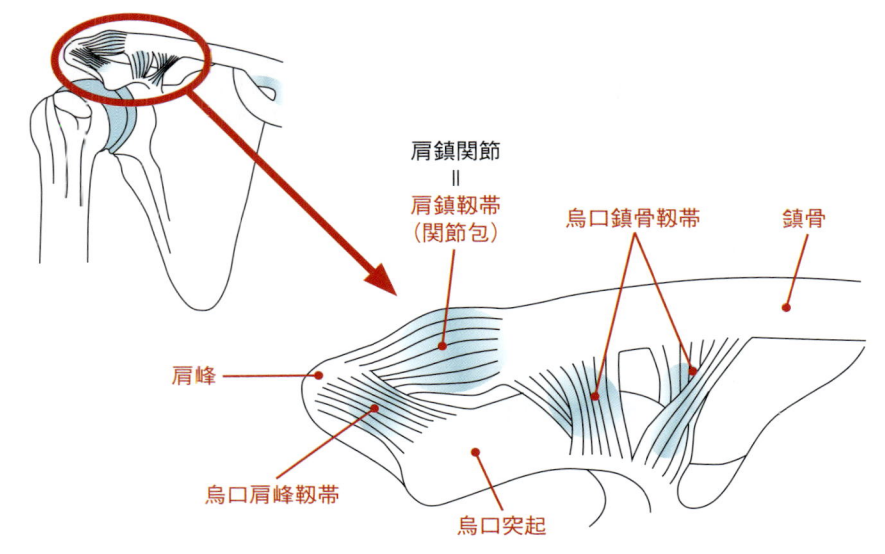

図1　（整形外科看護 2013，vol.18 no.3 35-39 より引用）

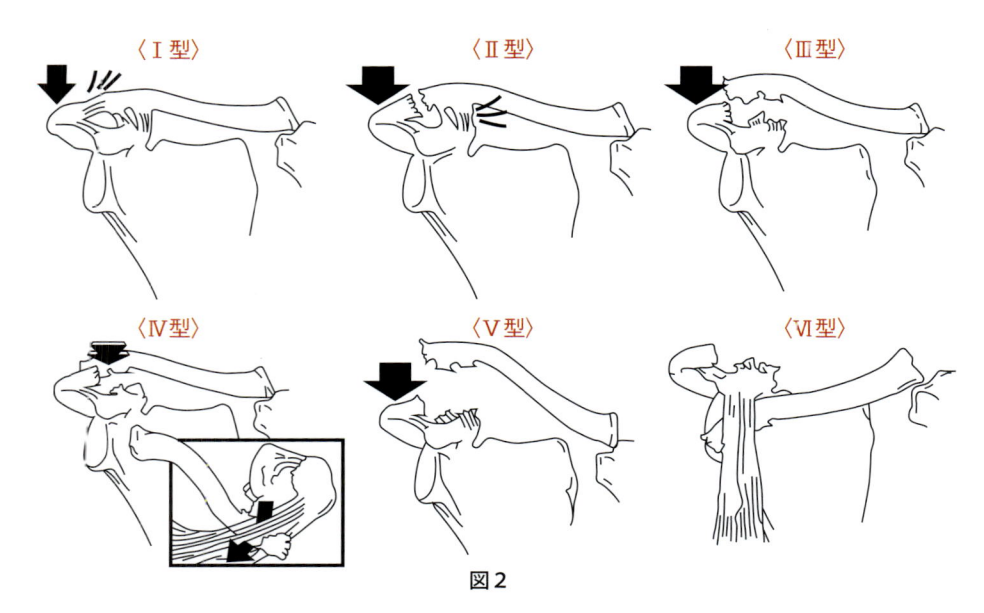

図2

- 受傷機転として，肩側面から体軸に向けて打撲し，関節に対して軸圧がかかりながら，肩峰が下方に牽引される介達外力が原因となる．
- 同部位に腫脹，圧痛を認める．
- 肩鎖関節を包む肩鎖靭帯と，烏口鎖骨靭帯から関節は支えられており，それらの損傷を伴うと，鎖骨遠位部が僧帽筋により上方に引き上げられることで，転位が生じる．
- そのため保存的加療で安定した整復位が得づらい．鎖骨骨折で用いられる八の字バンドは，上記から無効である．
- 診察は視診，触診により，肩鎖関節の腫脹，圧痛があり，Ⅱ度以上であれば，鎖骨遠位部の突出変形が確認できる．
- 受傷直後は，腕が痛みによって上肢が挙げられない．
- 上腕を水平内転や内旋での前方挙上をさせると，強い疼痛が肩鎖関節に誘発される（**図**）．

▶ 検　査

- 単純X線では，左右の肩鎖関節を撮影する．鎖骨と肩峰の下面を比較することが大切であるが，個人差があるため，左右の比較が大切である．上腕下垂位で重りを持ちながら撮影する方法は，必要ではない（**図3**）．
- 時に烏口突起骨折（烏口鎖骨靭帯裂離骨折）や鎖骨遠位端骨折を併発することがある．受傷機転が高エネルギー外傷であったり，視診上腫脹や内出血の程度が強く広いケースには，X線撮影の範囲を広げたり，CT撮影による精査を検討する．

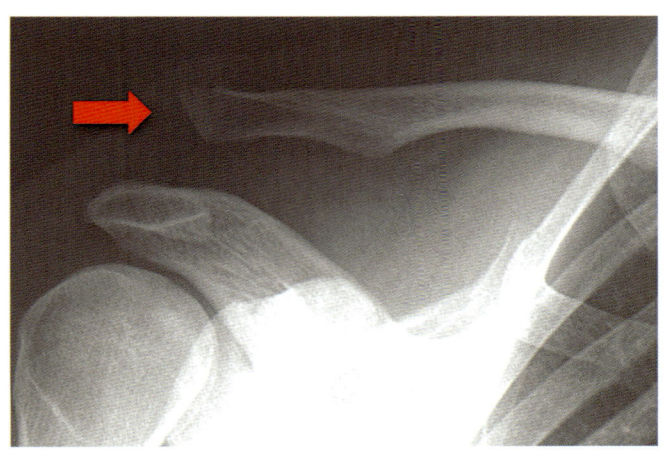

図3：肩鎖関節脱臼　鎖骨遠位端（赤矢印）が脱臼のため，上方に転位している．骨折はない．

▶ 鑑別診断

- **鎖骨遠位端骨折（別記）**：時に身体所見では鑑別が難しい．X線で鑑別できる．
- **烏口突起骨折（鎖骨骨幹部骨折鑑別参照）**：稀に烏口鎖骨靭帯の烏口突起側裂離骨折が認められることがある．

▶ 治　療

- 本外傷の問題点は，機能，疼痛，変形（外観）の3点が挙げられる．

- 肩鎖関節は，肩甲骨と胸郭との連動を司る接合部であることから，脱臼により肩甲骨の位置が不安定になることは示されているが，実際には臨床上機能的に大きな欠落が生じるとは認識されていない．トレーニングや投球動作を必要とするスポーツ選手であっても同様である．よって，変形の後遺による外観上の問題が許容できるのであれば，そのまま疼痛が改善するまで，アームスリング等で安静をとる．疼痛に関しては，Ⅰ度からⅢ度まで，2〜3週間の安静で改善が得られる．引き続き，関節可動域訓練を行う．2ヵ月程度で，運動復帰が可能になる．
- 解剖学的破綻を整復するための手術治療の必要性も，患者の要望や社会的理由により適応される場合もある．その場合は靱帯再建術や，内固定金属を用いた整復固定術を行う．治療期間は，保存療法よりも長くなり得る．近年関節鏡を用いた手術例も報告されている．

▶ 専門医へのコンサルテーション
- 患者が手術を望まなければ，保存的加療を行う．手術治療に関する治療決定を初期の段階で専門医にゆだねることも良いコンサルトの適応であろう．

> **患者への説明**
> この関節は鎖骨と肩甲骨との連結部であり，それを支える靱帯が断裂しています．生じた鎖骨の突出変形は，保存的治療では整復されませんが，疼痛や肩の機能は遜色無く回復するでしょう．変形の整復を望む場合は，手術治療になります．

（田崎）

Ⅴ．肘の痛み（肘周囲の異常）

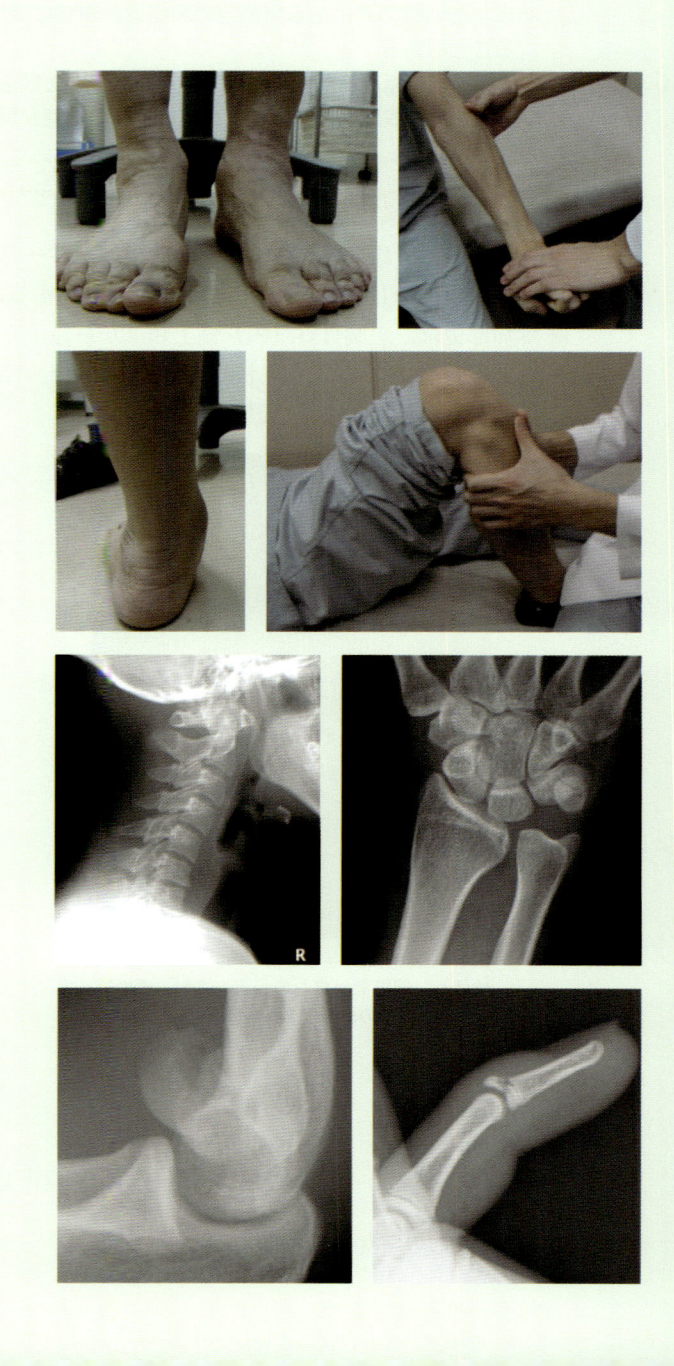

肘の痛み，手首を使うと痛む

Snap Diagnosis 一発診断！　上腕骨外（内）上顆炎　（テニス肘，ゴルフ肘）

疾患概要

- 手関節，手指伸筋群の起始部である上腕骨外上顆部の腱付着部痛を関節背屈時に生じる病態が，上腕骨外上顆炎である．
- テニスにおいてバックハンドで打球する際の肘痛が，その典型的疼痛様式であることから，テニス肘と呼ばれている．
- 労作業による同部位への反復するストレスによる短橈骨手根伸筋腱の微細な損傷が，その原因とされている．
- またその腱の裏にある関節包の膜構造が病態に関わり，関節内の滑膜の肥厚による疼痛が原因となることもある．
- 手関節，手指屈筋群の起始部である上腕骨内上顆部の腱付着部痛は，ゴルフ肘と呼ばれる（図1）．
- 筋の遠伸性収縮がその原因とされ，症状の改善が得にくく，慢性化することが多い．

診断へのアプローチ

- スポーツや労作業の頻度や，疼痛の出現パターンを聴取する．
- 手で物を把持しながら，手関節を背屈，掌屈することで，疼痛が誘発されるかどうかを確認する．
- 疼痛部位は，上腕骨外（内）側上顆部から遠位方向へ放散するように自覚されることが多い．
- 疼痛誘発検査として，外上顆炎は Chair test，Thomsen test（図2）があげられる．内上顆炎はその反対の動きでの疼痛誘発で確認できる．

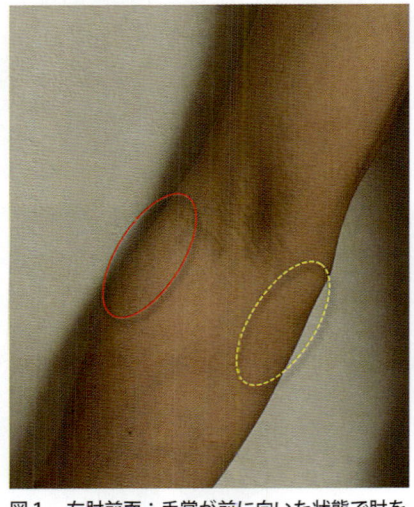

図1　右肘前面：手掌が前に向いた状態で肘を伸ばし，親指側が痛むのがテニス肘（赤丸），小指側が痛むのがゴルフ肘（黄点線丸）

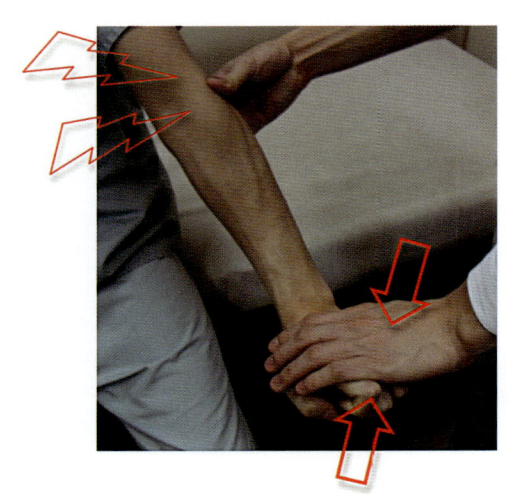

図2　左肘：Thomsen test　患者に手関節背屈させて，検者は手でその動きに抵抗を加える．外上顆部に痛みがでたら陽性．

▶ 検　査

- 画像所見では，一般的に X 線，MRI 等で異常所見はみられない．

- 頸椎神経根症：疼痛部位が重なることがある．手首の運動により誘発されない．
- 肘関節内病変：橈骨頭骨折は，手をつく等の明らかな外傷が先行する．
- 離断性骨軟骨炎：投球や体操競技等のスポーツ活動が発症に関与する．
- Panner 病：上腕骨小頭の無血行性壊死で，4 ～ 8 歳時に多い．

▶治　療

- 筋腱の骨付着部の繰り返すストレスによる微細損傷であることを前提に取り組む必要がある．よって，疼痛を誘発する動作の回避，労作業量や強度の軽減が原則的に必要である．
- 活動後のストレッチは，外上顆部の疼痛であれば，肘伸展のまま回内して手関節を掌屈する．内上顆部の疼痛であれば，肘を回外して手関節を背屈させる．アイシングは，保冷剤を用い，皮膚を痛めないようにハンカチなどで包み，約 15 分程度患部にあてて冷却する．
- 消炎鎮痛薬の外用や内服を用いた疼痛管理は，対症療法として用いられる．ステロイド剤の患部局所注射も，疼痛が強く日常生活に困難さが生じている場合には，効果があるとされる．しかし副作用に注意する．また，近年患者自身の血液を濃縮分離した血小板が豊富な血漿を患部に注射し，慢性化した組織の炎症や損傷の治癒を促進させる自費治療がある．対外衝撃波も効果があるとされているが，こちらも保険適応はない．
- 症状が半年以上改善しない難治例に対しては，手術加療が検討される．関節内から同部位の滑膜を切除する手術や，短橈骨手根伸筋付着部を，一度骨から剥離し，新鮮化して再縫合することで組織の治癒を得る方法である．日帰り手術も可能である．

▶専門医へのコンサルテーション

- 診断と治療方針の原則や，治癒に時間がかかることを理解してもらうことが治療の一歩であるため，その点を患者が理解していれば診療を進めてもらう．難治であり患者が不安になり，またスポーツ活動の関係で，より積極的な治療が必要な場合は，専門医への相談を考慮する．

> **患者への説明**
> 肘関節から手に走る筋の始点である付着部に痛みがあります．その筋肉の疲労の蓄積により，付着部の小さな損傷が生じて，痛みを起こしています．その筋をできるだけ使わないようにして，痛みが生じる動きを回避するように努めて下さい．同時に，ストレッチやアイシング等を行います．なかなか痛みが消えないこともあり，その場合は手術治療も検討します．

（田崎）

肘関節を動かすと痛い

Snap Diagnosis 一発診断！　変形性肘関節症

疾患概要

- 変形性関節症は，一次性と二次性に大別させる．
- 一次性は，スポーツや労作業の繰り返しにより，関節へのストレスから軟骨の摩耗や骨棘形成が生じ，関節適合性の悪化により変形が進行する．
- 二次性は，肘関節の骨折，脱臼等の外傷や離断性骨軟骨炎などによって生じた関節変形により，経年的に関節面の変形を生じ現症となる．
- また，感染性関節炎や関節リウマチ（リウマチ関連疾患），滑膜増殖性疾患による関節炎からの発症も，二次性に含まれる．
- 関節の可動域制限や可動終末での疼痛，安静痛や可動範囲内での引っかかり，遊離（骨）軟骨によるロッキング症状などが，典型的な症状である．特に肘を使用したり，可動初期に症状が自覚されることが多い．

診断へのアプローチ

- 関節の変形は，外観上明らかで無いことが多い．
- 可動域制限や腫脹，礫音の発生が有意な所見である．
- 尺骨神経溝に骨棘形成が生じると，尺骨神経麻痺（肘部管症候群）を生じることがある．

▶検　査

X線検査：骨硬化，関節裂隙の狭小化や，骨棘形成を認める（図1）．

CT検査：関節近傍の遊離した骨が，関節内遊離体か，関節包付着物の骨棘の裂離なのかが，鑑別困難なことがあり，CT撮影が有用である．

▶鑑別診断

- **二次性に生じた変形性関節症**の場合は，その原因疾患の特定が可能なら行う．とくに感染や滑膜増殖性疾患は，治療の上で診断が必要である．MRI検査が有用である．
- **色素性絨毛結節性滑膜炎**：異常滑膜の関節内増殖が生じており，腫瘍性病変との見方もある．原因は明らかではなく，滑膜切除術が検討される．

▶治　療

- 保存療法が原則である．温熱治療や鎮痛薬の外用や内服投与により，疼痛の緩和を図る．関節内に遊離体や骨棘があり，明らかにそれを原因とする引っかかり，ロッキング症状が続いている場合は，関節鏡を用いた切除術を行う．同様に前方関節包の拘縮による肘関節伸展制限があった場合は，関節鏡下関節包解離術もその適応となる．尺骨神経麻痺があった場合は，肘部管開放術が検討される．リウマチなどで，変形や疼痛が高度の場合は，人工関節置換術を行う．

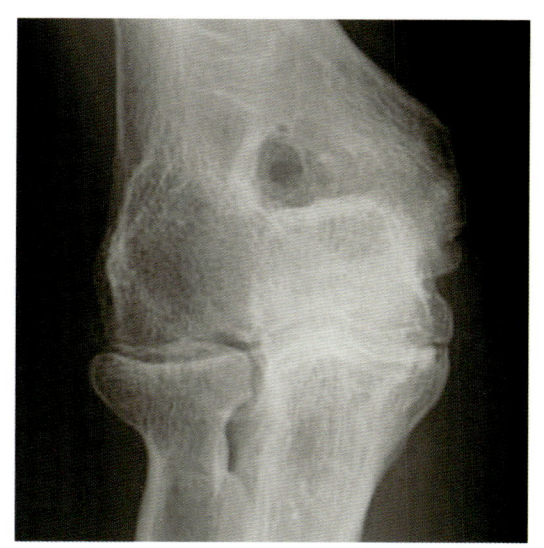

図1：変形性肘関節症 X 線正面像　関節裂隙の狭小化，骨硬化像が認められる．

（田崎）

24 転倒後の肘周囲痛 （小児）

Snap Diagnosis 一発診断！ 　**上腕骨遠位部骨折（顆上骨折，外顆骨折）**

疾患概要
- 発育期の小児（幼児から学童）に最も多い肘周辺骨折である．
- ともに転倒や遊具からの転落で，肘を伸展したまま体重がかかる機転で受傷することが多い．
- 肘を屈曲して，肘から強打し受傷（顆上骨折）することもある．直後に強い疼痛を自覚し，肘関節周囲は腫脹する．

診断へのアプローチ

- 受傷後，肘関節を自分で動かすことが容易にはできず，強い圧迫痛，運動痛を自覚する．
- 変形を伴えば，骨折の有無は予測できる．
- 水泡形成など，強い腫脹による局所循環障害が生じることがある．
- 正中神経障害，頭骨神経障害が合併することがあるため，その有無を注意する．

▶ 検　査

- X線撮影では，正面像と側面像を撮影する．疼痛により時に撮影が困難になるが，正確な診断のためには必須である（図1〜4）．成長期には骨端線があるため，転位が少ないと骨折の有無の診断が困難な場合がある．左右のX線を比較をすること，受傷機転や圧痛部位の確認も合わせて慎重に診断する．

▶ 合併症，鑑別診断

- 骨折に伴う合併症を見逃さないことが大切である．
- ・フォルクマン（Volkmann）拘縮：骨折に伴う変形により前腕の血行不全が生じたため，とくに屈筋群が線維化，瘢痕化することによって生じる拘縮である．発症初期には，手指の知覚鈍麻，チアノーゼ，末梢動脈の拍動減弱が生じる．重傷例の整復操作後の肘関節屈曲位固定により発症

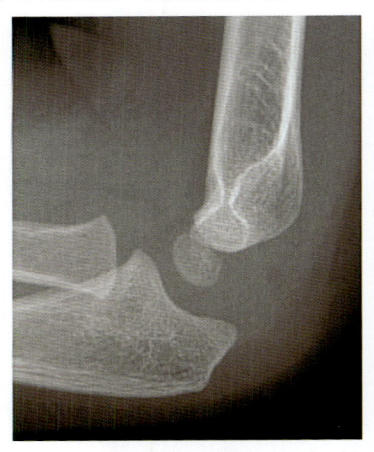 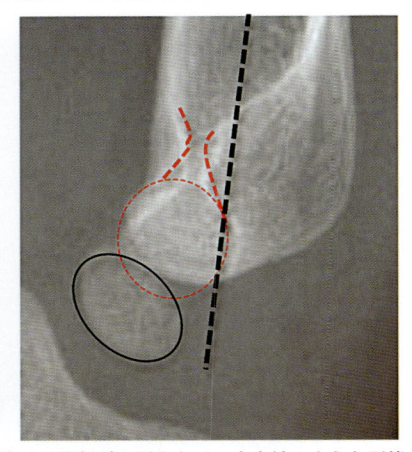

図1：肘X線側面像　正常像　正確な側面像では顆部が円形となり，赤点線のような形態（teardrop）を示す．このteardropの形が崩れていないか，左右で比較する．また骨軸（黒点線）よりも前方に骨端線（黒丸）が来る．

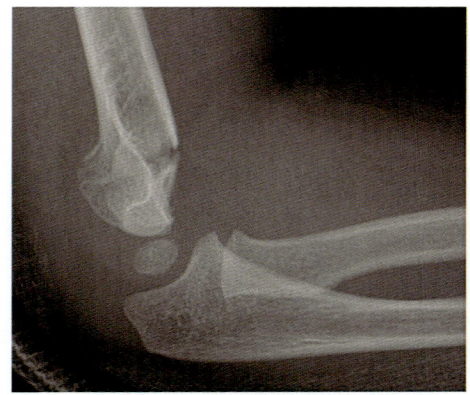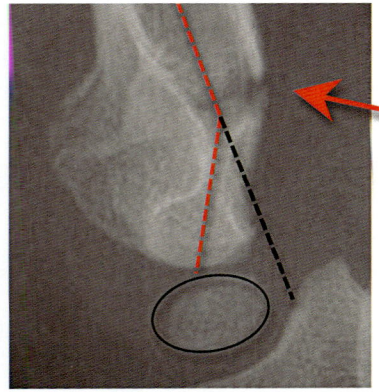

図2：上腕骨顆上骨折 X 線側面像　骨折により遠位が背側（後方）に転位し，骨端（黒丸）が骨軸より背側（後方）にある．手術適応と判断した．

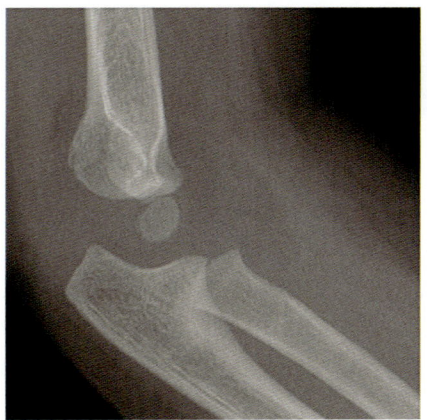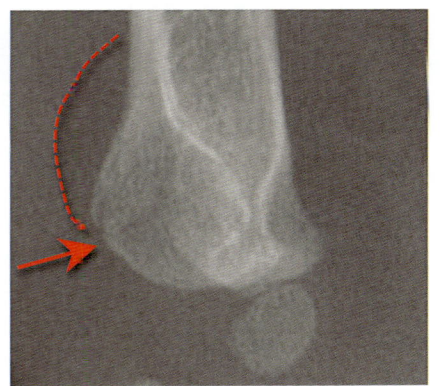

図3：上腕骨顆部骨折 X 線側面像　fatpad サイン（赤点線：関節内の血腫により脂肪が押し出され，輪郭が X 線に写る）から骨折を予測して見ると，ひびが入るように骨折（赤矢印）がある．保存的治療．

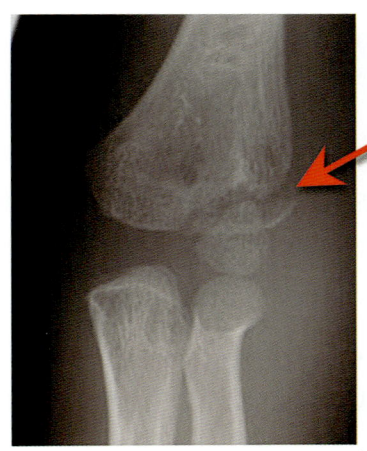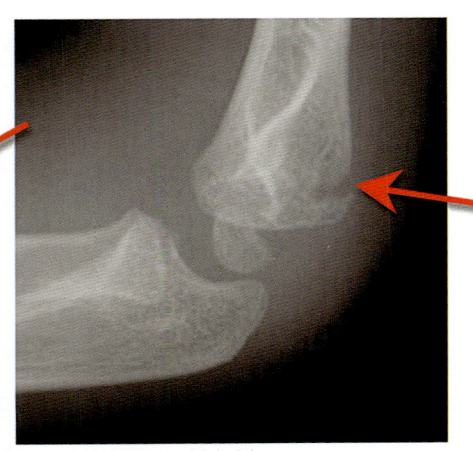

図4：上腕骨外顆骨折　X 線正面，側面像　外果に骨折が見える（赤矢印）．

することもあり得る．緊急手術による筋膜切開が必要である．

・**肘内障**：2〜6歳の子供に多い．子供が急に手を引っ張られたあとに痛がって腕を下げたままとなる．橈骨頭が輪状靭帯から外れかかること（亜脱臼位）によって起こる．骨折ほど激しく痛がらないが，痛がって動かしたがらない場合は肘内障を疑う．骨折を思わせるような腫れや痛みが

なければ（疑えば必ずX線検査を），徒手整復で治療する．患児の橈骨頭を親指で押さえて肘を曲げながら回内していく回内法と，肘を曲げながら回外していく回外法がある．回内法でも回外法でも整復できなければそのまま様子を見て，1週間以内に再診させる．ほとんどの場合は自然に整復され，痛みがなくなり，動かせるようになっている．

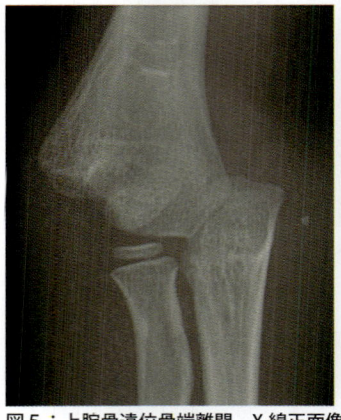 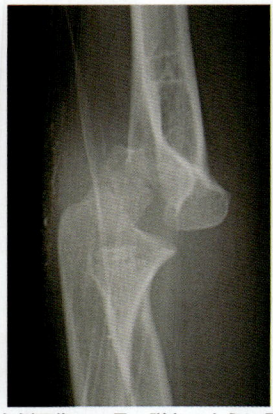 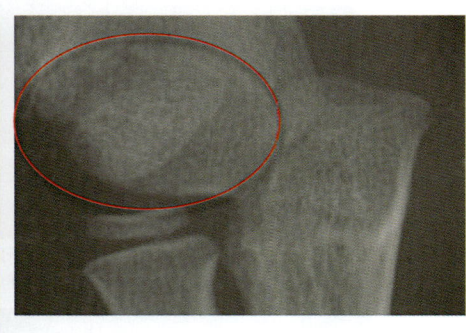

図5：上腕骨遠位骨端離開　X線正面像と側面像　一見，脱臼のように見えるが，上腕骨小頭（赤丸）と尺骨と橈骨の関係は保たれており，上腕骨遠位骨端離開と診断できる．

▶ 治　療

● 小児の骨折は，変形癒合後の自己矯正能力が高いとされているが，本骨折は関節近傍であり，また自己矯正し難い回旋変形が生じることからも，診断後は整形外科での診療が望ましい．明らかに変形が生じている場合は，手術治療が考慮されるため，緊急手術の対応可能な病院への転院を考慮する．外顆骨折は，転位が一見少なくても進行することが多いため，手術を要する場合が多い．

● 手術は，全身麻酔で骨折部の整復を行い，顆上骨折であれば，鋼線による固定術が一般的に行われる．粉砕が強く，手術加療が困難と判断された場合や，手術設備がない場合などは，入院して3〜4週間の牽引治療を行うこともある．外顆骨折の多くは，観血的手術での整復固定を行う．

▶ 専門医へのコンサルテーション

● 小児の骨折は，変形癒合後の自己矯正能力が高いとされているが，本骨折は関節近傍であり，また自己矯正し難い回旋変形が生じることからも，診断後は整形外科での診療が望ましい．明らかに変形が生じている場合は，手術治療が考慮されるため，緊急手術の対応可能な病院への転院を考慮する．

> **⊙◀ 患者への説明 ▶**
>
> 転倒により肘周辺に骨折が認められます．肘は大切な神経や血管が通過する関節であり，慎重に治療する必要があります．骨折にずれが生じている場合は，手術による整復，固定を行わないと機能障害が後遺することがあります．整形外科での診療，必要であれば専門医での診療が必要でしょう．

（田崎）

case 25　肘を地面にぶつけた，手をついた，肘が痛い

Snap Diagnosis 一発診断！　（成人）肘関節周囲骨折

疾患概要

- 肘関節周囲で代表的な骨折として，上腕骨遠位部（顆上，内外顆），肘頭，橈骨近位端（橈骨頭，頸部）が部位として挙げられる．ここでは肘関節面を構成する部位である肘頭，橈骨近位端骨折について述べる．
- 肘頭骨折の多くの受傷機転は，肘後方から地面への打撲が多い．肘後方に腫脹や内出血が生じ肘頭骨上に圧痛が確認できる．肘頭には上腕三頭筋が付着しているため，貫通骨折になれば，近位側に転位が生じ，骨折部に裂隙（gap）が触知できる．
- 橈骨近位端骨折は，転倒時に手を地面につくことにより軸圧が腕橈関節に生じ，橈骨頭もしくは橈骨頸部に骨折が生じる．疼痛は同部位に生じるが，患者ははっきりと特定して述べられないことが多い．
- ともに関節面を構成する部位の骨折であるため，不完全な治療は関節機能の低下に繋がる．

診断へのアプローチ

- 肘頭骨折は，受傷機転の聴取が大切である．
- 骨折部の腫脹や圧痛変形は，外観上明らかであることが多い．単純Ｘ線像の肘側面像で多くは診断できる．
- 橈骨近位端骨折は外観上，腫脹や変形が目立たない．
- 橈骨頭そのものの圧痛や回旋による疼痛誘発により，部位が確認できる．
- 骨折による関節内の腫脹は，腕橈関節の内側にあたる，いわゆる "soft spot" の膨隆を触知することで確認できる．

▶検　査

- 骨折は，**肘関節単純Ｘ線像**で確認されるが（**図1〜3**），転位の無い骨折の場合や圧縮されたような骨折形態であると，診断がつきづらい．

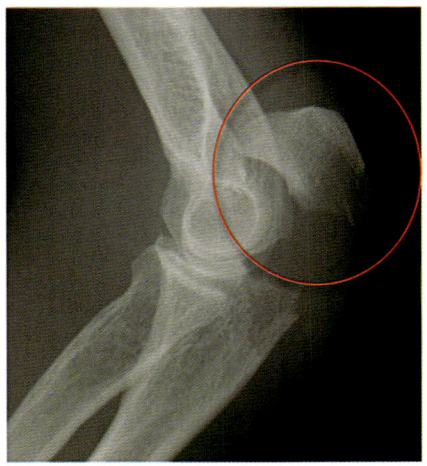

図1：肘頭骨折　Ｘ線側面像　肘頭が骨折し転位している（赤丸部分）．手術適応．

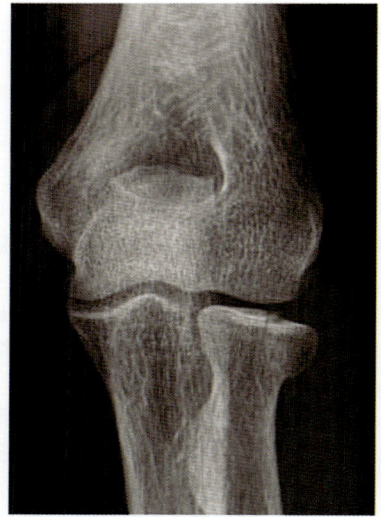
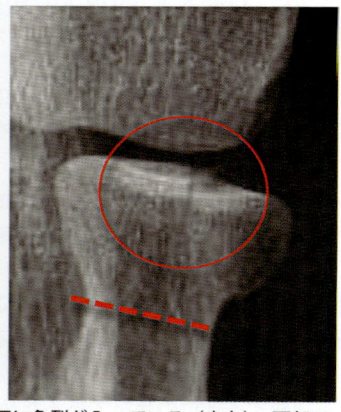

図2：橈骨頭骨折　X線正面像　橈骨頭関節面に亀裂が入っている（赤丸）．頸部での骨折（赤点線）もよく起こり，関節面が斜めに傾斜する形になることがあり，注意する（この症例では正常）．

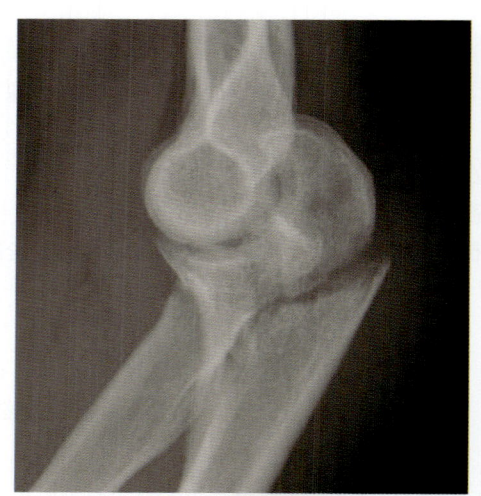
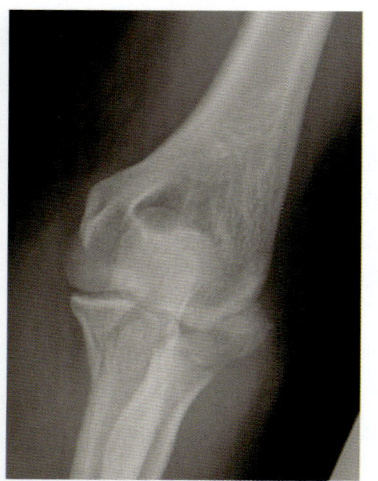

図3：肘関節骨折正面，側面像　肘頭から鉤状突起にかけて骨折があり，橈骨頭も骨折を認める．

- ● **CT撮影**を用いる場合は 3DCT が有用であり，冠状断，矢状断像が助けとなる．また，骨折線が生じない不全骨折の診断には，**MRI撮影**が有用であり，関節内の腫脹が確認され，骨折線が判然としない場合には考慮する．

▶鑑別診断

- ・**肘関節内骨折**：上記以外に上腕骨小頭（**図4**），鉤状突起骨折が，頻度高い骨折として挙げられ，それらとの鑑別が大切である．時に合併することがある．X線像で診断し難い場合は，CT撮影が診断に有用である．
- ・**肘関節側副靱帯損傷**：肘に対する内反もしくは外反ストレスにより生じる．疼痛部位は靱帯そのものに一致する．骨折に合併することがあるが，多くは手術を要せず保存的に加療する．外力が過剰になれば，肘関節脱臼を生じる．

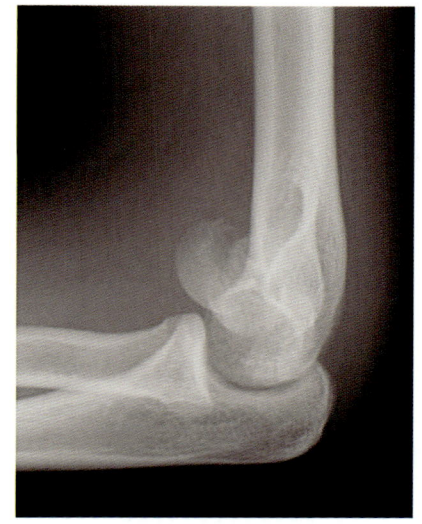

図4：上腕骨小頭骨折　X線側面像　上腕骨小頭が骨折して上方へ転位している．手術適応

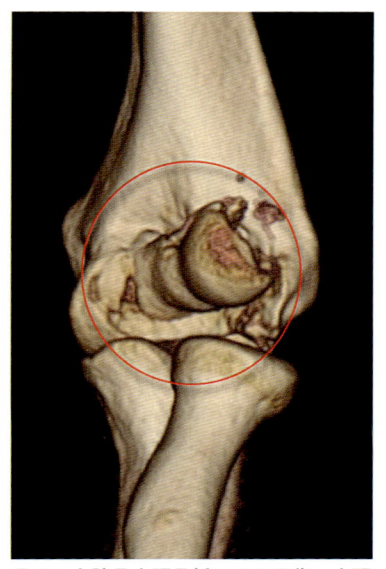

図5：上腕骨小頭骨折 CT 3D 画像　小頭部分が骨折して転位しているのが分かる．

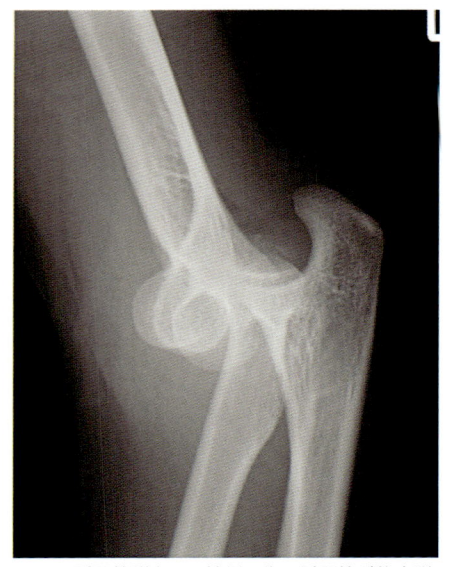

図6：肘関節脱臼　X線側面像　肘関節が後方脱臼している．

▶治　療

● **肘頭骨折**：関節面の転位や解離が生じている場合には，上腕三頭筋の牽引力により転位の進行が生じ得るため，手術加療が望まれる．引き寄せ鋼線締結法（tension band wiring）が代表的手術である．転位がほとんどなければ，肘関節良肢位での外固定で経過を観察する．

● **橈骨近位部骨折**：腕頭関節の関節面に注目して判断する．橈骨頭骨折では，関節面の欠損がどの程度生じているかを評価する．また橈骨頸部骨折では，関節面の適合性に不具合が生じることで

肘関節の回旋可動域に制限が生じるため，患者の活動性も含めて手術適応を評価する．手術は，X線透視下での骨折部整復や，小さいプレート，スクリューによる整復固定が行われている．粉砕が強く，手術を行っても関節面の形態が保てない場合は，人工関節置換術を用いる場合もある．

▶専門医へのコンサルテーション

● 脱臼や開放骨折の場合では，緊急に手術可能な施設へ紹介する．骨折部の転位があれば，手術を考慮し初期固定を行い，痛み止めを処方し，後日紹介とする．

> **患者への説明**
>
> 骨折により肘関節の関節を構成する骨面に変形が生じています．肘関節は屈曲，伸展だけでなく，回旋可動域を有する精巧な関節であり，少しの変形の後遺でも肘関節機能に影響が生じます．手術による治療が必要かどうか，整形外科の医師に評価をしてもらうことが望ましいでしょう．

（田崎）

case 26 強く手をついて前腕が痛む，ぶつけて前腕が痛む

Snap Diagnosis 一発診断！ 前腕骨折

疾患概要

- 前腕には，橈骨（親指側）と尺骨（小指側）の2本の骨があり，両端は肘関節と手関節となる．その中間である骨幹部での骨折を前腕骨折，または橈尺骨骨幹部骨折と呼ぶ．
- 小児では強く手をついて，成人では直接前腕へ打撃を受けての受傷が多い．
- 変形を残さず骨癒合を得ることが重要で，変形により前腕の回旋動作（回内回外運動：肘を動かさずに手を回す動き）が制限され，日常生活に支障をきたす．また骨癒合に時間がかかる部分であり，十分な骨癒合を得られないまま固定を外すと，再骨折を起こす．

診断へのアプローチ

- 強い痛みと腫脹が前腕部分にある．
- 前腕部分に変形を認めることが多い．
- 痛くないように，腕を支えている．
- 開放創がないかチェックする．骨折部近くに開放創があれば，開放骨折として緊急に手術できる施設へ紹介する．
- 血管損傷や神経損傷がないか確認する．拍動性の出血の有無と，手の指の自動伸展屈曲，手関節掌背屈を確認する．
- 手関節，肘関節に触って，痛みがないか確認する（場合により脱臼している）．

・**POINT：前腕の強い疼痛，変形は前腕骨折を疑い，肘関節と手関節に痛みがないかもチェックする．**

▶検　査

- 通常X線検査のみで診断がつく．

X線：前腕正面，側面の2方向を撮影する．必ず手関節と肘関節が入るように脱臼の有無を確認する．撮影範囲に両関節が入っていなければ撮り直す．小児の場合は，ボキッと折れずにグニャと曲がることがあり，急性塑性弯曲といい，骨折と同義である．変形が強ければ整復が必要となるし，徐々に変形が進行することもある．生理的な弯曲と区別が難しいことがあり，小児の場合は，健側も撮影して比較するとよい．

▶鑑別診断，合併損傷

・**モンテジア（Monteggia）脱臼骨折**：尺骨骨幹部骨折に橈骨頭の脱臼が合併したものをいう．尺骨骨折に注意が行き，脱臼が見逃されやすいので，尺骨単独骨折をみた場合は，必ず

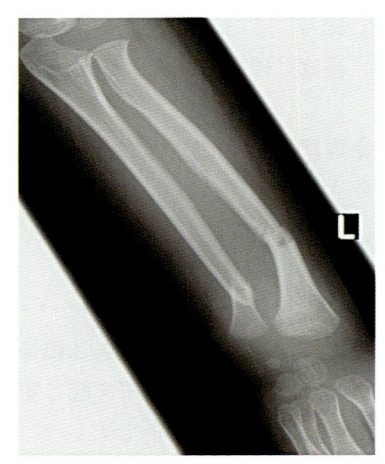

図1：前腕骨折X線正面像　橈骨尺骨とも骨折しており，手術適応．

身体所見での肘の痛み，X線で肘関節の評価を行う．尺骨が急性塑性変形の場合は，橈骨頭脱臼だけが存在することもある．手術適応である．橈骨頭が橈骨神経を圧迫し，橈骨神経の後骨間神経麻痺となり，下垂指となることもある．緊急に脱臼を整復する必要があり，早急に手術可能な整形外科に受診させる（図2）．

・ガレアッチ（Galleazzi）脱臼骨折：橈骨骨幹部骨折に，遠位橈尺関節の脱臼を伴う．橈骨単独骨折をみた場合は，身体所見での手関節の痛み，X線で橈尺関節の評価を行う．とくに脱臼を整復する必要があり，早急に手術可能な整形外科に受診させる（図3）．

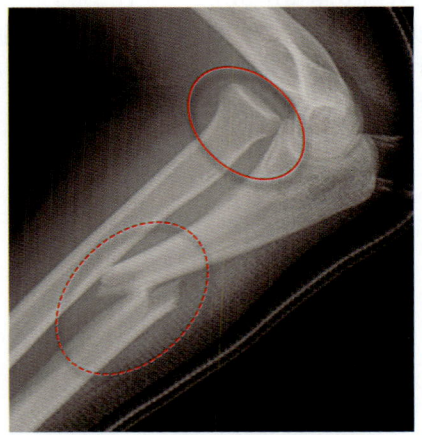

図2：モンテジア骨折X線側面像　橈骨頭の脱臼（赤実線丸）と尺骨骨幹部の骨折（赤点線丸）を認める．

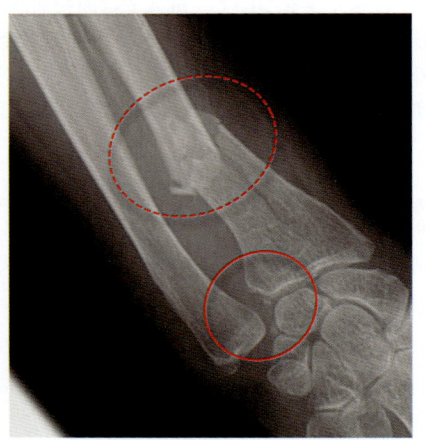

図3：ガレアッチ脱臼骨折X線正面像　橈骨骨幹部骨折（赤点線丸）と橈尺骨の脱臼（赤丸）を生じている．

・**POINT：前腕骨幹部骨折では，必ずX線で手関節，肘関節の評価を行う．**

▶治　療

● 初期対応としてRICE処置を指示し，上腕から手にかけてのシーネ固定を行う．変形やずれがほとんどなければ，ギプスでの保存的治療が可能である．また橈骨もしくは尺骨の単独骨折でも，ずれがなく安定していれば，保存的治療の適応となる．ギプス固定は通常5〜8週行われる．骨癒合に時間がかかり，十分骨癒合が得られるまで固定や安静を続けないと，再骨折を起こす．手術は，観血的にプレートとスクリューでの固定のほか，k-wireや髄内釘などがある．

▶専門医へのコンサルテーション

● 手術加療の有無が判断しがたければ，整形外科専門医へ紹介する．開放骨折やモンテジアなどの脱臼骨折がある場合は，緊急に受診させる．

> **患者への説明**
>
> 肘から手首の間にある橈骨と尺骨という2本の骨が折れています．なかなか骨がくっつかない箇所で，変形を起こすと手の動きに障害を残します．そのため，積極的に手術を行う場合のある骨折です．

（田崎）

Ⅵ．手首，手の痛み（手首，手の異常）

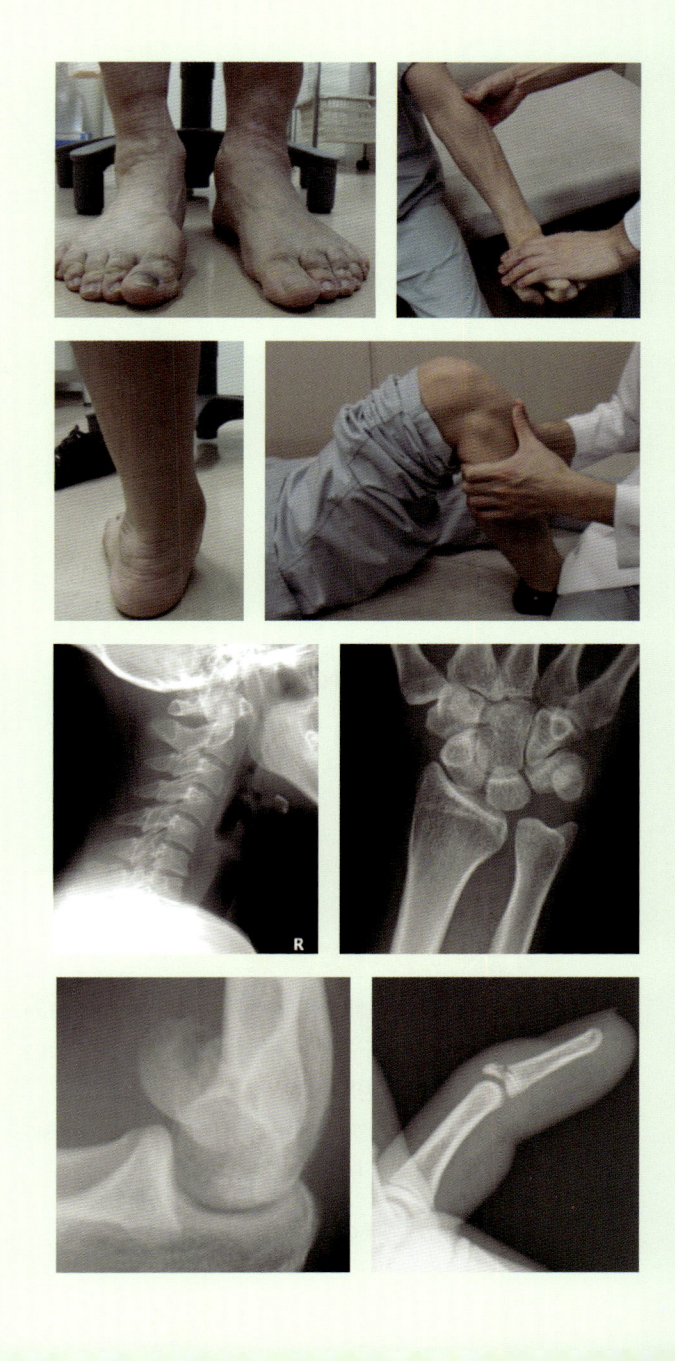

case 27　手首が痛む，手首が痛くて物が持てない

Snap Diagnosis 一発診断！　ドゥケルバン腱鞘炎

疾患概要

● 伸筋腱鞘第一区画を走行する短母指伸筋腱（extensor pollicis brevis：EPB）と長母指外転筋（abductor pollicis longus：APL）の腱鞘炎（図赤丸）.

● 母指の使い過ぎにより発症することが多いが，解剖学的変異が多いこともわかっており，第一区画内にさらに隔壁があると症状が出やすい.

● 男性よりも女性に6倍多く，とくに妊娠，授乳期，更年期に多い.

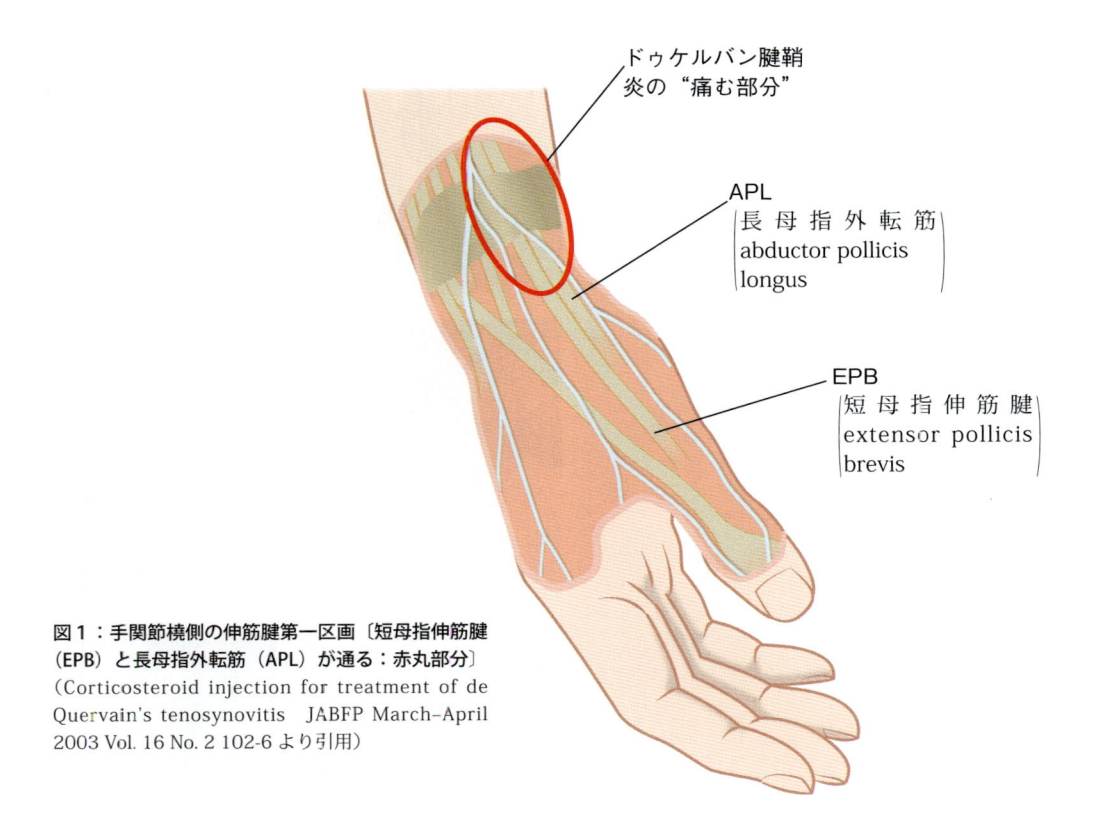

図1：手関節橈側の伸筋腱第一区画〔短母指伸筋腱（EPB）と長母指外転筋（APL）が通る：赤丸部分〕（Corticosteroid injection for treatment of de Quervain's tenosynovitis　JABFP March–April 2003 Vol. 16 No. 2 102-6 より引用）

診断へのアプローチ

● 手関節の橈側（伸筋腱第一区画に一致）に痛み，圧痛がある（図1赤丸）.

● コーヒーカップやフライパンが痛くて持てない，手首が痛い，物が握れない，などの訴えが多いが，なかには親指が痛いと言う場合もある.

● フィンケルシュタインテスト（finkelstein test）：母指を包む形でグーを作り，尺側（小指側）に曲げると手関節橈側に痛みが出る（図2）.

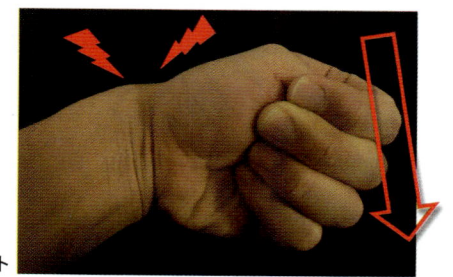

図2：フィンケルスタインテスト

・**POINT：手関節橈側側面に痛みがあり，フィンケルスタインテストが陽性であれば疑う．**

▶ 検　査
● X 線検査で，骨の変形や石灰化の有無は確認する．症状が遷延する場合に，他の疾患との鑑別のため MRI などが必要となる．

▶ 鑑別診断
・**母指 CM 関節症（別項）**：痛む場所が手首よりも少し遠位の CM 関節にあることで鑑別できる．非常に近いため，丁寧に圧痛点を確認する．瓶のふたが開けられないなど，つかむ動作で痛むことが多い．
・**関節リウマチ（別項）**：手首に症状をきたすことが多く，朝のこわばり，両側性などから鑑別する．

▶ 治　療
● 安静，冷却，抗炎症が基本となる．とくに安静が大事であり，母指の安静が図れないと症状の遷延に繋がる．症状が軽ければ安静と湿布，塗り薬で症状の消失をみるが，症状が強ければ，母指を動かさないようにする固定装具を使用する．通常 3 週間ほどで改善をみる．改善をみなければ局所のステロイド注射を試みることもある．難治性であれば，腱鞘切開の手術を考慮する．

▶ 専門医へのコンサルテーション
● 診断できれば，整形外科医でなくとも治療は可能である．安静と抗炎症薬で改善しなかったなら，固定装具や，局所へのステロイド注射をしてもいいし，整形外科医へ紹介をしてもいい．ステロイド注射や固定装具でも奏功せず，手術を考える場合は，手術可能な施設を考慮する．

> **患者への説明**
> 手首の関節のあたりで親指側にある腱と，それが通るトンネルのような腱鞘との間で摩擦を起こして，炎症を生じています．安静にして，炎症を抑えることが，重要です．もともと炎症を起こしやすい形態（隔壁の存在）の場合もあり，稀に手術が必要となります．その場合は整形外科の先生にみてもらいましょう．

（田崎）

case 28 手の指がひっかかる，動かしにくい，指のつけねが痛む

Snap Diagnosis 一発診断！ バネ指

疾患概要
- 手の指の屈筋腱と腱鞘との不整合が原因で起こる．
- MP 関節上に位置する A（Annular）1 pulley の腱鞘の遠位端が，指の屈曲に伴い腱との間で生じる摩擦の繰り返しにより，腱もしくは腱鞘の肥厚を起こして発症する．
- 中年女性に多く，環指と母指が罹患することが多く，示指，小指に少ない．

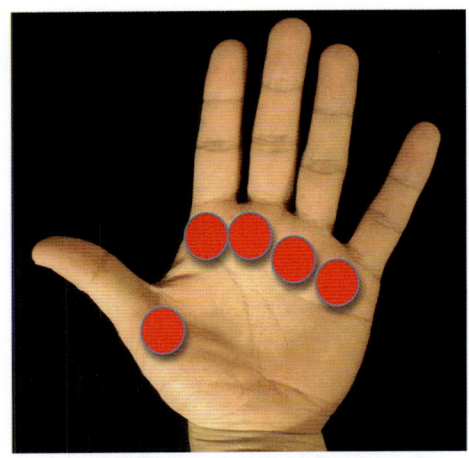

図1：各指の A1 pulley の位置（赤丸）

診断へのアプローチ

- 発症初期には痛みだけだったり，指の動きでクリックや引っかかりを感じるのみの時もある．病状が進行すると有痛性の引っかかりとなる．さらに悪化すると引っかかりが強くなり，いったん指を曲げると伸ばすのに強い力が必要となる（locking）．場合により他方の手で伸ばさないと，伸びない，もしくは完全に曲がったままとなる．
- 診察のポイントは，MP 関節の前面の圧痛である（**図2**）．引っかかりがなく，圧痛のみの場合もある．これは正確には関節由来ではなく，その直上にある A1 pulley で生じる屈筋腱との炎

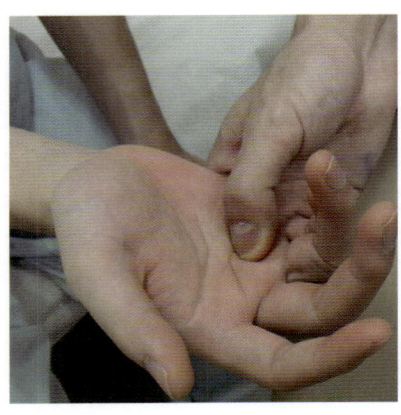

図2：環指の A1 pulley の圧痛を調べている

症に由来するものである．症状が進むと遠位の PIP 関節にも痛みが波及する．また，拘縮，動きにくさも，MP から PIP の順に進んで行く．

・**POINT：A1 pulley での圧痛，引っかかりがあればバネ指を疑う．**

▶ 検　査
● 身体所見で診断はつくため，画像検査は通常行わない．外傷がある場合は，X 線検査を行う．エコーで腱のひっかかりを評価することがある．

▶ 鑑別診断
・**MP 関節炎**：腫れが出現すること，また引っかかりがないことで鑑別できる．RA（関節リウマチ）においても同じである．
・**腱断裂**：通常，断裂時以降は痛みは少なく，引っかかりはなく，指の屈曲が不能となることで鑑別できる．

▶ 治　療
● 指の安静，NSAID，装具，ステロイド注射などが保存的治療となる．症状の軽い場合は，塗り薬などを処方し，症状の強い場合は飲み薬を処方する．装具療法は MP 関節を 10 〜 15°屈曲位で固定し，PIP，DIP 関節は動かせる装具を使用する．ステロイド治療に関しては賛否両論あるが，有効な治療手段として認識されている．ベタメサゾン（リンデロン®）は水溶性で，注射後に残留物を残さず，また脂肪壊死が少ない．通常 3 回までの限度とする．
● 保存的治療に抵抗したり，曲げたままで伸びない locking の状態は，手術の適応となる．手術には小切開にて腱鞘を切る方法が一般的である．

▶ 専門医へのコンサルテーション
● 保存的治療にて改善をみせず，手術を患者本人も希望すればコンサルトする．曲がったまま戻らなくなった場合は，そのまま放置しておくと関節が拘縮してしまう．

> **患者への説明**
> 腱鞘というトンネルの中を，手の指を曲げる屈筋腱が滑走しているのですが，ここでの機械的な摩擦により炎症を起こして，腱や腱鞘が腫れて，スムースに滑走しづらくなっています．安静にして，塗り薬などを使用して腫れが治まることを期待しましょう．腫れが治まらずに引っかかって指が曲がったままになる場合は，手術も適応になるので，整形外科の先生にみてもらいましょう．

（田崎）

case 29 指が伸ばしにくくなってきた．掌（てのひら）にしこりができた．

Snap Diagnosis 一発診断！ デュプイトラン拘縮

疾患概要

- 40歳以上に多く，7～9：1で男性に多い．糖尿病，アルコール，HIV患者に多いことがわかっている．常染色体優性遺伝．
- 手掌腱膜における筋線維芽細胞の増殖による増殖性疾患であるが，なぜ筋線維芽細胞が増殖するかはまだはっきりとわかっていない．
- 環指と小指に多く発生し，その要因としては4，5指はCM関節が動くため（物を握るため，逆に2，3指は物をつまむ指であり，CM関節は動かない）であるといわれている．
- grade1～3までに分類される（図1）．

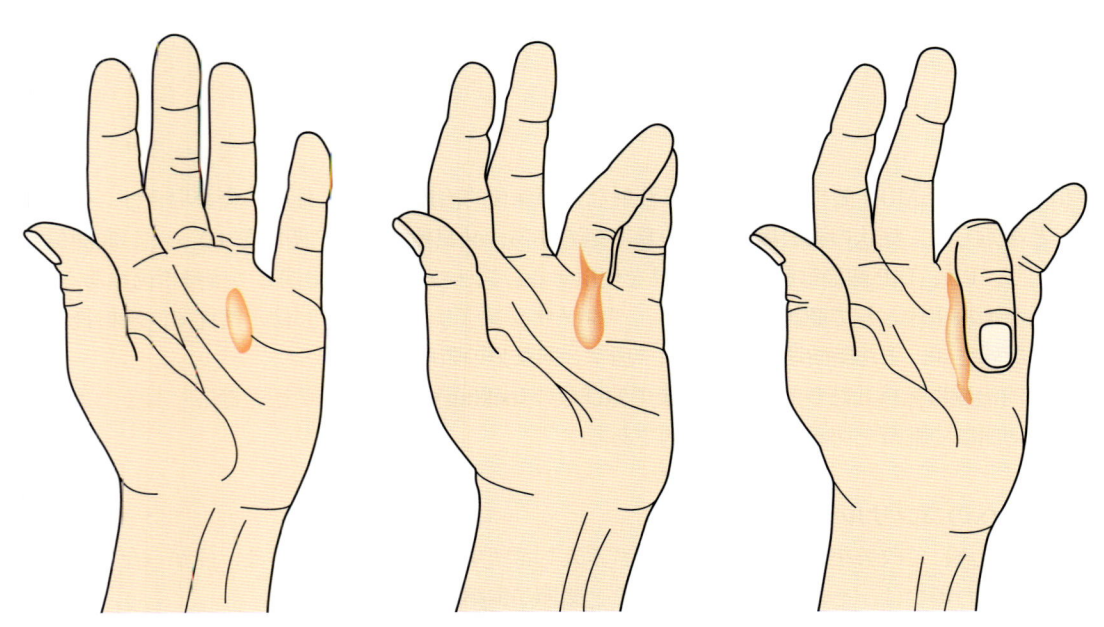

図1：grade1　手掌に結節（nodule）ができるが可動域制限はない
　　　grade2　指の伸展制限が出る
　　　grade3　屈曲位のまま拘縮している

診断へのアプローチ

- 病状の進行から述べると，手掌（てのひら）にしこりができてきた，手掌が硬くなってきた（手掌皮膚の肥厚），手掌にへこみ（陥没）ができた，その後，結節(nodule)，進行すると索状物（cord）の形成に至り，その結果，屈筋腱や関節の動きを制限するようになる．
- 痛みはなく，指が動かしにくくなってくる，もしくは指が伸ばせない，ポケットに手が入れられない，といった主訴となる．
- 通常，指の根元の関節であるMP関節から拘縮が起こり，次にPIP関節が硬くなる．
- テーブルトップテスト　手掌をテーブルに載せようとして指，掌が平らにテーブルに着かない場合，陽性．

・**POINT：痛みはなく，指が動かしにくくなり，進行すると掌にしこりができる.**

▶ 検 査
- 画像検査は，外傷がない限りは必要ない．皮下腫瘍などが鑑別として考えられる場合，MRI 検査が必要になることがある．

▶ 鑑別診断
- ・バネ指（別項）：A1 pulley に圧痛があることで鑑別できる．
- ・皮下腫瘍：皮膚の肥厚やへこみなどは通常できない．

▶ 治 療
- これまでストレッチ，装具治療などが数多く報告されているが，術後の回復を助ける効果のみで，病状の進行を抑えることはできないと言われている．ただし，全例が手術を必要とする訳ではなく，病状の進行は様々で，拘縮に至らないケースもある．そのため，grade1 では，通常の日常生活を送ってもらい，経過観察をする．grade2 や MP 関節の 30°以上の屈曲拘縮をきたした場合，手術の適応と言われているが，角度に関係なく，拘縮が始まった時点で手術適応と考える場合もある．このように可動域制限が始まったら，専門医へ紹介することが適切．専門医によるステロイド注射により比較的早期の可動域制限は改善が望めるため，手術を回避できるとも報告されている．近年，手の外科専門医のみ使用が可能なコラゲナーゼ注射が手術と同等の効果があると報告されたが，現在，国内では使用できず，今後の動向が注目される．手術は腱膜切開を行い，拘縮を解離することである．腱膜切開には従来法に加え，小切開法や経皮的針切開（percutaneous needle fasciotomy）などがある．経皮的針切開は再発も多いとされるが，拘縮の程度の軽い初期には侵襲も少なく適応と考えられている．

▶ 専門医へのコンサルテーション
- 結節やしこりを触れても，拘縮をきたしていなければすぐにコンサルトをする必要はなく，日常生活を送ってもらい，様子をみていてもらって構わない．拘縮をきたした時点で専門医へコンサルト，治療には専門知識が必要となるため，手術可能な施設で，手の外科専門医が望ましいが，近隣にいなければ一般整形外科医でも構わない．手指の拘縮をきたしても 1 日を争う疾患ではないが，2〜3 週以内に受診するように指示する．

◀ 患者への説明 ▶
てのひらの皮膚の下に筋線維芽細胞が増殖する疾患です．線維のかたまりが勝手に増えていき，進行すると指の腱や関節を動かせなくなります．ただ必ず動かせなくなるわけではなく，進行しない場合もあります．進行した場合は手術が必要になります．それまではとくに制限なく，日常生活をしていてください．拘縮しないようにストレッチをよくしてください．拘縮，つまり手が動かしづらくなったら，また受診してください．その場合は専門医へ紹介します．

（天羽）

case 30 徐々に手の痛み，しびれ，動かしにくい

Snap Diagnosis 一発診断！ 手根管症候群

疾患概要
- 手関節付近での正中神経の絞扼性障害である．
- 手の感覚異常やしびれを訴える．
- 手首をよく使う仕事や糖尿病，妊婦に多いとされているが，はっきりとした成因はわかっていない．

診断へのアプローチ

- 怪我などの外傷がなく，徐々に発症．
- 安静時にもしびれがあり，夜間に強い傾向．
- 夜間しびれで起きて，手をふってしまう，などの訴え．
- 妊婦に多い．
- 1〜3指がしびれや痛み，感覚障害．とくに4指（環指）橈側のみに感覚障害があり，4指尺側にない場合は，手根管症候群を疑う．これは鑑別上，最も問題となる頸椎症性神経根症では出ないため，手根管症候群を疑うサインである．
- ときに手首より近位にも症状が出ることがあるが，これは屈筋の腱鞘炎を併発していることによると考えられている．
- 母指球の萎縮：進行期に出現する状態．初期や軽症には出現しない．
- tinel sign（ティネルサイン）：手掌面，手関節より少し遠位（図中，赤丸）を叩くと指の方へ放散するしびれ，痛みがある（**図1**）．
- Phalen test：手関節を屈曲させて，その姿位を続けているとしびれ，痛みが出現，悪化する（**図2**）．

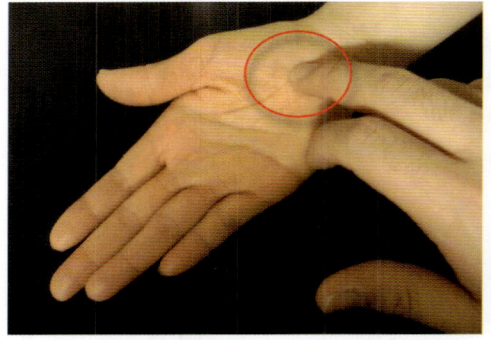

図1：tinel sign　手根管を軽く叩くと指へ放散するしびれ，痛みが出る．

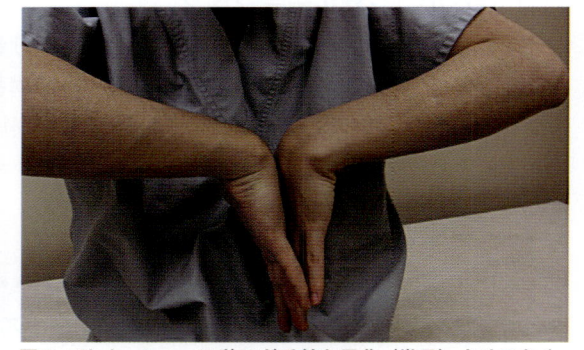

図2：Phalen test　60秒ほど手首を屈曲（掌屈）させておく．手にしびれが出るかをみる．

- **POINT：手首より遠位にしか症状がなく，環指橈側と尺側での感覚差異がある場合は，手根管を疑う．**

▶検　査
- X線では異常がないことが多い．

- 神経伝導速度：手根管での伝導速度の低下が証明されれば，診断確定と言える．
- MRI やエコーで診断している整形外科医もいる．

▶鑑別診断

- **バネ指（別項）**：バネ指は A1 pulley と呼ばれる指の根元に圧痛があることで鑑別．
- **関節リウマチ（別項）**：通常 MP 関節に症状があり，両側性．
- **ドゥケルバン腱鞘炎（別項）**：母指の動きで痛む．手関節の橈側が痛む．
- **頸椎症性神経根症（別項）**：ときに鑑別は困難．頸椎の症状があったり，肩，上腕，前腕などに放散する痛みがあれば，頸椎を疑う．頸椎，手根管ともに症状に関与していることもある〔double crush syndrome〕．

▶治　療

- 軽症の場合は，保存的治療が適応となる．また妊婦の場合は，大抵が自然経過で改善するため，手術適応にはほとんどならない．手関節を軽度背屈位に固定するサポーターや装具，その他超音波治療，NSAID やリリカ®などの鎮痛薬，またメチコバール®などのビタミン剤が適応．また手根管へのステロイドの局所注射も一定の効果が示されている．
- **手術治療**：保存的治療抵抗例や症状の強い場合は，手術適応となる．母指球の萎縮を認める場合は，手術適応と言われているが，その経過が長い場合は，手術をしても回復があまり期待できない場合がある．手術は手根管のレベルにおける横手根靱帯の切離を行い，正中神経を開放する．観血的に行うことが一般的だが，内視鏡で行う医師もいる．

具体的治療例

メチコバール®（500mg）3 錠×3　毎食後

リリカ®（25mg）1 錠×1　就寝時…リリカ®はめまい，眠気などの副作用が強いため通常量の 1/3 である 25mg から開始し，就寝時に服用してもらう．効果があり，慣れてくればリリカ®（75mg）2 錠×2 朝・夕などに増量する．

▶専門医へのコンサルテーション

- 本人の症状が強く，痛み止めなどで効果がなければ専門医へ紹介する．診断のための神経伝導速度や鑑別のための頸椎 MRI を行うことを目的としても紹介としてもよい．治療方針は整形外科医の考え方や本人の考え方により様々であり，確定的なことは言わず，紹介先で方針を決めてもらうことが無難である．疾患としては一般整形外科医で構わず，とくに専門医を指定する必要はないが，症状が強い場合は手術を行える施設への紹介が望ましい．1 日を争う疾患ではないため，それほど緊急性はない．

> **患者への説明**
>
> 手首の近くで，正中神経という神経が圧迫されて手にしびれ，痛みをきたしているようです．痛み止めや自然経過で改善する場合もありますが，改善しない場合は手術が必要になることがあります．通常数ヵ月の経過をみていく必要があります．

（天羽）

<case 31> 朝，起きたら手首が動かない，手がしびれて動かない

Snap Diagnosis 一発診断！ 橈骨神経麻痺

疾患概要
- 橈骨神経は正中，尺骨神経に比べ知覚支配域が広く，最も太く，最も障害を受けやすい.
- 橈骨神経麻痺には，外傷性と絞扼性圧迫性障害の2つがあり，外傷のない絞扼性圧迫性障害では，上腕が何らかの形で圧迫される（泥酔して椅子の背に上腕をかけて寝る，自分の頭部を上腕にのせて寝た，もしくは恋人に腕枕をして寝た）ことで発症し，Saturday night palsy，Honeymoon palsy などとも呼ばれる. 松葉杖使用者が腋窩を圧迫して起こることもある.
- 外傷では，上腕骨骨幹部骨折での合併が多い.

診断へのアプローチ

- 朝起きたら手が動かないということが多い.
- 急性発症.
- 手は掌屈（下垂）し，手指も垂れ下がる（下垂手）.
- 握り動作ができなくなるため，物がつかめない.
- 橈骨神経感覚神経固有領域は，母指と第2指の中手骨に囲まれた三角形の領域で，この部分の触覚低下がある.
- 物がつかめないのは，下垂手による見かけ上であり，手首を固定すると握力はある.

・**POINT：外傷なく急性発症した下垂手は，橈骨神経麻痺を疑う.**

鑑別診断
- **上腕骨骨幹部骨折**：必ず，外傷がないか調べる. 高齢者では訴えがはっきりしないこともあり，必ず，上腕部に圧痛や腫脹などがないかみる. 詳細は上腕骨骨折参照.
- **低位型橈骨神経麻痺**：この項で扱っている上腕骨の部分で起きる麻痺を高位型と言い，橈骨神経深枝（後骨間神経）が前腕において損傷あるいは絞扼されて起こるものを低位型という. 回外筋症候群とも呼ばれる. 前腕の回外筋近縁の線維性アーチである Frohse のアーケードで起こる. 手の指（前指）が伸展できない. 知覚障害はない. 高位型との鑑別は，手の背屈が可能なことである. したがって下垂手にはならない. 症状が数ヵ月改善しなければ，専門医へ紹介する.

検 査
- 外傷がなければⅩ線などの画像検査は必要はない. 予後の推定として発症2週間程度での神経伝導速度が有用とされている.

治 療
- 外傷がないことが確認できれば安静にしてもらい，経過をみる. 投薬としてメチコバール® 1500 μg/ 日・分3を処方. 通常3ヵ月以内で回復する. 必要に応じて装具作成を行う.

▶ 専門医へのコンサルテーション

● 経過観察を行い，1 ヵ月以上経った時点で改善がなければ，精査目的で精査（MRI, 神経伝導速度）が可能な施設への紹介を考える.

> **患者への説明**
>
> 上腕部分で神経が圧迫され，麻痺を起こしています．通常数ヵ月で回復するので，経過をみていきましょう．回復しない場合は，詳しい検査のため，専門医にみてもらいましょう．

（天羽）

— MEMO —

ACR／EULAR RA 分類基準 （2010 年）

腫脹または圧痛関節数

　大関節（肩・肘・股・膝・足関節）

　　1 ヵ所：0 点

　　2 ヵ所以上：1 点

　小関節（MCP, PIP, MTP, 手関節（母趾 MTP 関節は除く））

　　1〜3 ヵ所：2 点

　　4 ヵ所以上：3 点

　小関節 1 ヵ所以上を含めて 10 ヵ所以上（顎，肩鎖，胸鎖関節を含めてよい）

　　5 点

RF または抗 CCP 抗体

　両方陰性：0 点

　どちらかが低力価陽性：2 点

　どちらかが高力価陽性（基準値の 3 倍以上）：3 点

CRP または赤沈

　いずれも正常：0 点

　いずれかが上昇：1 点

関節症状の持続

　6 週間未満：0 点

　6 週間以上：1 点

1 ヵ所以上の関節腫脹があり他疾患で説明できない場合，6 点以上で RA と診断する

（Arthritis Rheum 2010 Sep；62（9）：2569-81. doi：10.1002/art.27584. より引用）

case 32 **朝に手がこわばる，手のしびれ，痛み**

Snap Diagnosis 一発診断！ 関節リウマチ（RA）

疾患概要

- 関節リウマチは遺伝的背景のもと，なんらかのきっかけにより免疫異常が起こり，滑膜を中心に組織障害が起こる全身性炎症疾患である．
- 診断は他疾患を除外しつつ，身体所見，画像所見，採血所見などから総合的に判断する．
- 治療の進歩により予後が飛躍的に改善，寛解や低疾患活動性が治療目標となった．
- 早期の治療介入と定期的な治療評価，治療調整が重要となる．

診断へのアプローチ

- 症状は多彩であり，出現の仕方も一定していない．
- 最も特徴的な症状は，朝の両手，両足のこわばりで通常 30 分以上続く．
- 腫れ：手や足がある日突然腫れた．手が腫れて物が握りづらい．腫れに続いて，痛みやこわばりが出現することもあり，またその逆もある．
- 痛み：手か足が最も頻度が高く，肩や膝などの大きな関節は頻度は少ない．とくに手においては MP，PIP，手関節に多く DIP や腰椎などには少ない．その部分に症状をきたしている場合は，他の疾患を考える．

- **POINT：朝の両手のこわばり，両手のつけね（MP）の痛みは，関節リウマチを疑い，検査を進める．**

▶検　査

- 採血では rheumatoid factor（RF：リウマチ因子），抗 CCP 抗体〔antibody to cyclic citrullinated peptides〕に加え，CRP，WBC，ESR といった炎症マーカーを行う．CRP，ESR はリウマチの病状を反映しているとされているが，早期の診断には有用ではない．RF は診断に使用されていたが，早期では 50％以下の陽性率と言われており，また正常人においても 5 ～ 10％陽性になること，他の膠原病や慢性炎症など陽性になることから，その有用性は以前よりも低くなっている．代わりに，抗 CCP 抗体が早期診断に重要な役割を果たしている．抗 CCP 抗体は，症状が出る前から陽性となることもある．診断基準として ACR/EULAR の基準がある（別表，前ページの MEMO）．
- 画像検査として X 線があるが，得られる情報は限られている．早期には軟部組織の腫脹や関節面における骨が薄く見え，晩期像として骨びらん，関節面の狭小化や関節の肢位変形（malalignment）などがある．しかし，X 線変化が現れるには，症状の発症から 6 週以上経過した後からと言われる．変化が出るのは症状と同じで，手の MP 関節，PIP 関節，尺骨茎状突起が多い．X 線より超音波検査（エコー）や MRI では，より早期において軟部組織や関節の腫脹や炎症がとらえられるため，重宝されている．

▶鑑別診断

- **バネ指（別項）**：関節リウマチともに手の MP 関節付近に痛みを認める．バネ指では，朝のこわばりはなく，指の屈曲伸展で引っかかりがあることが鑑別となる．
- **ヘバーデン結節**：関節リウマチで多い MP 関節ではなく，DIP 関節での変形性関節症．通常，DIP 関節に関節リウマチでは症状は出ない．また関節リウマチでは可動域制限は出ない（少なくとも早期には）が，ヘバーデン結節では関節が腫脹し，固くなる．治療は，局所の安静と塗り薬での抗炎症となる．
- **ブシャール結節**：ヘバーデン結節と同じ病態で，PIP 結節に起こったものを呼ぶ．治療は同様である．
- **中足骨頭痛症（メタタルサルジア）**：足趾のつけね（MTP 関節底側）を痛がる．とくに第 2 MTP 関節底側に多く，その原因は第 2 中足骨が他の中足骨より長いことや，足の横アーチ（MTP 関節の高位を横切る線で 2，3 中足骨頭付近を頂点とする）のくずれにより発症すると言われている．時に関節リウマチとの鑑別は難しいが，他の関節の症状や採血（中足骨頭痛症では正常）で鑑別する．治療は足底板などで除圧を試みる．

▶治　療

- 発見時の RA の状態によるが，通常，DMARDs（disease-modifying antirheumatic drug）での治療が主流となっている．また生物学的製剤や消炎鎮痛剤である NSAIDs，ステロイドも使用する．これらは継続的に使用され，患者の状態に合わせて，組み合わせたり，中止して他の薬剤に変更したりしながら経過をみて行く．
- 場合により手術も適応になる．関節の変形が強く，投薬でコントロールできなければ，人工関節置換術や関節滑膜切除術（関節鏡で行うのが主流）などを行う．
- また関節の機能を落とさないように，運動療法（リハビリ）を行うのも重要である．

▶専門医へのコンサルテーション

- RA を疑ったり，RA の診断がつけば専門医へ紹介することが薦められる．投薬は副作用に対する対策なども合わせて，専門的知識が必要なため，経験がなければ紹介が適当である．疾患としてはとくに専門医が望ましく，関節リウマチを専門にみている内科（膠原病内科），または関節リウマチを専門にみている整形外科医が適当である．1 日を争う疾患ではないため，それほど緊急性はないが，症状が強い場合もあり，その場合はできるだけ早い方が，結果的に関節の破壊も少なくて済む．

> **患者への説明**
>
> 症状，検査からは関節リウマチのようです（の疑いがあります）．万が一，関節リウマチであった場合，治療は早いほど効果があります．また，長期に投薬が必要になるので，専門医にみてもらうことが適切と考えます．昔は不治の病のように考えられていましたが，薬の進歩により，寛解状態を得られる病気となっています．治療は 1 年以上にわたることが多いですが，ゆっくり治していきましょう．

（天羽）

case 33　小指と薬指がしびれる，手の感覚がおかしい，肘の不快感

Snap Diagnosis 一発診断！　肘部管症候群

疾患概要

- 肘周囲における尺骨神経の絞扼性障害である．
- 上肢で手根管症候群に続いて多い．
- オズボーン靭帯（Arcuate ligment of Osborne）にて生じる場合が，狭義の肘部管症候群（図赤丸）としている．
- オズボーン靭帯は，尺骨と橈骨頭を結ぶ靭帯で肘部管の天井を形成し，肘の屈曲動作により肘部管内の圧が高くなることが知られている．
- この部分で慢性的に圧迫，牽引の力が尺骨神経に加わり，肘部管症候群を発症する．

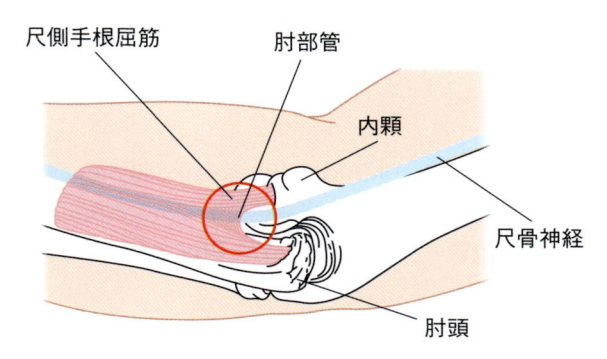

図1：肘部管における尺骨神経の絞扼

診断へのアプローチ

- 初期はおもにしびれを自覚することが多い．肘内側の違和感，不快感．夜間にしびれが強くなる．肘を曲げていると環指，小指がしびれてくる（電話で話しているとしびれてくる），肘部管を軽く叩くと手（小指側）に痛みが響く（ティネルサイン）．
- 少し進行すると感覚障害となる．小指，環指尺側の感覚障害（環指橈側は正中神経支配）．この環指の橈側と尺側での感覚違和は，尺骨神経の障害を強く疑う（**図1**）．
- さらに運動障害も出てくる．手を握ったり，つまむ動作が弱くなる．缶のふたが開けにくい．手を使った繰り返しの動作ですぐに疲れる．顔を洗う時に手から水が漏れてしまう．箸がうまく使えない．
- さらに進行すると，内在筋の萎縮が起き，変形をきたす（かぎ爪変形，鷲手変形）（**図2**）．

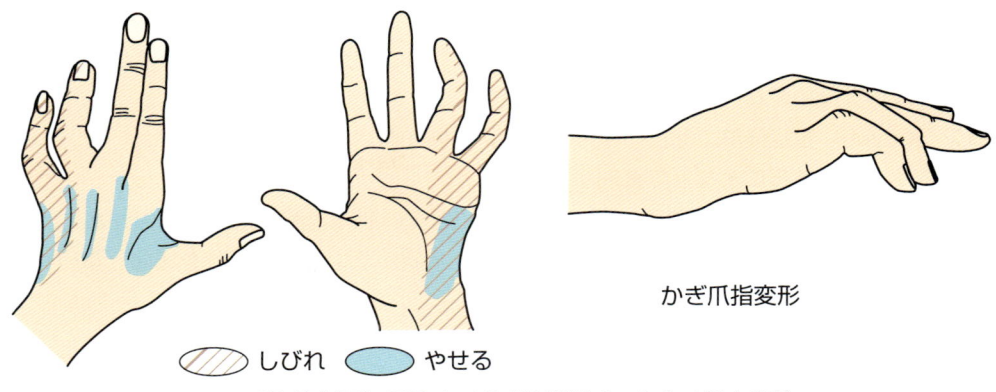

かぎ爪指変形

◇ しびれ　◯ やせる

図2：肘部管症候群の所見（日本整形外科学会ホームページより引用）

・**POINT：小指と環指尺側のしびれ，肘部管でのティネルサインは肘部管を疑う.**

●他の所見として，Wartenberg sign（ワルテンベルグサイン）：指をすぼめるようにあわせようとしても小指だけ離れてしまう（**図3**）．Froment sign（フロメントサイン）：親指と示指を使って紙を挟むように指示する．正常であれば，母指 IP が伸展して指の先端でつまむことができるが，肘部管症候群では，IP を伸展できずに屈曲してつまんでしまう（**図4**）．

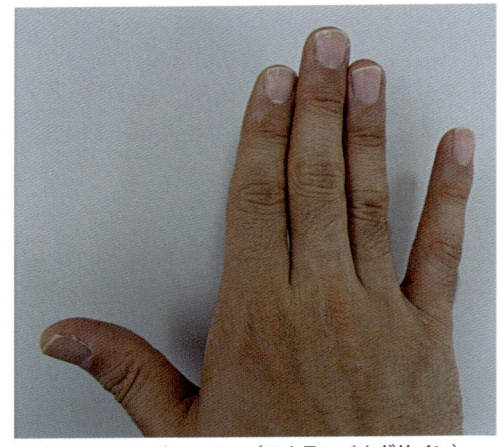

図3：Wartenberg sign（ワルテンベルグサイン）

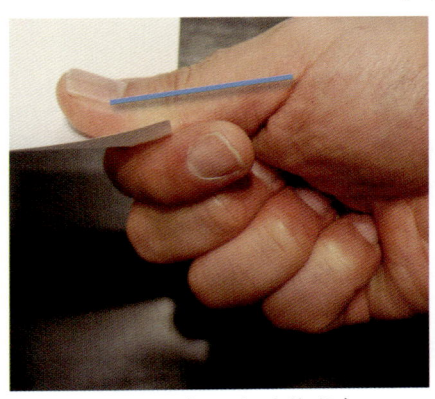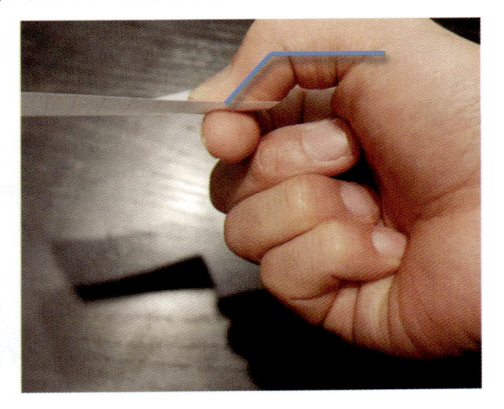

図4：Froment sign（フロメントサイン）
左：正常像　親指の IP 関節が屈曲せずに伸びて挟んでいる．　右：異常像　親指の IP 関節が屈曲して挟んでいる．

▶ 鑑別診断

- **頸椎神経根症（別項）**：頸椎の動きに症状が影響されること，肩に症状が出うること，環指の橈側尺側では感覚違和がないことで鑑別できる．
- **ギヨン（Guyon）管症候群**：非常に頻度は低い．診断が時に困難．肘に症状がないこと，手掌にティネルサインがあることなどで鑑別する．
- **上腕骨内上顆炎（ゴルフ肘：別項）**：肘部管のすぐ近くの肘の上腕骨内顆に痛みがある．円回内筋や手根屈筋の付着部における腱付着部症．手指に症状がないこと，手首を屈曲（掌屈）させることで痛みが誘発できることで鑑別できる．
- **胸郭出口症候群（別項，p.120 参照）**：尺側手指の感覚異常を起こすことがある．

▶ 検 査

X 線検査：外反肘や変形性肘関節症がないかをみる．既往，診察上異常がなければ，初回には必ずしも必要ない．

神経伝導速度：検査で異常が確認できれば確定診断に至るゴールデンスタンダードな検査．身体所見などではっきり診断できない場合は，この検査目的で紹介することも構わない．

MRI やエコー：稀に肘部管にガングリオンがあり，症状に関与することがあり，必要に応じて適応となる．

▶ 治 療

- 筋肉の萎縮などがない初期や軽症例では，まず保存的治療を行う．初期であれば，90％近くにおいて 3 ヵ月の保存的治療で改善をみる．具体的な治療は安静と投薬，装具などがある．安静は生活においてできるだけ肘の屈曲位を避けるようにする．例えば電話では患側で話さず（片側例），正常側で電話を持つようにする．投薬では NSAID やメチコバール®の投与などを行う．また装具では肘伸展位装具を使用する．保存的治療に反応しない場合や，症状の強い症例では，手術の適応となる．しかし，筋肉に萎縮が出現してから長く経過している症例では，手術を行っても神経が回復せず，どのタイミングで手術をすればいいのかはまだはっきりしていない．手術では，肘部管の開放術が行われる．単純な観血的開放術の他に，内側上顆切除術，前方移行術（皮下，筋層内，筋層下），内視鏡下開放術がある．手術方法の違いは成績にはっきりとした差はなく，どれも良好な成績が報告されている．個々の症例に合わせて，個々の医者が慣れている手術を行っているのが現状である．

▶ 専門医へのコンサルテーション

- 初期においては投薬，安静を指示して経過をみて構わない．症状の強い症例や運動障害が出ている症例では手術治療が考慮されるため，手術加療が可能な施設への紹介を考える．罹患期間が長いと手術を行っても，治療成績が不良なことを伝え，できるだけ手術をしたがらずにギリギリまで粘ろうとする患者に対して，正しい知識を伝えることが必要である．

- **POINT：保存的治療であまり粘らず，適切なタイミングで手術を考慮する．**

（天羽）

case 34 親指が痛む．親指が痛くて物が握れない

Snap Diagnosis 一発診断！　母指 CM 関節症（第一手根中手骨関節症）

疾患概要
- 第一中手骨と大菱形骨との間の関節の変形性関節症．母指が他の指とつまみ動作ができるよう広い可動域が求められる関節である．その分負担がかかり，関節軟骨の摩耗により，関節症となる．進行すると不安定性を生じ，亜脱臼位となり，母指が変形する．

診断へのアプローチ

- 中年女性に多い．
- 親指の付け根が痛む．
- 親指を動かすと痛む．
- 握る動作，親指をひねる動作で痛む（例：フライパンをにぎる，鍵を閉める，瓶のふたを開ける）．
- CM 関節に圧痛がある．
- Grind test（グラインドテスト）：患者の第一中手骨を保持して CM 関節に軸圧をかけながら回す．痛みが出ることで陽性（図1）．

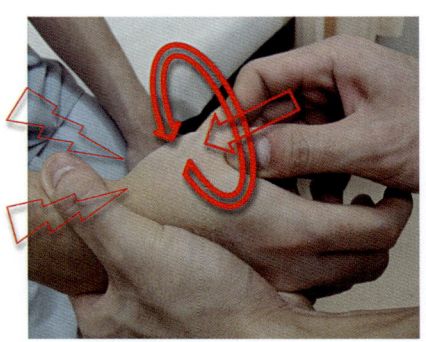

図1：患者の左手に grind test を行っている．CM 関節で痛みが出ることで陽性（手関節に近い位置）．

- **POINT：CM 関節のみに圧痛があり，grind test が出れば CM 関節症を疑う．**

▶検　査

- 通常，身体所見で診断できる．
- **X 線検査：**一般的な変形性変化（狭小化，硬化）が CM 関節にみられる．

▶鑑別診断

- **ドゥケルバン腱鞘炎**（別項）：Finkelstein test が陽性，痛む部分が手関節にあることで鑑別できる．
- **バネ指**（別項）：圧痛が掌側にあり，CM 関節より MP 関節に近い部位に圧痛があることで鑑別できる．
- **関節リウマチ**（別項）：CM 関節のみならず，他の関節（手では MP 関節が多い）も侵されること，採血などで鑑別する．

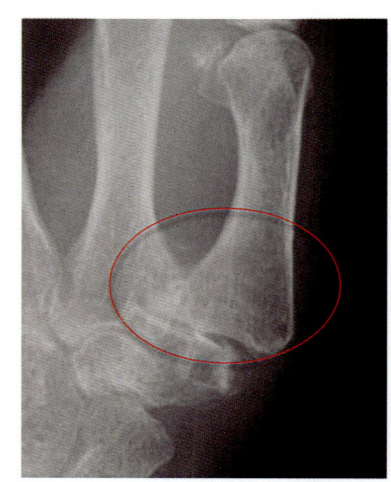

図2：CM 関節の変形性変化（関節裂隙の狭小化，骨硬化）

▶ 治　療

保存的治療

安静：痛みを起こす動作を制限するように患者に伝える.

投薬：NSAID, 状態に合わせて湿布, 塗り薬, 経口薬を使用する.

装具：CM 関節（軽度掌屈位：力を抜いた肢位）を固定する装具を使用（**図3**）．通常3〜4週継続して使用してもらう．その後, 状態に合わせて適宜使用する.

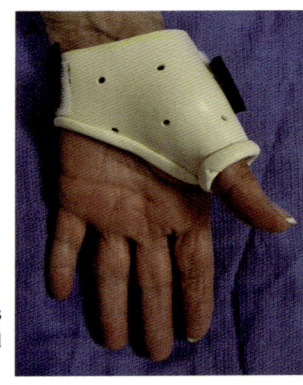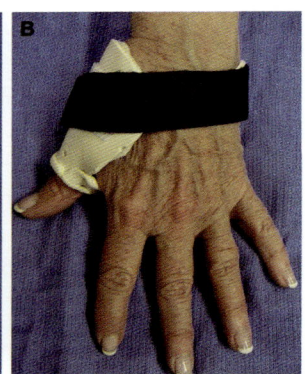

図3：CM 関節固定装具
(Early Treatment of Degenerative Arthritis of the Thumb Carpometacarpal Joint. Hand Clin 24（2008）251-261 より)

注射：短期の疼痛改善には効果があるが, 長期の効果は確立していない．注射で痛みがとれるかどうかで, 診断をつける目的で行うこともある．ステロイドを使用することが多い．関節に注入することは技術的に難しいため, 経験がなければ行わない方がよい.

手術治療

保存的治療に反応しない場合（通常4ヵ月程度）に考慮される．多種多様な手術方法があり, その背景には, 単一の手術方法ではすべての病期に対応できないことや, 患者の期待する母指機能も様々であることが挙げられる．おもな術式として大菱形骨切除術, CM 関節固定術, シリコン大菱形骨置換術, tendon suspensionplasty などがある.

▶ 専門医へのコンサルテーション

● 病期にかかわらず, まず保存的治療を行う．安静, 投薬, 装具が作成できれば装具を作成して様子をみる．それでも症状が改善しなければ専門医への紹介を考える．できれば手の外科専門医への紹介が望ましい.

> **患者への説明** ••
> ・ 親指の根元の関節の軟骨がすり減り, 骨同士が当たるようになり, 痛みを生じています．安静にして炎症を抑える薬を使用して治療していきましょう．痛みが治まらない場合には装具を使用したり, 場合によって手術をすることもあります．その場合は専門の先生にみてもらいましょう.

（天羽）

case 35 手を強くついてから手首が痛む，動かせない

Snap Diagnosis 一発診断！ 橈骨遠位端骨折

疾患概要

- 橈骨遠位端骨折は非常に多く，日常診療でよく遭遇する．
- 受傷年齢によって特徴が異なる．
- 小児では，転倒などの低エネルギーで発生し，若木骨折となることが多い．通常，保存的治療の適応となる．
- 青壮年では，交通事故などの高エネルギー外傷によって起こる．関節内骨折になることが多く，手術治療が必要となることが多い．
- 最も多い高齢者は低エネルギーで生じる．転倒して手をついて受傷することが多い．
- 多少の変形治癒であれば，それほど機能に影響しないとされ，骨折に対する手術適応は一定の見解を得ていない．
- 手術方法も様々な方法があるが，現在の主流はプレート固定である．

診断へのアプローチ

- 手首周囲が腫れている．
- 手首に強い圧痛がある．
- ほとんど自分では手首を動かせない．
- 逆の手で支えていることが多い．
- 詳細な圧痛は橈骨遠位端にある．

・ **POINT**：自分で手を支えられないような手首の痛み，強い腫れは骨折を疑う．

▶ 検 査

X 線：手関節 2 方向を撮影

　橈骨遠位端の骨折の有無を精査．

橈骨遠位端　　舟状骨　　尺骨遠位端骨折

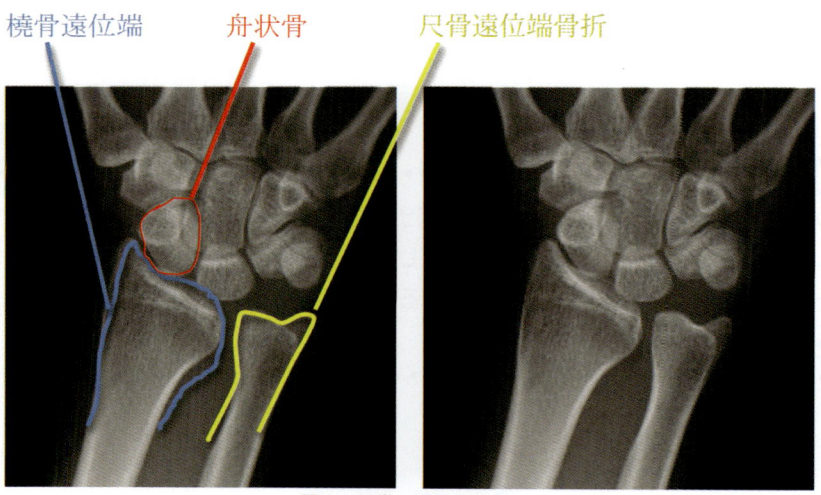

図 1：正常　正面 X 線像

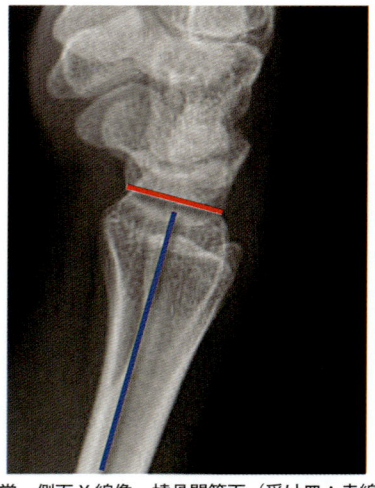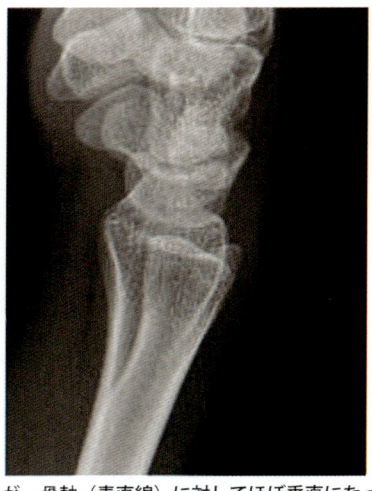

図2：正常　側面X線像　橈骨関節面（受け皿：赤線）が，骨軸（青直線）に対してほぼ垂直になっている.

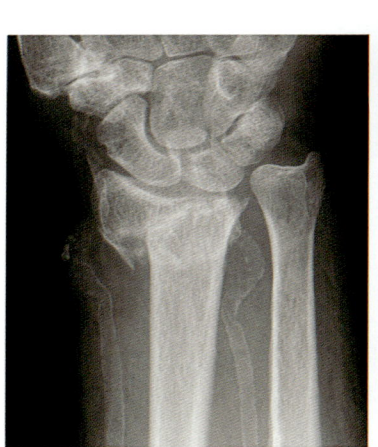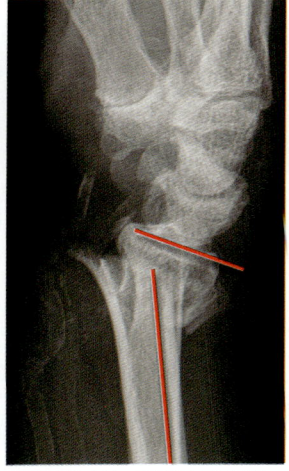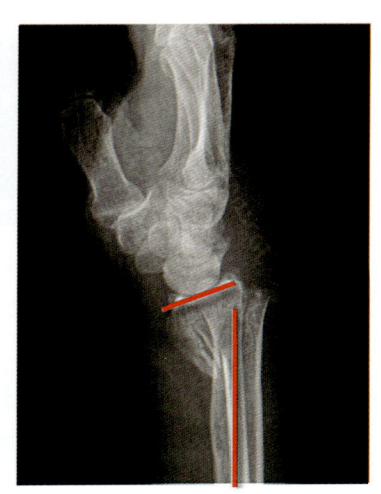

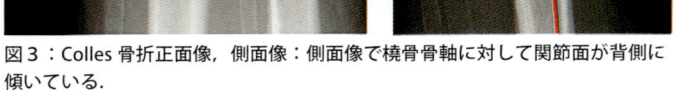

図3：Colles骨折正面像，側面像：側面像で橈骨骨軸に対して関節面が背側に傾いている.

図4：Smith骨折：側面像で橈骨骨軸に対して関節面が掌側に傾いている.

見るポイント

- X線では側面像で遠位骨片が倒れている（tiltがつく）：遠位骨片が背側に倒れている：コレス（Colles）骨折（**図3**）
- 遠位骨片が掌側に倒れている：スミス（Smith）骨折（**図4**）
- 遠位骨片が掌側と背側に割れている関節面の骨折：バートン（Barton）骨折
- 上記のような分類があるが，実際は転位の大きさで手術適応が判断されるため，分類することは治療上求めない.

▶鑑別診断

- **舟状骨骨折**（別項参照）：通常，橈骨遠位端骨折よりも腫れは弱い．ある程度動かすことができる．厳密には橈骨には圧痛がないことで鑑別できる.
- **TFCC損傷**（三角線維軟骨複合体損傷：Triangular FibroCartilage Complex）：手首を小指側に曲げる（尺屈）と痛む，手首をそって（背屈して）地面につくと痛む．骨折はなく，X線では異常

はない．それほど腫れず，比較的手首も動かせる．もし疑ったら，診断，治療に関しては手の外科専門医への紹介が望ましい．

▶合併骨折

尺骨骨折：橈骨遠位端骨折に合併して尺骨茎状突起が骨折することが多いが，橈骨遠位端に加えてこの部分を別途治療するかはまだ議論の余地があり，そのまま放置し，たとえ骨癒合しなくても成績は変わらなかったとする報告もある．茎状突起よりも近位での骨折の場合は，橈骨の骨折と合わせて強い不安定性を生じるため，手術適応で，尺骨側も固定することが薦められる（**図5**）．

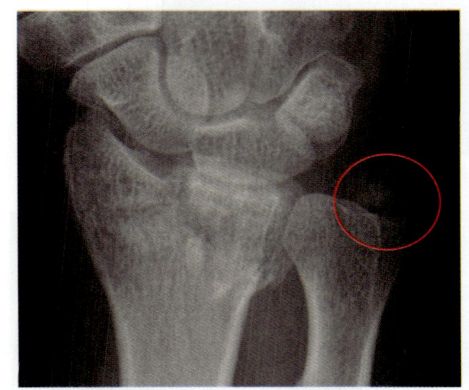 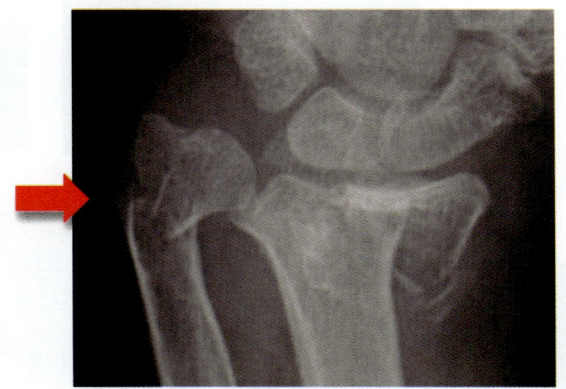

図5：尺骨茎状突起骨折　X線手関節正面像　茎状突起の骨折（赤丸）

図6：橈尺骨骨折　X線手関節正面像　尺骨は形状突起よりも近位で骨折しており（赤矢印），不安定性が強く，手術適応

▶治　療

● 安　静
・固定：肘下から手までオルソグラスやソフラットシーネなどで固定を行う．
　明らかな転位がなければギプス固定（手から肘関節まで固定）を4〜6週間行い，その後，可動域訓練などのリハビリを行う．
・冷却：（湿布は使わず，ビニールに氷を入れタオルを巻いて患部に置き，じんわりと冷やす）．
・挙上：患肢の下に枕などを入れて挙上させる．
・痛み止めを処方する．
・手術治療：転位の強い場合や，関節面のずれを生じている場合は，手術適応となる．創外固定，ピンニング，プレート固定など様々な選択がある．現在は掌側プレート固定が主流となっている．

▶整形外科医へのコンサルテーション

● 骨折の治療経験がなければ整形外科医へ紹介することが望ましい．手術適応かどうかは，整形外科医の考え方や本人の考え方により様々であり，確定的なことは言わず，紹介先で方針を決めてもらうことが無難である．ただし転位が強い場合は一般的に手術適応であり，手術可能な施設への紹介が望ましい．

● 疾患としては一般的で，整形外科であれば通常加療可能であるが，明らかに転位しているものであれば手術可能な施設が望ましい．

手首の骨折をしています．治療には手術してもしなくても，通常3ヵ月以上は病院に通うことになります．非常に多い骨折であり，場合により手術で治療することがあるため，整形外科の先生にみてもらいましょう．場合によりますが，手術をしない場合は約1ヵ月半程度ギプスをします．手術はピンで固定したり，中に金属のプレートを入れたりと，いくつか方法があるため整形外科の先生からよく説明を聞いてください．

（天羽）

case 36 手をついてから，動かすと手首が痛む

Snap Diagnosis 一発診断！ 舟状骨骨折

疾患概要
- 舟状骨は 8 つある手の手根骨のうちで最も多い骨折で，スポーツや交通事故などで手を強くついて，受傷することが多い．
- 舟状骨は，血行が遠位側（指先側）から手首に向かっているため，骨折によって血行が遮断されると，手首側の骨片が壊死や癒合しない偽関節になることが多い．

診断へのアプローチ

- 手首を強くついたあと，手首が痛む．
- 手首を動かすと痛む．
- 手首が痛むと訴えるが，橈骨遠位端骨折と違い，手首を支えるほどの痛みはなく，腫れもあまりはっきりしないこともある．そのため検査もされずに見過ごされることがある．
- 厳密には手首には圧痛はなく，舟状骨に一致した圧痛がある．ここを嗅ぎタバコ窩（snuff box）という（図 1）．
- 他に，親指と示指によるつまみ動作や，前腕の回外動作でも痛みを生じることが多い．

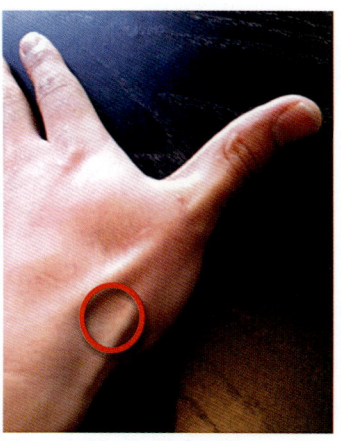

図 1：嗅ぎタバコ窩（snuff box：赤丸）．
舟状骨骨折ではこの部分に圧痛がある．

- **POINT：あまり腫れが強くなく，痛がらなくても，嗅ぎタバコ窩に圧痛があれば，必ず舟状骨骨折を疑い，検査を行う．**

▶ 鑑別診断

- **手関節捻挫**：時に鑑別は難しく，MRI 検査を必要とすることもある．はっきりと snuff box の限局した圧痛があることで鑑別する．
- **他の手根骨骨折**：非常に稀．腫れが強く疑ったら CT，MRI で精査を行う．
- **橈骨遠位端骨折**（別項）：詳細には橈骨遠位端に圧痛があることで鑑別できる．
- **TFCC 損傷（三角線維軟骨複合体損傷：Triangular FibroCartilage Complex）**：手首を小指側に曲

げる（尺屈）と痛む．骨折はなく，X線では異常は無い．それほど腫れず，比較的手首も動かせることで鑑別できる．痛みが遷延するようであれば MRI などの精査を行う．TFCC 損傷の診断がつけば，手の外科専門医へ紹介する．

▶ 検　査

X 線：診断の基本的検査となるが，診断率は 59 〜 79％ と見逃す，もしくは同定できないことがある．必ず舟状骨が骨折していないかチェックする．手関節 X 線正面像において尺屈させると舟状骨が見やすいと言われ，疑った場合は，追加で撮影する（**図2**）．

MRI，CT：身体所見で骨折を疑うが，X線ではっきりしない場合は必要となる．検査機器がなければ，その精査のために専門医を紹介する．

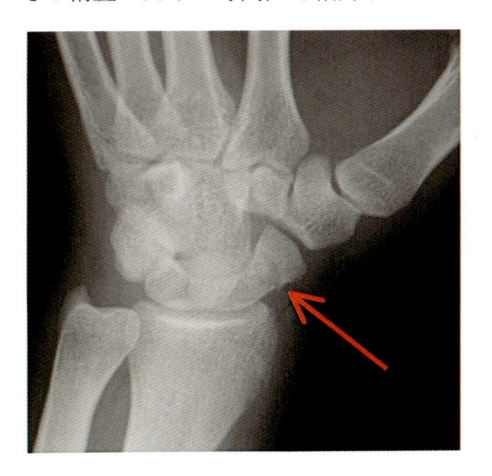
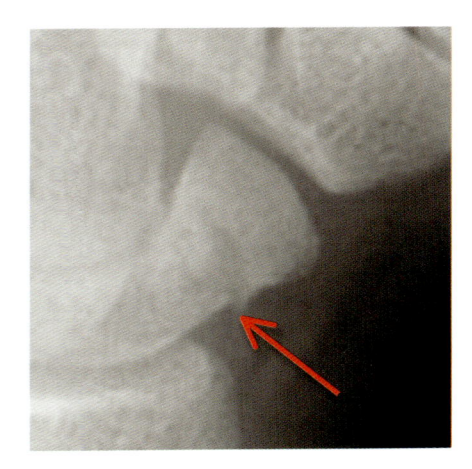

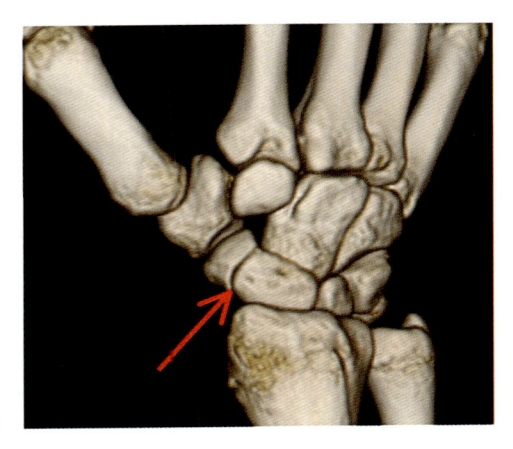

図2：舟状骨骨折の X 線像と CT 画像（3D 画像）

▶ 治　療

- 多くの場合はずれがなく，保存的治療の適応となる．親指まで固定する tumb-spica（サムスパイカ）cast で固定する（**図3**）．
- ギプス固定は前腕の回外，回内を制限するため，肘関節まで固定する long arm とする場合と，前腕までの short arm とする場合があるが，いずれにせよ手関節を固定することが肝要である．骨折がはっきりしない場合も，身体所見上，骨折を疑い，専門医へ送る場合でも，親指と手関節

をギプス固定した方がよい．初期にはX線で骨折線がはっきりしない場合もあり，後にギプスをとって再検査を行う．固定期間は骨折線がはっきりしなくなるまで行い，通常2〜3ヵ月の長期を要する．骨折部に1mm以上のずれがある場合や，見逃され放置された偽関節症例は，手術適応と考えられる．また手術後早期に動かせることから，ずれがない場合でも，ギプスによる長期固定を避け，積極的に手術を行う場合もある．手術においては，骨折部にずれがある場合は，切開して，骨折部を整復してスクリューで固定する観血的整復固定術（ORIF：open reduction and internal fixation）が必要となる．またずれがない場合は，切開を最小限でスクリュー固定する経皮的固定術もよく行われている．大きな合併症もほとんどない．いずれにせよ，早期診断ができれば治療成績は概ね良好であり，保存的，手術治療において優劣はついていない．

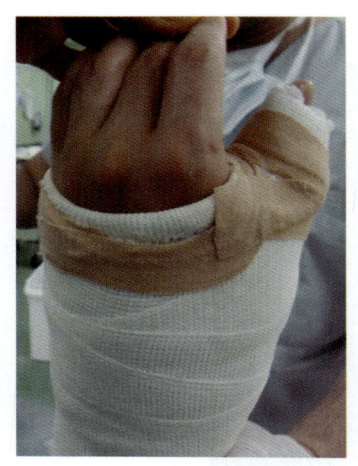

図3：サムスパイカギプス固定

▶ 専門医へのコンサルテーション

● 本骨折の治療経験がない場合やずれを生じている場合，また診断がはっきりしない場合は，一般整形外科医へのコンサルトを考える．できれば手術可能な施設が望ましいが，ずれがなく，患者に手術希望がなければ，手術可能な施設でなくても治療はギプス固定で可能である．

> ### 患者への説明
>
> 手の中にたくさんある手根骨という骨の一つが骨折しています．きちんと治療しないとなかなか骨がくっつかないことで有名で，早期にしっかり固定ができるかが治療成功の鍵となります．ギプスの固定期間は2，3ヵ月と長いですが，しっかりと治療しましょう．場合により手術を行い，早くから動かすこともできますが，手術自体のリスクもあり，どちらが優れているかは結論が出ていません．

（天羽）

case **37** ぶつけたり，踏まれて手が痛む．（壁や人を）殴ってから手が痛む

Snap Diagnosis 一発診断！ 中手骨骨折

疾患概要
- 手根骨に続いて手掌にある長管骨が中手骨である．
- 中手骨骨折は非常に多いが，20〜30代の元気な成人に多いため，過小評価され，時に捻挫として加療され，見逃されることがあるため注意が必要である．
- 大別して骨幹部骨折，頸部骨折，さらに特殊な中手骨骨折としてベネット骨折（母指CM関節脱臼骨折）がある．
- 頸部骨折は4，5中手骨に多く，これは人や壁を殴って起こることが多く，ボクサー骨折と呼ばれている．
- いずれにせよ，中手骨骨折は，転位や回旋変形を残すと手指の機能障害をきたすため，注意が必要である．

診断へのアプローチ

- 物をぶつける，手を強くつく，何かを殴るなどの外傷によって発生する．
- 手の甲が腫れており，圧痛がある．
- 指を伸ばしたり，曲げたりさせて，その時の爪の並びを健側と確認する．
  これにより回旋変形がないかをみる．曲げた時に他指と重なるようであれば，整復の必要があると判断する．

- **POINT：圧痛があって，動かしにくければ骨折を疑ってX線検査を行う．**

▶検　査

X線：腫れて，圧痛があれば行う．圧痛がどの中手骨にあるかをはっきりさせ，その部分のX線をみる．骨折はよほど複雑でない限り，X線検査のみで診断できる（**図1**）．

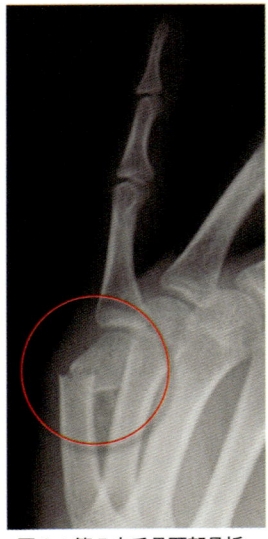

図1：第5中手骨頸部骨折

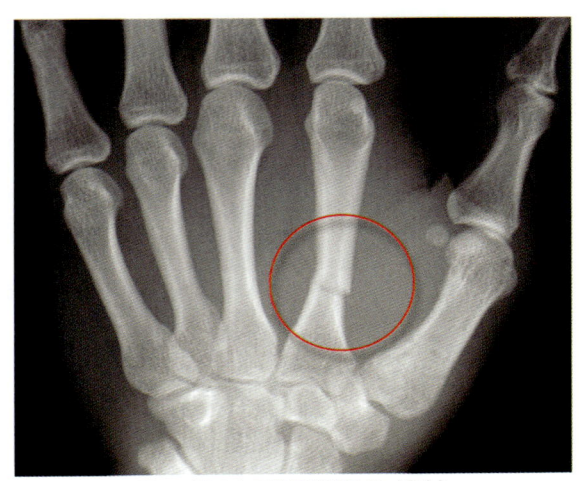

図2：第2中手骨骨幹部骨折（赤丸）

- **中手骨頸部骨折**：前述のように第4，5中手骨に多く，中手骨の骨折の中では最多．その受傷機転から骨頭が掌側に転位して，骨折部が背側凸の変形になることが多い（図2）．
- **中手骨骨幹部骨折**：横骨折か斜骨折が多く認められる．身体所見での回旋変形に加え，転位の程度をみる．
- **母指中手骨基部骨折（ベネット骨折）**：母指中手骨基部に圧痛があり手術適応になることが多い．

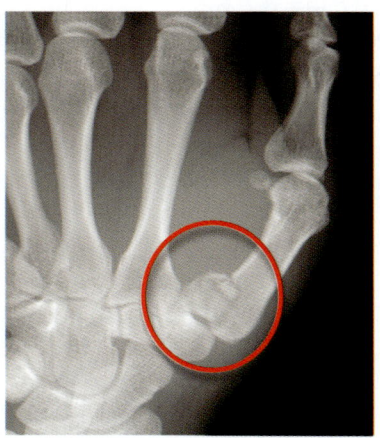

図3：ベネット骨折，第一中手骨基部の長母指外転筋により剥離骨折し，CM関節のずれ（脱臼）をひき起こす．手術適応．

- **POINT：X線にて骨折が指摘できれば，診断は容易．ただし，骨折が指摘できなくても，決して骨折がないと言い切らないこと．手根骨や中手骨基部は時に見逃すことが多く（図4），はっきりとした圧痛があれば，1週間以後に再診してもらい，X線撮影を行い，痛みの具合とともに再評価する．**

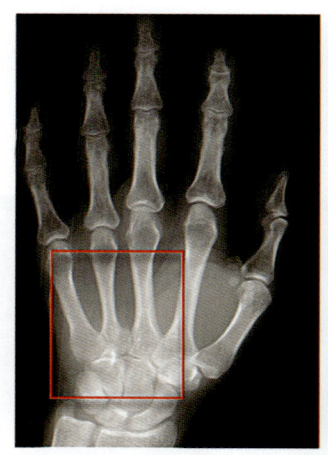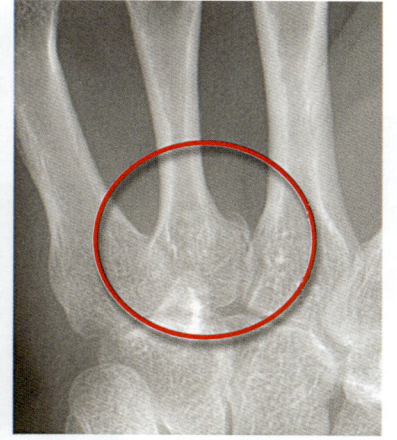

図4：一見，骨折ははっきりしないが，注意してみると第4中手骨の基部に骨折がある（赤丸）．

▶治　療

中手骨頸部骨折：多くの場合，保存的治療で治療可能．ギプスはナックルキャスト（MP関節を90°屈曲位で固定，PIP，DIPは固定せずに可動可能にする固定法）で行う．4，5週固定．

中手骨骨幹部骨折：転位が軽度であればギプス固定で治療可能．ナックルキャストで４，５週固定．２，５中手骨の斜骨折，螺旋骨折では回旋変形，短縮変形が生じやすく，オーバーラッピングフィンガーとなる．転位が大きい場合，手術（整復固定術）が必要．K-wire，プレート固定などが行われる．

ベネット骨折：関節内骨折であり，一般的に少しでも転位があれば手術適応．長母指外転筋による牽引により整復保持は困難．K-wire，スクリューなどで固定する．

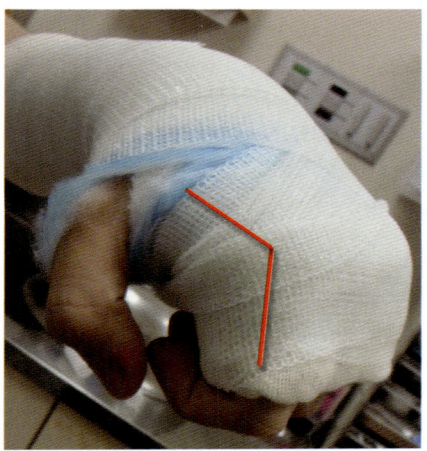

図5：ナックルキャスト　MP 関節が屈曲位となるように固定している．

▶ 専門医へのコンサルテーション

● 治療経験がなければ，骨折が診断できた時点で一般医は整形外科医へ紹介．各骨折で手術適応と考えられれば，できれば手の外科医がいる手術可能な施設への紹介をする．

患者への説明

手の中の中手骨という骨が骨折しています．しっかり治療しなければ手の機能に関わる骨折です．ずれがなければギプスで治療ができます．約１ヵ月固定し，その後リハビリをします．ずれがあれば手術を考えます．いずれにせよ治療には２，３ヵ月を要します．その場合は整形外科専門医にみてもらいましょう．

（天羽）

指が痛む（強くぶつけた，重い物を落とす，踏まれる，捻った）

Snap Diagnosis 一発診断！ 指骨骨折

疾患概要
- 指骨には，末節骨，中節骨（母指のみなし），基節骨を含む.
- 骨折は比較的若い年代で，スポーツ活動などで受傷することが多く，その頻度は中手骨骨折よりも多い.
- 末節骨は先端部分がつぶれる形で骨折するか，骨幹部の横骨折，基部の剥離骨折（マレットフィンガー：別項）がほとんどである.
- 中節骨骨折，基節骨骨折は，おもに関節内（関節面に骨折線がかかる）か関節外（関節面に骨折線がかからない，おもに骨幹部）に大別できる.

診断へのアプローチ

- 指に重い物を落とす，指を踏まれる，指を捻る，指を強くぶつける，などの何かしらの外力がかかり受傷する.
- 受傷した指の腫れ，痛みがある.
- 開放創がないかみる➡骨折があれば開放骨折であり，緊急処置が必要.
- 必ず，受傷した指の屈曲，伸展が可能かをみる（DIP，PIP，MP）. 骨折がある場合，痛みが強くて十分にできないことが多いが，わずかにでも動かせれば伸展，屈曲機構は機能していると判断していい. 全くできなければ腱断裂を疑い，早急に手術が可能な施設へ紹介する. とくに必ず DIP の伸展ができるかを確認し，できなければマレットフィンガーを疑う（別項）.
- 明らかに変形がある場合は回旋変形を調べる. 指をできる範囲で動かせて，全ての爪が並んでいるかを見る. 屈曲した時に指が重なったり，爪が違う方向を向いていれば回旋変形があると判断できる.

・**POINT**：ぶつけて指が腫れていれば，屈曲伸展できるか，回旋変形がないかをみる.

▶検　査
ほぼ X 線検査で診断ができる.
X 線：2 方向以上で撮影.
　圧痛の最も強いポイントをみる.

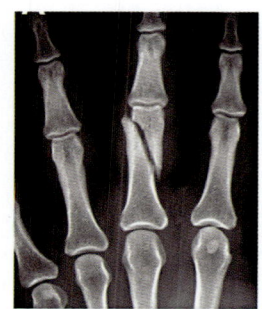

図 1：基節骨骨幹部の斜骨折
相対的手術適応

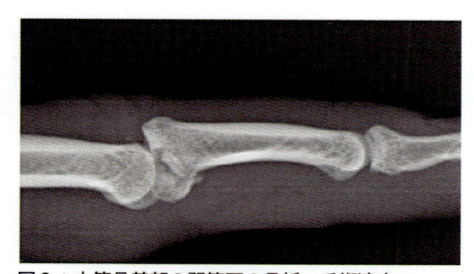

図 2：中節骨基部の関節面の骨折　手術適応

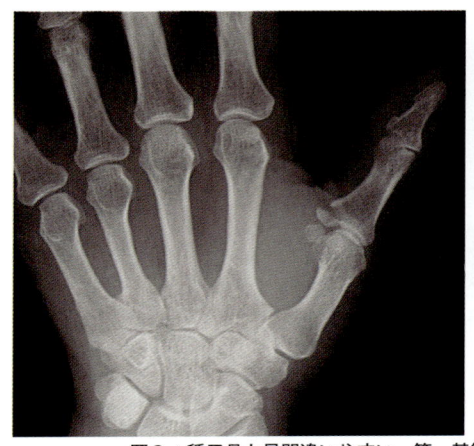
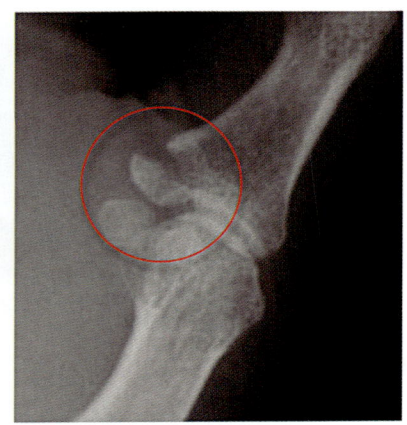

図3：種子骨と見間違いやすい，第一基節骨基部の骨折　相対的手術適応.

▶ 鑑別診断

- **病的骨折**：とくに誘因なく，もしくは軽い外力により痛む場合は病的骨折の可能性がある．内軟骨種による病的骨折が多い（骨軟部腫瘍 内軟骨腫 参照）．治療は手術治療となることがあるため，診断できれば整形外科にコンサルトする.
- **腱断裂**：X 線で骨折がなく，指の屈曲か伸展ができなければ腱断裂となる．手術適応で，早急に手術可能な整形外科へ紹介（できれば手の外科専門医へ）.
- **変形性関節症**：通常，外傷はない点や X 線での関節の変形性変化があることで鑑別できる．DIP での変形性変化をヘバーデン結節，PIP での変形性変化をブシャール結節という．治療は通常，湿布，塗り薬で対応し，痛みが強ければ NSAID となる.

▶ 治　療

保存的治療：

関節面に骨折線が及ぶが，ずれがない場合，また骨幹部でずれが軽度の場合，末節骨先端部の粉砕骨折などは保存的治療となる．またずれがあっても末節骨骨幹部骨折は徒手整復すると安定するため，徒手整復後に固定で治療可能である．固定は通常，固定装具，アルフェンスシーネなどで固定する（外固定法方法参照）．バディテーピング（動的固定：通常骨折した指の尺側の指と一緒に固定する）で隣接指と可動域訓練を行う方法もある．固定はその骨折部から１つ遠位および近位の関節を固定する．通常４～６週固定し，３，４週で可動域訓練を開始する.

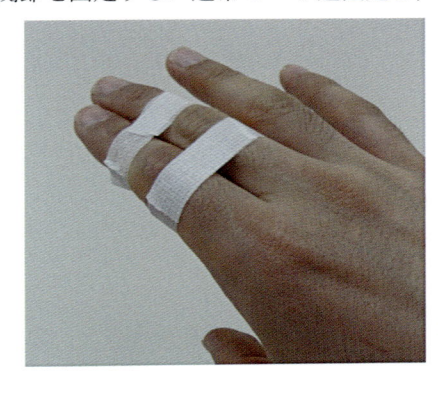

図4：バディテーピング　通常，骨折した指の尺側（小指側）の指と一緒に固定する.

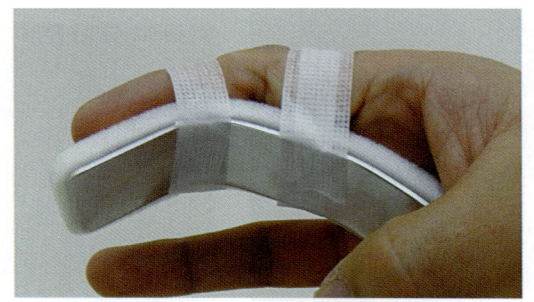

図5：アルフェンスシーネ　良肢位での固定

手術治療：

　一般的には関節面にずれがある場合や，回旋変形している場合，15°以上の角度変形，6mm以上の短縮などが手術の適応とされている．ただし手術適応は相対的で，患者の望む手指機能を考慮に入れて，相談の上，判断すべきである．

▶専門医へのコンサルテーション

- 治療経験がなく，転位などなく，保存的治療が可能であれば一般整形外科医，判断に迷う場合も含めて，手術適応例は手術可能な施設へ紹介が望ましい．特殊なケースとして，爪が完全にはがれているような場合は，爪床（nail bed）が損傷している可能性があり，縫合の必要もあり，可能であれば，手の外科専門医に紹介する．

患者への説明

手の指を骨折しています．関節が固まり，指が曲がらなくなったり，伸びなくなりうる怪我です．治療は2ヵ月はかかります．できるだけ早く関節を動かすリハビリを行ってもらいますが，動かす時期が早すぎると骨がくっつかないことになることもあるため，適切と思う時期に開始します．もし，ずれが生じた場合は手術も検討されるので，整形外科専門医にみてもらいましょう．

（天羽）

39 指にボールがぶつかったり，突き指してから指が伸ばせない

Snap Diagnosis 一発診断！ マレットフィンガー

疾患概要
- DIP 関節の伸展機構の破綻.
- 腱の断裂を腱性マレットフィンガー，腱による剥離骨折を骨性マレットという.
- 若年層で，スポーツ競技に多く，突き指のように，ボールが指に当たった時などに多く受傷する.
- ただの突き指として放置してしまうこともあり，その結果，DIP 関節が伸展不能となり，生活に支障をきたす.

診断へのアプローチ

- 指に強い外力が加わって起こることが多い.
- 中節部を保持して DIP 関節を伸展させるように指示してもできない（**図1**）.
- ぶつけて，腫れていても伸展機構に完全な破綻がなければ，わずかでも伸展可能である.

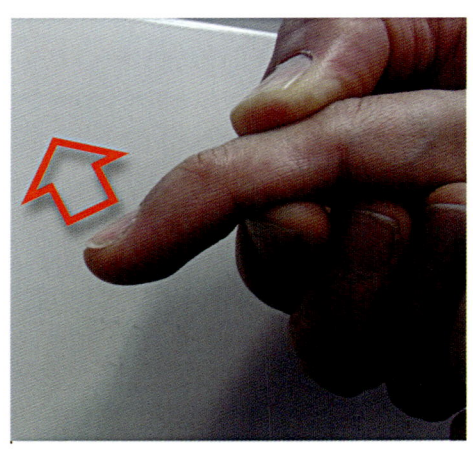

図1：患指の中節部を保持して指を伸ばすように指示
しても伸ばせない

・**POINT：中節部を保持して DIP 関節を伸展させるように指示してもできなければ，マレットフィンガーと診断.**

▶検 査

X 線：身体所見で上記と診断したら骨性なのか，腱性なのかを診断するために X 線撮影が必ず必要となる．それは骨性と腱性で治療が違うためである．X 線では必ず側面像を撮る．側面像で末節骨の背側基部が骨折していれば，骨性と診断できる（**図2**）．腱性であれば骨折はなく正常像となる.

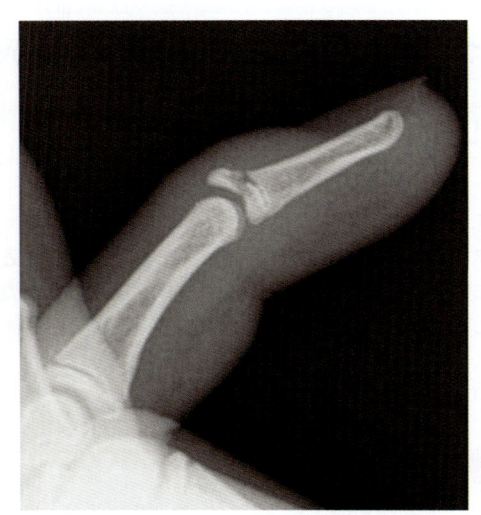

図 2：骨性マレットフィンガーの X 線画像

▶治　療

保存的治療：腱性マレットフィンガーもしくは転位のない骨性マレットフィンガーの場合，保存的治療の適応となる．DIP 伸展位を保持する装具での治療が一般的で，通常 6 週間程度固定をする．開放骨折や転位のある骨性マレットフィンガーは手術治療となる．通常，麻酔下に伸展位で金属のピンで固定する．

▶専門医へのコンサルテーション

● 治療経験がなければ整形外科医へ紹介．身体所見で疑い，X 線検査が行えなければ，身体所見のみでマレットフィンガーと診断して紹介する．転位のある骨性マレットは手術可能な施設へ，腱性マレットであれば一般整形外科への紹介となる．

> **患者への説明**
> 指の先端の関節を伸ばす機構が破綻しています．治療には数ヵ月を要しますが，しっかり治さなければ指が伸びなくなり，生活に支障をきたします．骨折を伴う物であれば手術が必要となります．手術をしない治療でも専門的知識が必要となるため，専門の先生にみてもらいましょう．

（天羽）

VII. 四肢へ放散する痛み，しびれ
（上肢，下肢の異常）

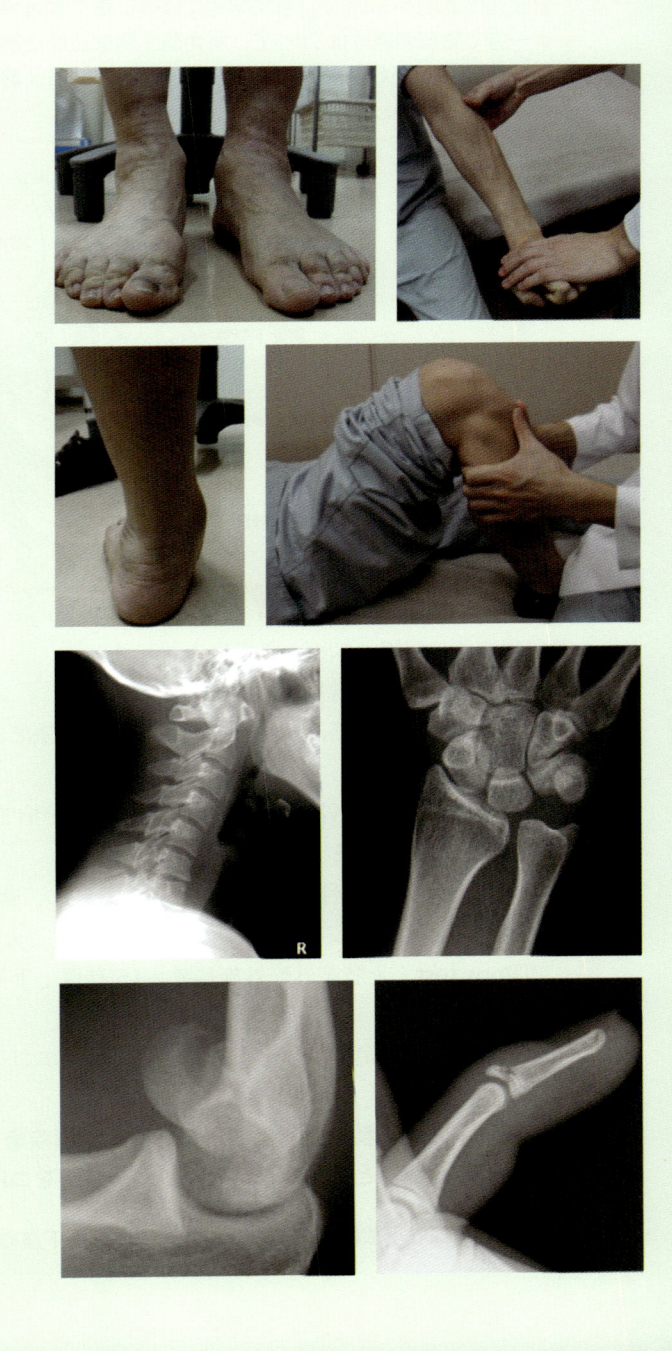

case 40 腕，手指がしびれる，だるい

Snap Diagnosis 一発診断！　胸郭出口症候群

疾患概要

- 診断の難しい上肢の痛み，しびれにこの疾患の鑑別を要す．胸郭出口とは，以下を指す（図1）．
  - ①第一肋骨とそれに付着する前斜角筋，中斜角筋部
  - ②鎖骨と第一肋骨の間の肋鎖骨間隙
  - ③烏口突起に付着する小胸筋間隙
- その近傍で腕神経叢，鎖骨下動静脈の圧迫や伸長によって上肢の痛みやしびれを有する症候群が，胸郭出口症候群である．
- 骨性の要因が30％で，解剖学的には長い第7頸椎横突起（頸肋）などが挙げられる．
- 一方で軟部組織性は70％で，斜角筋三角底辺間距離の狭小や異常筋の存在などがある．
- 神経型（しびれ，脱力，冷感），動脈型（疎血），静脈型（チアノーゼ様，重苦感）などが症状として挙げられる．

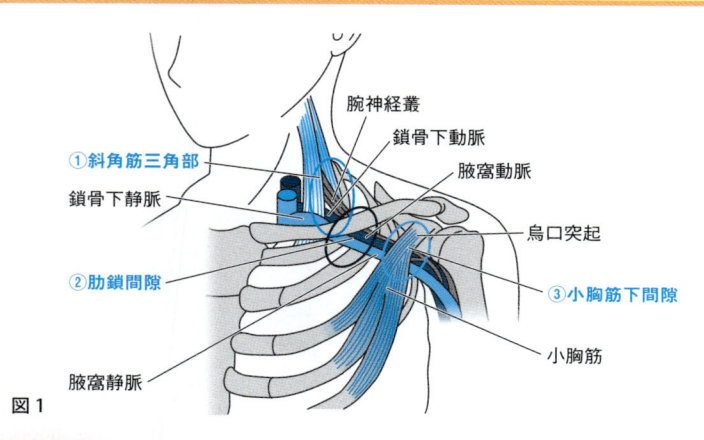

図1

診断へのアプローチ

- 自覚症状の経過，病歴から診断を推察する．
- 上肢挙上位での日常生活の困難さを聴取する．
- 鎖骨上窩部，斜角筋部，小胸筋部，四辺形間隙部の圧痛を評価する．
- 徒手誘発テストとして，
  - ⑴ **Morley test**：鎖骨上窩（肩甲鎖骨三角）を指で圧迫すると症状が誘発される．腕神経叢の易刺激性を意味する（図2）．
  - ⑵ **Wright test**：橈骨動脈を脈拍を触知しつつ，両側上肢を外転，外旋させると，患側で脈拍が停止する（図3）．肋鎖間隙の圧迫を誘発するが，正常人でも30〜50%陽性になる．
  - ⑶ **Roos test**：上肢を外転外旋して，15秒以上手指の屈伸を行い，症状の誘発や手指の蒼白化の所見をとる．
- 実際の症状は一定ではなく，専門施設では，エコーやCTを用いて診断している．

- **POINT：診断は整形外科医でも難しく，頸椎疾患や肩疾患，手根管症候群などの末梢神経障害，腕神経叢腫瘍などをまず否定していく．診断をつけるために紹介してよい．**

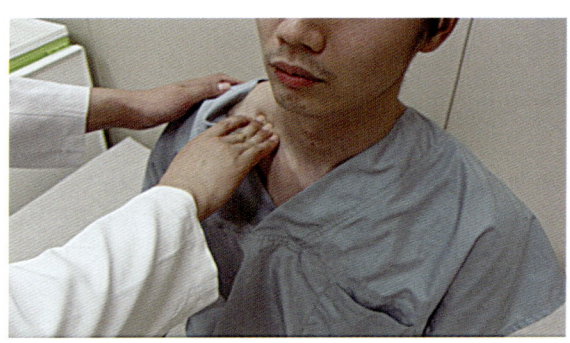
図2：Morley test　鎖骨上窩を圧迫している．手に放散するしびれや痛みが出れば，陽性．

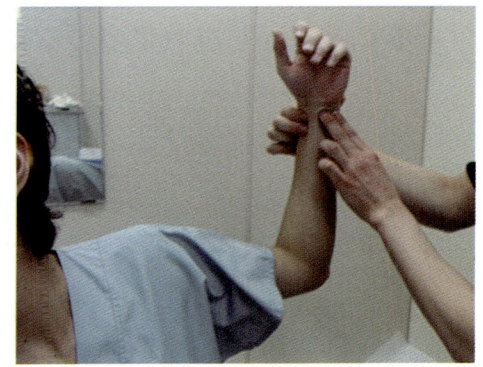
図3：Wright test　橈骨動脈の拍動を確認しながら，肩外転90°，外旋90°，肘屈曲90°とする．拍動が消失すれば陽性．

▶検　査
X線検査：頸椎2方向をとり，頸椎症がないかを確認．また<u>正面像で第7頸椎から外側に伸びる頸肋（頸椎からの横突起が通常より伸びて，あたかも肋骨が出ているようになる奇形のひとつ）がないかを確認．</u>また側面像で，なで肩のため胸椎まで見えることも補所的所見となる．

▶鑑別診断
- **末梢神経傷害**（手根管症候群，肘部管症候群：別項）：特徴的なしびれ，感覚障害の範囲で鑑別できる．
- **頸椎症性神経根症**（頸椎椎間板ヘルニア：別項）：頸椎の動きによって，痛みが出ること，神経根に沿っての神経障害が前面に出ることで鑑別．
- **Pancoast腫瘍**：障害部位は近いため，しびれなどの神経症状では鑑別が困難．Pancoast腫瘍では，反回神経の障害である嗄声や交感神経節の障害であるホーナー（Horner）症候群（縮瞳，発汗消失，眼瞼下垂）があることで鑑別．

▶治　療
- 末梢神経傷害に対する抗炎症鎮痛薬や末梢神経障害性疼痛治療薬の処方や，疼痛回避が得られる姿勢での日常活動動作を指導する．肩甲骨や胸郭の可動運動をリハビリで行う．症状が強く，保存的治療による改善が期待できない場合は，確定診断，手術治療が検討される．
- 手術治療としては，絞扼部位の確認とともに，第1肋骨切除や頸肋切除が行われる．

▶専門医へのコンサルテーション
- 他の末梢神経傷害との鑑別が難しいとされる．診断を確定せず，疑わしい場合には，末梢神経傷害を専門とする施設に精査を依頼する方が望ましい．

> **患者への説明**
> 頸部から腕に向かう神経が，鎖骨と肋骨の間で挟まっている可能性があります．薬物での治療や，症状を起こさない姿勢での日常動作を行い，症状の緩和を期待しましょう．症状が改善しない場合は，精密検査や手術加療を検討する必要があります．

（天羽）

case 41 歩くと足がしびれて歩けない．足が痛む

Snap Diagnosis 一発診断！ （腰部）脊柱管狭窄症

疾患概要
- 脊柱管（神経の通り道）を構成する骨性要素や椎間板，靭帯性要素などによって腰部の脊柱管や椎間孔（各神経根が出ていく骨穴）が狭小となり，馬尾あるいは神経根の絞扼性障害をきたして症状の発現したものである．
- 分類として片側の下肢痛を主訴とする神経根型，しびれや間欠性跛行（歩行により足がしびれて立ち止まってしまう）を主訴とする馬尾型，両者が混在した混合型に分かれる．
- 高齢者に多くみられ，高齢化社会を迎えた我が国では増加の一途をたどっている．
- MRI 検査の普及により診断は容易となったが，適切に治療を行わなければ重篤な後遺症を残す．

診断へのアプローチ

- 足がしびれて歩けないという訴えで来院するが，重要なことはそれが，間欠性跛行があるかどうかをうまく聞き出すことである．
- 歩行により足がしびれたり，痛んでこないかを聞き，足がしびれて休憩しないと歩けない，といったことが聞き出せれば脊柱管狭窄症を疑う．
- 前屈みの姿勢だと歩行距離が伸びることや休憩を取ると再び歩けるようになることは特徴的である．
- 馬尾型の症状としては，下肢・臀部・会陰部の異常感覚や膀胱直腸障害がある．膀胱直腸障害では，陰茎や肛門周囲の違和感などから始まり，進行すると尿が出なくなり，肛門括約筋が弛緩し，便失禁をきたす．
- 神経根型では多くの場合，片側の下肢に痛みやしびれが出現する．とくに疼痛側の後側屈する検査を Kemp（ケンプ）テスト（**図1**）といい，下肢痛が誘発されれば陽性とする．

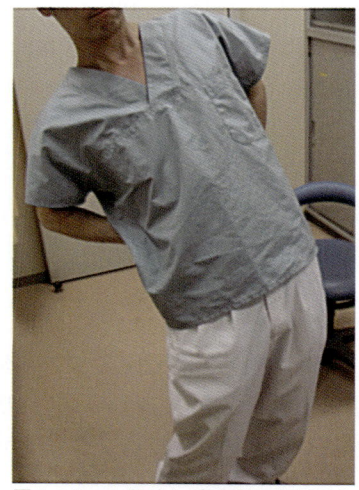

図1：Kemp テスト 疼痛側に後側屈させて痛みが出れば陽性

- Kemp テストだけでなく，腰椎を伸展（後屈）させると，臀部痛や下肢痛が増強する．
- 腰痛はあってもなくてもよく，診断の助けにならない．

- **POINT：歩行していると症状が増悪し，前屈みの姿勢や休憩で楽になる（間欠性跛行）は脊柱管狭窄症を疑う．**

▶鑑別診断
- **慢性動脈閉塞症**：下肢の血行障害による虚血により下肢痛を呈する．閉塞性動脈硬化症（ASO：arteriosclerosis obliterans）が最も多い．安静時には足の症状はなく，歩行で症状が出る．歩行を止めて休憩すると症状が改善し，また歩行が可能となる．高血圧，糖尿病，高脂血症などが背景にあることが多い．足の色が悪いこと，足背動脈が触れにくいこと，冷感を伴うことが多いことや，前屈みの姿勢や自転車であっても症状が出ることで鑑別する（脊柱管狭窄症の場合，自転車に乗ると前屈位になり脊柱管が広がり症状が出にくい）．検査として ABI（ankle brachial index；足関節-上腕血圧比）や TBI（toe brachial index：足趾-上腕血圧比）が低下する．症状が進行すると下肢の壊死につながり，下肢切断に繋がる疾患である．診断ができれば心臓血管外科医に紹介する．
- **腰椎椎間板ヘルニア**（別項）：若年であることや SLR などの神経緊張症候が出ることで鑑別する．診断には MRI が必要．
- **腰椎変性すべり症**：腰椎すべり症は，上位椎体が隣接する下位椎体より前方に偏位するため脊柱管が狭窄するが，X 線ですべりがないかをチェックしておく（**図2**）．治療は脊柱管狭窄症に準じるが，不安定性が強ければ手術において固定手術が適応となる．

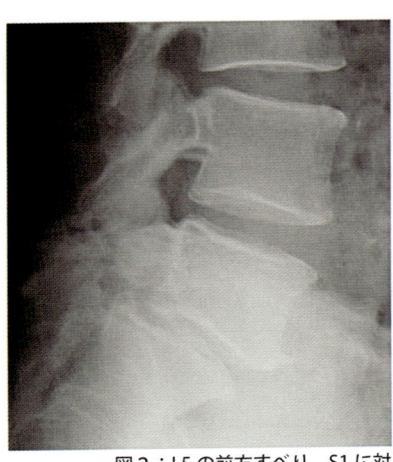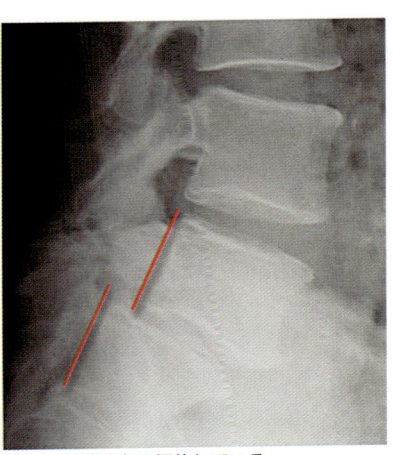

図2：L5 の前方すべり．S1 に対して L5 椎体が前方へ偏位している．

▶検　査
X 線：神経，靱帯，半月板などはみえないため，評価はできない．高齢者では圧迫骨折で椎体が潰れ，脊柱管（椎体の後方）へ飛び出ている場合がある．またすべり症がないか，あれば前後屈にて不安定性をみる．

MRI：脊柱管狭窄の程度，高位などが判断できる．しかし，変性による狭窄が強くても症状をきたさない例もあり，必ず経過，身体所見と合わせて総合的に診断することが重要．

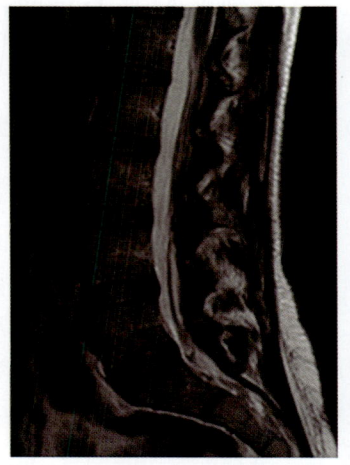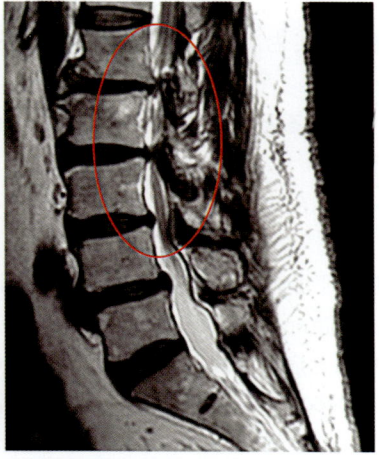

図3：sagital 像　左：（ほぼ）正常　右：脊柱管狭窄（L1/2, L2/3, L3/4, とくに L1/2 で強い）.

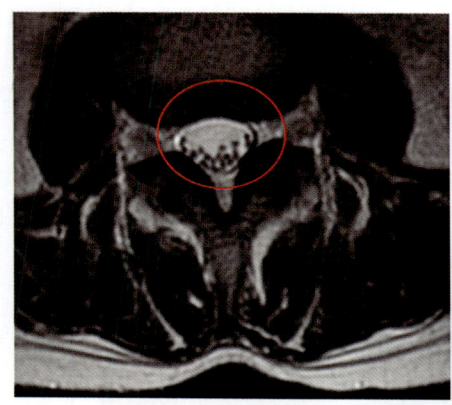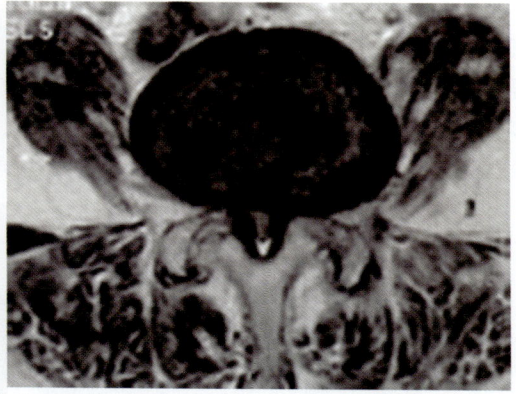

図4：axial 像　左：（ほぼ）正常　右：脊柱管狭窄. 本来円形の脊柱管が圧迫され三角形となっている. 重症だと髄液の白い部分が確認できなくなる.

CT：MRI での不明瞭な骨の描出に優れており，靭帯の骨化や終板障害である隅角解離などが描出できる. とくに MRI が撮影できない場合は，脊髄腔内に造影剤を注入してから CT を撮影し，脊髄や馬尾の圧迫病変の有無を評価する.

脊髄造影：硬膜管内に造影剤を注入し，色々な体位で脊柱管の状態を確認する検査. CT，MRI とは違い，立位での狭窄の状態が把握できる.

▶治　療

● 一般に自然経過は緩徐である. 保存的治療は，運動療法，薬物療法，ブロック療法がある. 間欠性跛行を呈する馬尾型は，馬尾神経の圧迫による血流不全と考えられているため，血流改善のため，鎮痛剤，プロスタグランディン製剤（PGE₁）を投与してみる. 下肢痛に対しては，神経障害性疼痛治療薬のリリカ®，トラムセット®も効果があることがある.

● 症状が強く，投薬で効果がなければ，ブロック治療が考慮される. 仙骨硬膜外ブロック，硬膜外ブロック，神経根ブロック，トリガーポイントなどがある. これらはペインクリニックでも行っ

ており，必要に応じて紹介する．以上の保存的治療抵抗例や運動麻痺や膀胱直腸障害を伴う高度狭窄例では手術適応となる．手術では狭窄の原因となっている靭帯成分などを切除する除圧術を行う．近年では内視鏡下での低侵襲手術も行われているが，脊柱変形や不安定性を伴う腰椎すべり症などを合併している場合は，除圧術のみでなく，金属を使用した固定術も行われる．

▶専門医へのコンサルテーション

● 治療経験がなければ診断，もしくは疑いで整形外科へ紹介する．間欠性跛行がある場合，身体所見上，ASO などの血流障害がないか診察した上で紹介する．症状が軽度であれば，上記の投薬にて経過をみても構わない．

🗨 患者への説明

背骨の中の神経の通り道が，骨の変形や靭帯の肥厚によって狭くなっています．腰から出ている神経の枝は足へ向かっているので，その神経が骨や靭帯に圧迫されると，足へ痛みが出ます．急速に進行することは少ないので，しびれや痛みが我慢できるのであれば，神経の症状を抑えるため，薬を中心とした治療から始めましょう．症状が改善しない場合や悪化する場合は，ブロック治療も選択肢となります．尿が出にくい場合や肛門に力が入りづらい場合は症状として重篤で，緊急手術が必要となる可能性があるため，その場合はすぐに病院を受診してください．

（伊藤）

Ⅷ. 股周囲，骨盤部の痛み
（股関節周囲，骨盤の異常）

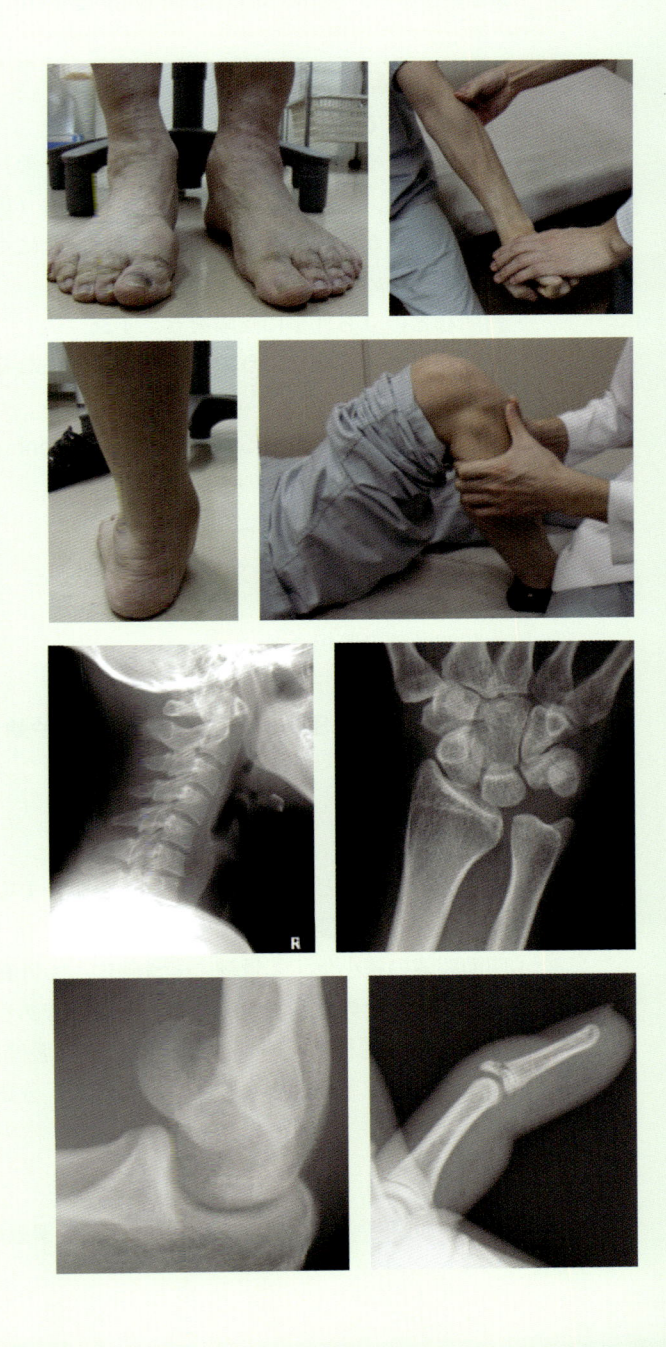

case 42　歩くと足の付け根が痛む．股関節が痛く歩きづらい

一発診断！　変形性股関節症
Snap Diagnosis

疾患概要
- 変形性股関節症は原因となる基礎疾患がなく，加齢や過負荷による一次性と，寛骨臼形成不全，先天性股関節脱臼など明らかな基礎疾患や構造以上を有する二次性に分類される．日本においては二次性がほとんどである．
- 発症年齢は 40 〜 50 歳であるが，先天性股関節脱臼の既往があれば 30 歳前後である．
- 男性に比べ女性に多い．
- 最近は一次性と考えられていた症例に，骨盤寛骨臼と大腿骨頸部の衝突により関節唇損傷，軟骨損傷が起きる FAI（femorlacetabular impingement，別項）の概念が提唱されている．

診断へのアプローチ

- **自覚症状として**
  - ・立ち上がりや歩き始めの鼠径部（脚の付け根）の痛みがある（前面の痛み）．
  - ・進行すると，持続痛（常に痛む）や夜間痛（夜寝ていても痛む）がある．
  - ・足の爪切りが難しくなったり，靴下がはきにくくなったりする．
  - ・和式トイレの使用や，正座が困難になる．
  - ・台所などの立ち仕事に支障をきたす．
  - ・階段や車バスの乗り降りに手すりが必要になる．
- **他覚症状**
  - ・足をひきづるようになる（跛行，Trenderenburg sign）．
  - ・脚長差（パンツの長さの違い）．
  - ・鼠径部（scarpa 三角）に圧痛がある．
  - ・可動域の低下．
  - ・筋力低下．
  - ・大腿四頭筋の萎縮など．

- **POINT：鼠径部に圧痛があり，立ち上がりや動き始めに足の付け根が痛むのは，変形性股関節症を疑う．**

検　査
- Ｘ線股関節正面像と側面像（軸写像）を撮影する．
- みるポイント（股関節正面像にて確認する）

　①関節裂隙の狭小化，②骨棘，③骨硬化，④骨嚢胞，⑤骨頭の扁平化，⑥骨萎縮などをみる．痛みのない健側との左右差をみることも大事である．

　前期，初期，進行期，末期といった変形性股関節症のＸ線分類があるが，実際は疼痛の強弱，日常生活動作で手術適応が判断されるため，分類することは治療上求めない．

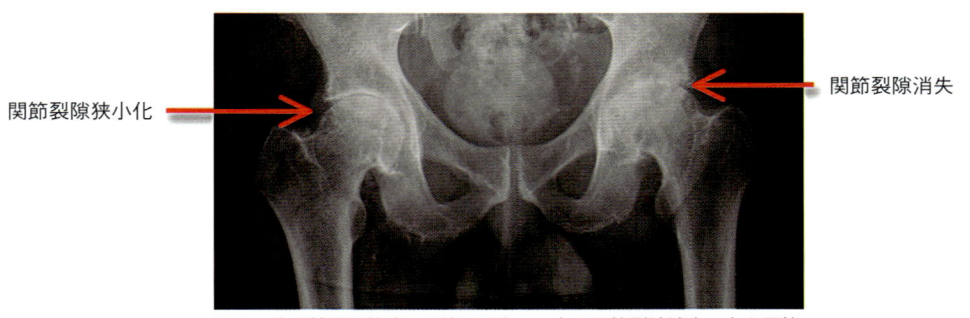

関節裂隙狭小化　　　　　　　　　　　　　　　関節裂隙消失

図1：変形性股関節症　Ｘ線正面像　　左は関節裂隙消失．右も関節
裂隙の狭小化している．

▶鑑別診断

- **特発性大腿骨頭壊死症**：大腿骨頭への血流が悪くなり骨が壊死する．原因不明だがステロイド剤の長期使用やアルコールが誘因になると言われている（股関節骨折鑑別参照）．
- **FAI**：身体所見，Ｘ線から鑑別できる（FAIの項参照）．
- **坐骨神経痛**：足の付け根が痛むとの訴える場合があり，ときに鑑別は困難で併存する場合もある．純粋な坐骨神経痛の場合，股関節の可動時には痛みは出ない（腰部脊柱間狭窄症の項参照）．
- **大腿骨頸部骨折**：骨粗鬆症の高齢者に多い．転倒して発生し，歩行は困難である（股関節骨折の項参照）．
- **関節リウマチ**：手指，手首，肘，股関節，膝など，様々な関節に痛みや変形が起こる．おもに股関節が痛むこともある（関節リウマチの項参照）．
- **化膿性股関節炎**：ブドウ球菌や連鎖球菌などの化膿菌の感染や結核菌感染により起こる．発熱などの炎症所見があることで鑑別できる（化膿性関節炎の項参照）．

▶治　療

●「保存療法」と「手術療法」の2つの治療法がある．

保存療法

症状がほとんど出ていない場合でも，よい関節の状態を維持するために，また手術を勧められた場合でも，進行を遅らせるためや人工関節を長持ちさせるなど，状態をより良く保つために保存療法が必要となる．

　　○体重コントロール

股関節にかかる負荷は，体重の3〜10倍．体重が増えれば股関節への負荷が増えるため，食事制限と運動療法などを組合わせての体重コントロールが必要となる．

　　○負荷を減らす日常生活の工夫

運動などをがんばり過ぎない，痛むときは安静にする，外出する時には杖を使うなど，無理をせず，痛みを避け負荷を減らす．どのくらい歩いたら痛みが出るなど，限界を知りセルフコントロールするように指導する．

寝起きやトイレ，入浴，家事なども，動作を工夫して痛みを避ける．

　　○運動療法，温熱療法などの理学療法

股関節症の患者さん向けの筋力トレーニングやストレッチ，ウォーキング，プールでの水中運動などを行う．筋力の維持，拘縮の改善，関節の血行改善，気分転換，肥満防止にもなる．

〇薬物療法

急性期の痛みや進行期や末期の強い痛みなどのときに，消炎鎮痛剤など．進行がわかりにくくなるので頼りすぎないようにする．

手術療法

保存療法での改善がない場合には，手術が検討される．それぞれの手術の特徴・問題点と，進行の程度や年齢，社会的・家庭的環境などを考慮して検討する．

〇関節温存手術

骨を切って股関節の形や負荷のかかる方向を改善させる手術．

寛骨臼回転骨切術，骨盤骨切り術，内反骨切術，外反骨切術など

〇関節置換手術

痛んだ股関節の骨軟骨を切除し，関節を固定したり，あるいは，人工のもの（カップとステム）に置換する手術．

人工関節置換術，股関節固定術など

▶ 専門医へのコンサルテーション

● 病期にかかわらず，まず保存療法を行う．投薬などによって自身が希望するような活動レベルが維持できない場合に，手術の適応となる．その場合には手術可能な施設へ紹介する．

> **患者への説明**
>
> 変形性股関節症は，ゆっくり進行する病態です．運動療法を中心とした十分な保存療法を行えば，日常生活動作の低下を予防することができます．
>
> しかし，保存療法に奏効せず，日常生活動作の改善，さらなる生活のレベルアップを希望される場合は，手術療法が選択肢になります．近年は手術方法やインプラントの材質が改善され，耐久年数は 15 〜 20 年，あるいは，20 年以上と言われています．したがって，70 歳，80 歳になるまで我慢するというより，若く元気なうちに手術を選択することも稀ではありません．なかでも，人工股関節置換術は，施設によって手術法など多少の違いはありますが，標準的な治療法となっています．

（辻）

case 43 鼠径部が立ち上がりや階段で痛む，足をひねると股関節が痛む

一発診断！ Snap Diagnosis　FAI（Femoroacetabular impingement）大腿骨寛骨臼インピンジメント

疾患概要

- FAI（Femoroacetabular impingement, 以下 FAI）は，Ganz らにより 2003 年に提唱された．股関節において，肥厚した大腿骨頭頸部移行部と骨盤の寛骨臼の過被覆の骨形態異常によって，両者が衝突（impingement：インピンジメント）し，股関節の疼痛と運動制限をきたす病態のことである．
- 繰り返しの衝突により股関節唇損傷や軟骨損傷をひき起こす．
- 従来一次性変形性股関節症と言われていた中には FAI が原因であるものが含まれており，近年，変形性股関節症の原因の１つとして注目されている．

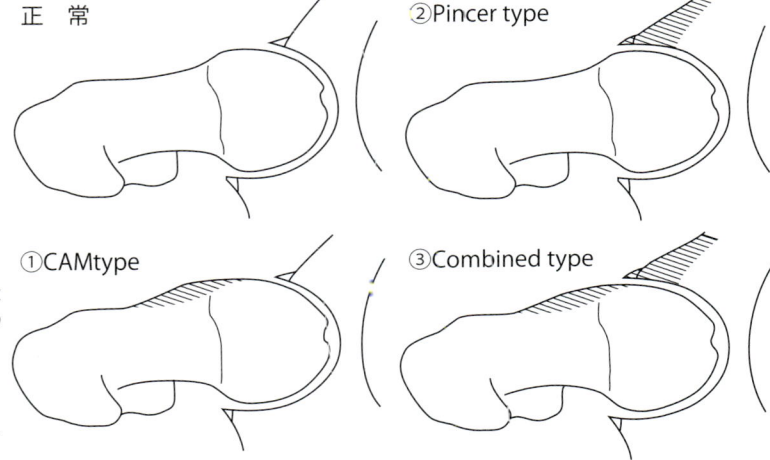

正　常　　②Pincer type　　①CAMtype　　③Combined type

図１：FAI には，① CAM type（大腿骨頸部前外側の骨性隆起），② Pincer type（寛骨臼蓋の過被覆），③ Combined type（両者合併）からなる．
（Ganz,R et al. 2003 Clin. Ortop. より）

診断へのアプローチ

自覚症状

- 鼠径部痛が典型的だが，股関節深部や外側，後方にも痛むこともある（股関節を中心に前方から後方にかけて痛む：C-sign）.
- 時に大腿前面，膝まで放散する疼痛として自覚することがあるが，股関節痛は L3 デルマトームに関連することから説明できる．
- 誘発する動作はひねり動作，長時間の坐位，坐位からの立ち上がり，階段昇降，靴下の着脱，爪切りなどがある．
- 深屈曲の動作が必要なスポーツが発症に関与すること多い．

他覚症状

- 前方 impingement test：股関節を他動的に伸展位から屈曲，内転，内旋させ，疼痛が出現した場合に陽性とする．感度の高い検査であるが，特異度は高くない（図２）.
- FABER distance（flexion abduction external rotation）：仰臥位で股関節を屈曲・外転・外旋位（胡坐位）とし，脛骨粗面と床面までの距離を測定し，患側が健側に比して 5cm 以上大きければ陽性（図３）.

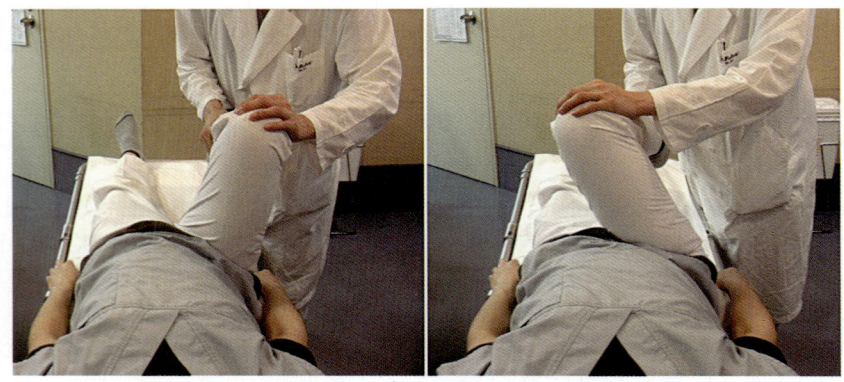

図2：前方 impingement test　股関節最大屈曲位で回すようにして痛みが誘発されるか見る．痛みが誘発されれば陽性．

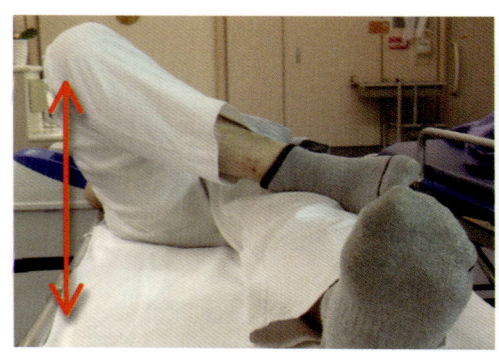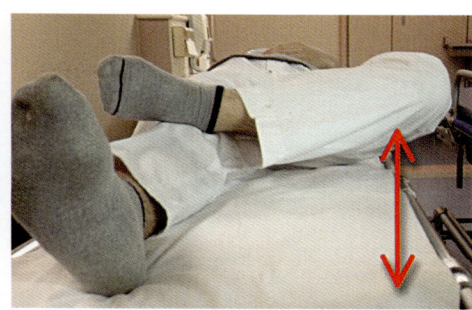

図3：FABER distance　寝た姿勢であぐらをかかせてみると，患側が床から高い

▶検　査

画像診断：FAI に特徴的な骨形態異常と，それによって起こる関節唇損傷や軟骨損傷を評価する（**図4**）．

単純 X 線検査：両股正面像，大腿骨軸位像側面像（軸写像）に加えて，可能であれば 45°Dunn view（股関節屈曲 45°＋外転 20°＋内・外旋中間位）の 3 方向を撮影する．寛骨臼形成不全にみられる寛骨臼被覆が小さくなく，Lateral center-edge angle（CE 角）が 25°以上である．

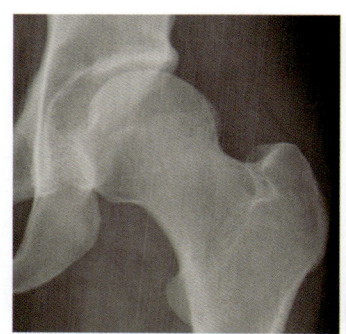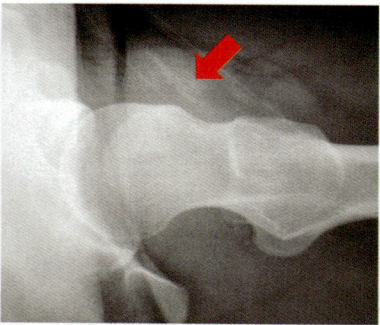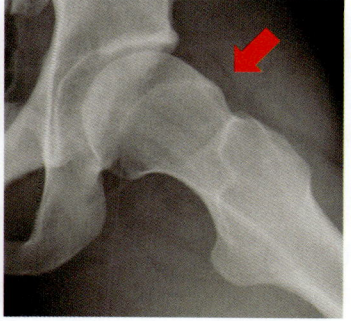

図4：股関節正面，軸写像，45°Dunn view．骨頭頸部移行部のくびれがない（赤矢印）．詳細には α 角（ヘッドネック接合部と頸部骨軸のなす角：50°以下が正常）で評価する．

①**CAM type**：大腿骨頭頸部移行部の骨性隆起，ピストルグリップ変形（**図5**），herniation pit，ヘッドネックオフセットの減少などをみる.

② **Pincer type**

臼蓋の後捻，cross over sign（**図6**），臼蓋の過被覆（**図7**）などをみる.

臼蓋の過被覆

MRI, MR arthrography：股関節唇損傷，軟骨損傷を評価できる.

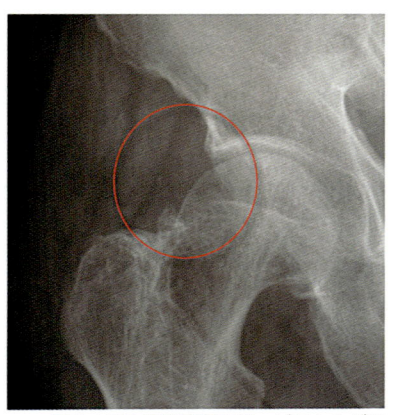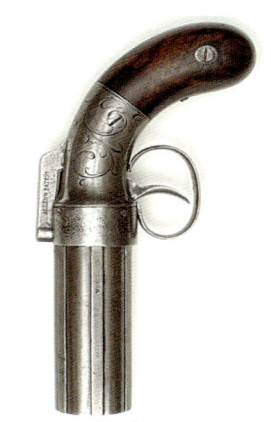

図5：FAI 股関節正面像　ピストルグリップ変形　頸部上方のくびれがない.

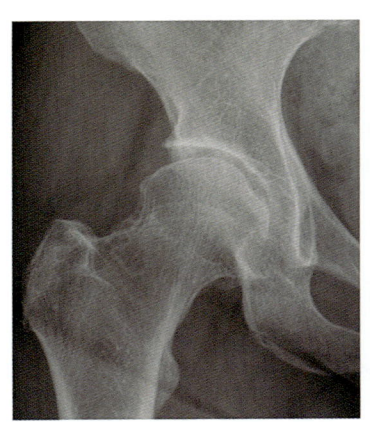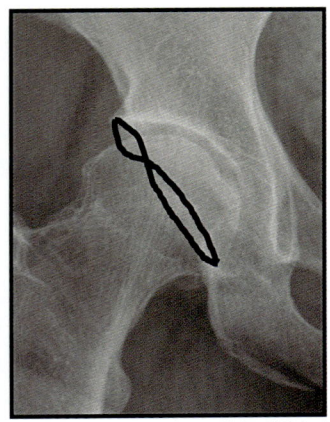

図6：cross over sign：臼蓋の相対的な後捻が原因で，臼蓋の前縁と後縁が外上方で交わってみえる（黒線）.

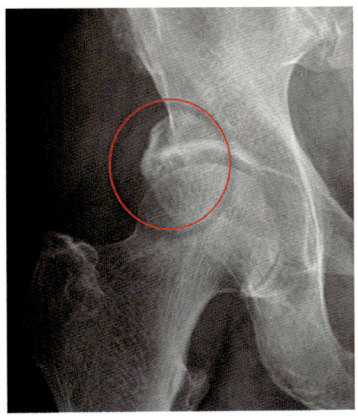

図7：股関節正面像　骨頭を外側まで被覆している（赤丸）. 詳細には CE 角（center-edge 角，40°以上　で異常，正常値は 25 〜 29°）で評価.

- **POINT**：しゃがみこみの姿勢で股関節が痛み，X 線で関節裂隙の狭小化がなければ FAI を疑う.

鑑別診断

- 変形性股関節症寛骨臼形成不全（別項）：時に鑑別は難しいため，判断に迷った場合は整形外科専門医へ紹介する.
- 鼠径ヘルニア：腹圧をかけて（おなかに力を入れて），鼠径部に膨隆がないかチェックする. 膨隆が触れるようであれば鼠径ヘルニアを疑い，一般外科へ紹介する.
- 股関節炎：発熱があり，採血で白血球や CRP が上昇する炎症所見があることで鑑別できる.
- グローインペイン症候群（groin pain syndrome，スポーツヘルニア，鼠径部痛症候群）：スポーツ愛好家，とくにサッカーでの発症が多く，ランニングや起き上がり，キック動作など腹部に力を入れた時に鼠径部に痛みを訴える. 原因の特定が難しく，なかなか症状が改善しない. 治療はマッサージ，筋力訓練，協調運動訓練などであり，診断，もしくは疑った場合スポーツ整形外科へ紹介することが望ましい.

治　療

● まずは保存的治療が行われる.

保存加療：病態を患者に十分に説明し，疼痛を増悪させる肢位，動作を控えるように説明. ステロイド，ヒアルロン酸注射にて股関節の炎症を抑えたり，リハビリなどの理学療法も選択肢.

手術加療：MRI や造影 CT など精査にて，関節唇損傷や軟骨損傷などが存在し，保存加療に奏効しない場合は，手術加療が適応となる. 手術は一般的ではなく，専門施設で行われている. 以前は，直視下に損傷部位を治すことが一般的だったが，最近は股関節鏡（内視鏡）にて手術が行われるようになってきた. 画像診断技術の向上，手術方法の改善，内視鏡器具の改良により，手術の成績，安全性が向上してきている.

専門医へのコンサルテーション

● 治療経験がない場合や，診断がはっきりしない場合は，FAI 疑いで一般整形外科に紹介する. 緊急性はないため，安静を指示して，後日受診を促す. 保存的治療を行い，奏効しない場合は，手術が考慮され，手術可能な施設，とくに股関節を専門にみている整形外科医への紹介が望ましい.

> **患者への説明**
>
> 股関節を形成する大腿骨と骨盤がぶつかりあっていることが原因に考えられます. ぶつかりあうことをインピンジメントと呼び，この病気は通称 FAI と呼ばれます. 以前は，異常がない股関節痛と言われていた患者さんの中にも，数多くのこの病態が含まれていると言われています. 繰り返しのインピンジメントにて生じた病態が続くと，変形性股関節症に進行する危険性もはらんでいます. これまで治療として選択肢があまりなかったのですが，検査法や治療法が進み，痛みを改善できる可能性があります. 一度専門の先生にみてもらいましょう.

（辻，齊藤）

case 44 子供が怪我をしていないのに足を痛がり歩きたがらない，立てない（小児）

Snap Diagnosis 一発診断！ 単純性股関節炎

疾患概要

- 単純性股関節炎は，小児の股関節痛の中で最も頻度の高い疾患であり，発症年齢は 2 ～ 12 歳ごろで，ピークは 5 ～ 7 歳である．
- 主症状は股関節痛であるが，大腿の前内側であったり，膝近傍のこともある．
- 感冒など前駆症状をもつことが多いことから，ウイルス感染などに対する反応性関節炎ではないかとの説もあるが，原因は不明である．
- 年長児では誘因なく，急に跛行を呈し歩かなくなったといった主訴で外来受診することが多い．
- 局所の熱感，腫脹，発赤などの所見に乏しく，発熱はないかあっても軽度である．
- 乳幼児では疼痛部位を確認することが困難であるため，おむつをはずして両下肢の動きを十分に観察するとともに，普段のおむつを交換するときの様子などを十分に聴取し，発病の時期を推測する．

診断へのアプローチ

- 立位ができず，体温上昇はないことがほとんどであり，あっても軽度で 38.5℃を超えることは少ない．
- 股関節の圧痛はあるが，リンパ節の腫脹は目立たない．
- 患側の股関節を**動かすこと**で明らかな痛みがある．
- とくに内旋時に痛がるときには，積極的に股関節疾患を疑う．

・**POINT：熱がなく，局所の熱感もないが，股関節を動かすと痛む場合は単純性股関節炎を疑う．**

検 査

- 化膿性股関節炎との鑑別が重要で，発熱，局所の熱感・腫脹・発赤，CRP の上昇，赤沈値亢進，白血球増多などから化膿性股関節炎が疑わしく，関節液の貯留が単純 X 線像で示唆されたり，超音波検査や MRI にて認められたりすれば，透視下もしくは超音波ガイド下に関節穿刺を行う．

X 線：股関節症面と側面像の 2 方向を撮影する．単純性股関節炎であれば，全く左右差がない．

エコー：非侵襲的であり，関節水腫が確認できる．

MRI：股関節の状態が詳細に評価できるが，乳幼児の場合は鎮静が必要になるため，通常行われない．

血液検査：白血球は 12000 以下，CRP は 2 以下が多い．

関節穿刺：透視下もしくは超音波下に行う．穿刺液の性状が重要で，膿であれば化膿性股関節炎となる．

鑑別診断

- 見逃してはいけない代表は，頻度的に幼い順から化膿性股関節炎（未就学児），ペルテス病（7 ～ 10 歳程度），大腿骨頭すべり症（11 ～ 15 歳程度）である．頻度は低いが**関節リウマチ**や腫瘍や虐待にも注意する．
- 化膿性股関節炎は，進行すると骨・軟骨の破壊をきたし，骨頭変形が残存して変形性関節症になる．一方，単純性股関節炎であれば，通常発熱などの全身症状はなく，安静により 2 ～ 4 週間

で症状は軽快する．このため股関節炎が疑われたら，まず単純性か化膿性かの鑑別を念頭に診察と検査を進める．

▶ 治　療

● 膿様の関節液が認められれば，化膿性股関節炎の診断が確定し，早急の関節切開・洗浄術が必要となる．混濁が明らかでない場合でも，塗抹，培養検査を行って確認する．**怪しいと思ったら念のため免荷・安静にて経過観察**，数日〜1週間ですっかり軽快すれば単純性股関節炎であったとわかる．疾患が顕在化するようなら速やかに整形外科専門医へ紹介する．初期対応として，幼少児なら親が抱っこ，運動能力のある児童・生徒なら両松葉杖で患側完全免荷を指導して帰宅とし，自宅で免荷・安静を徹底させる．そして翌日ないし週明けに整形外科コンサルトとする．明らかな悪化を見た場合，38℃以上熱発してきた場合などには，直ちに再診させる．逆に症状が軽微であれば，免荷を徹底指導して翌週に再診，そして症状が軽快しエコーで関節液貯留が無くなれば，「単純性股関節炎が治癒した」となる．

- **POINT：痛みがある間は免荷を徹底させ，熱が出るようであればすぐに受診するように指示する．**

▶ 専門医へのコンサルト

● 立位困難，体温が38.5℃以上，白血球が12000以上，血沈が40mm/h以上，CRPが2.0mg/dL以上の場合は，化膿性股関節炎が考えられるので，早急に手術のできる病院に紹介する．判断に迷う場合は自身で抱えず，遠慮なく，化膿性股関節炎疑いとして紹介するほうが賢明である．

> **患者への説明**
>
> 股関節の炎症によって股関節の中に液体が溜まって痛く，立位困難な状態です．痛む間は体重をかけさせないことが重要です．だいたい数日から10日くらいで自然に症状は落ちつきます．鑑別診断としてばい菌の感染による化膿性股関節炎があるのですが，体温が38.5℃以上になったらすぐに再診して下さい．中に溜まっている液が膿と確認した場合は早急に手術で洗浄することが必要です．

（黒田）

case 45　男児が誘因なく跛行，股関節痛

Snap Diagnosis 一発診断！　ペルテス病

疾患概要

- ペルテス病は，成長期の小児発症する大腿骨骨頭骨端部に阻血性壊死で，活発で小柄な男児に多い．
- 発症時年齢は 3 〜 12 歳で，好発年齢は 5 〜 8 歳である．
- 男女比は 5：1 で発生率は 0.01 〜 0.08％とされている．15 〜 20％は両側性であるが，同時に発症することは少ない．
- ペルテス病発症の原因は，大腿骨骨頭骨端を栄養している外側骨端動脈の閉塞と考えられているが，その閉塞の原因には，静脈うっ滞説，ホルモン異常説，血液凝固系異常説，外傷説，骨軟骨発育障害説など多くの説がある．また，骨頭への負荷増大の観点から，注意欠陥多動症候群との関連も報告されている．
- 適切な治療がなされないと，骨頭変形遺残により関節適合性が不良となり，軟骨が擦り減り，将来的には変形性関節症に進展するため，見逃さずに診断し，適切に治療する必要がある．

診断へのアプローチ

- 症状として，疼痛，跛行，股関節可動域制限である．
- 初発症状は股関節痛よりも，大腿部痛あるいは膝関節痛を訴えることが多いので注意を要する．
- 疼痛がないか軽度で，跛行を主訴とすることもある．
- 関節可動域は，外転，内旋，屈曲が制限される．
- 大腿部や殿部の筋萎縮を認めることがある．

- **POINT：5 〜 8 歳の小柄な男児が足を引きずってきたら，膝関節が痛いと言っても，必ず股関節を動かして痛みが出ないかを確認し，痛みが出たら，ペルテス病を疑う．**

検　査

- 画像診断としては，単純 X 線検査と MRI 検査が有用である．

X 線：股関節正面と側面像の 2 方向を撮影する．また，健側との比較も有用なので必ず撮影する．経時的に様々な変化を示す．骨頭の虚血による破壊，その後の修復（リモデリング）される過程で，

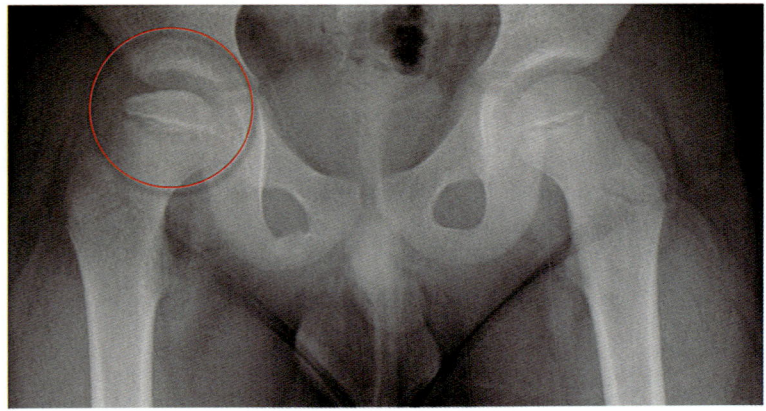

図 1：ペルテス病　X 線股関節正面像　右の骨頭の扁平化を認める（赤丸）．必ず健側（左）と比較する．

初期，硬化期，分節期，遺残期の4期がある．骨頭の変化は側面像で見つけやすい．　ペルテス病は通常X線検査で診断可能だが，発症初期にはわずかな所見しかなく注意が必要である．<u>疑ったら経過観察し，数週から1ヵ月期間をあけてのX線再検査が有用である．</u>

MRI：壊死域は低信号を示すので，その診断的価値は高い．ただし年齢からMRI施行が難しい場合が多い．

▶鑑別診断

- **単純性股関節炎**：この疾患との鑑別が難しい．単純性股関節炎は通常1〜2週間で症状が消失するが，これ以降も跛行が残る場合はペルテス病の可能性があり，経過観察が重要である．

- **大腿骨頭すべり症**：思春期の肥満した男児に多い疾患で．内分泌疾患に合併する頻度が高い．走りだそうと足を踏み込んでから，痛くなることも多い．<u>ペルテス病と同じく，膝を痛がることがあり，注意が必要．</u>必ず股関節を動かし，痛みがないことを確認する．身体所見で股関節屈曲に伴い外転外旋する（開いてしまう）Drehmann（ドレーマン）徴候が特徴的．X線検査で骨頭のすべりを認めるが，初期ではすべりがわからない場合もあり，診断にMRIを必要とすることもある．治療は入院加療が必要．手術治療が必要となることが多く，中等度以上のすべりでは整復を行ってスクリューなどで内固定を行うが，整復動作を行うことは骨頭壊死をひき起こすとし，賛否両論ある．診断がつけば，手術可能な施設へ早急に紹介する．治療の遅れはすべりの増悪を招き，より大きな手術が必要になる．将来的な後遺症を残さないため，早期診断，早期治療開始が重要であり，疑わしい場合でも整形外科に紹介する．

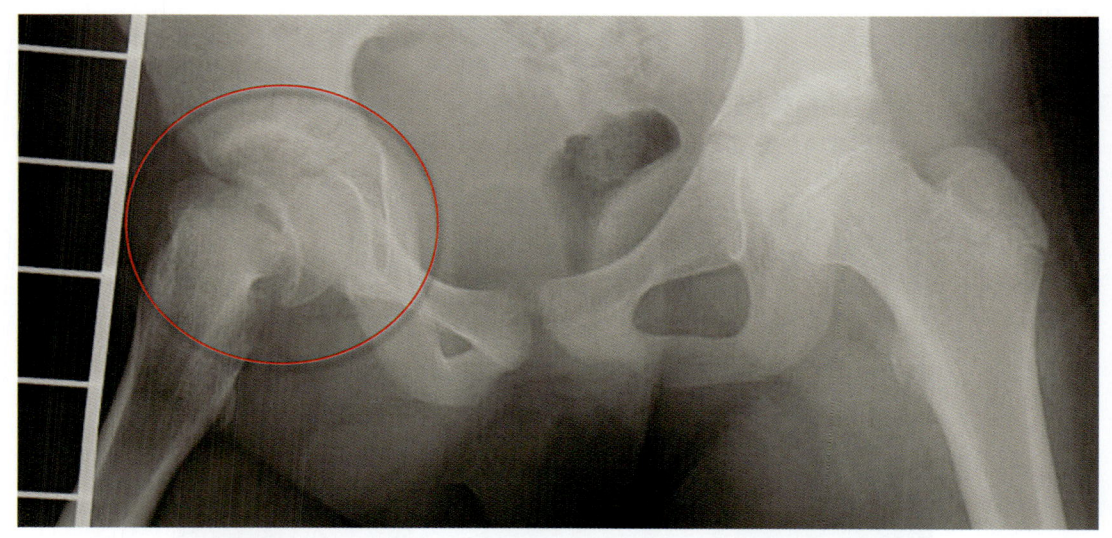

図2：大腿骨頭すべりX線正面像　通常側面像がもっともすべりがわかりやすいが，正面像でも右大腿骨頭がすべっているのがわかる，高度のすべり．

- **化膿性股関節炎**：急に発症し，体温上昇，立位困難の激痛になる．成長期の化膿性股関節炎を疑ったら関節穿刺し，顕鏡で細菌を認めた場合には，緊急に関節切開・洗浄が必要となる．

▶治療・予後

- 痛みのある間は免荷を勧める．松葉杖が使えればいいが，難しかったら親に抱いてもらったり車椅子（小さな子であれば昔使っていたベビーカー）での移動も考慮する．
- 治療の目的は，骨頭変形をできるだけ少なくして，将来の変形性股関節症を予防することである．治療の原則は，寛骨臼により骨頭を包み込む containment 療法（包み込み療法）である．containment 療法には，保存的治療と手術療法がある．これらの治療はいずれもそれぞれ利点，欠点があり，その選択には予後判定が重要であり，決定は専門医に判断をまかせるべきであろう．一般的には若年ほど予後がよいとされる．保存的治療としては外転位での装具があり，免荷型と荷重型がある．手術療法としては，大腿骨内反骨切り術やソルタ骨盤骨切り術が一般的である．

▶整形外科医へのコンサルテーション

- この疾患は，治療がうまくいかないと将来，跛行が残る可能性があり，疑ったら小児整形外科の専門医か，股関節専門医がいる整形外科に紹介することが望ましい．

> **患者への説明** ··
> この疾患は，成長期の骨頭の血流循環不全から起こり，関節を形成している骨の変形をきたします．今後も変形が進行する可能性があり，年単位に治療が必要です．治療がうまくいかないと将来，変形性股関節症となり，跛行が残る可能性があります．専門家にみてもらいましょう．

（辻）

case 46 股関節が硬い，股が開きづらい（乳児）

Snap Diagnosis 一発診断！　先天性股関節脱臼

疾患概要
- 先天性股関節脱臼は，関節包内脱臼（大腿骨頭が関節包をつけたまま脱臼する）であり，出生前に脱臼しているものと，出生後に脱臼するものがある．
- 遺伝的因子として家族内発生が多いことが知られている．
- 女児，骨盤位分娩に多いとされる．
- 育児指導，啓発活動により，発生頻度が激減したが，結果として医療関係者が先天性股関節脱臼を実際に診察機会が少なくなり，最近では健診で見逃されるケースが増えてきている．診断の遅れは治療が困難となるため，早期に異常を発見する必要がある．

診断へのアプローチ

- **股関節開排制限**：簡便に行えるため，新生児，乳児健診でのスクリーニングで用いられる．股関節の屈曲，外転，外旋していくと開排制限がみられることで陽性（**図1**）．オムツ替えの時に親が気づくことがある．
- **大腿皮膚溝の左右差**：脱臼側では，大腿内側のしわの数や深さが増える．開排制限と同様で必ずしも脱臼を決定づけるものではない．
- **Allis 徴候**（**図2**）：仰臥位として両側の膝関節を屈曲させて，膝頭の高さに左右差があれば陽性とする．
- **Ortolani's test**：仰臥位で股関節を開拝させたり，閉じたりする際に脱臼側では，検者の手に"カクン"という感触（クリック）が得られる．Ortolani's test により脱臼位から整復させる際のクリック，Barlow's test により整復位から脱臼する際のクリックが得られる．必ずしもすべての脱臼では得られる訳ではないので，無理にこれを得ようとしない．

鑑別診断
- **斜位姿勢**（向き癖）：生理的な股関節開排制限で治療の必要はない．乳児は顔が相対的に大きく，真上を向いて寝ないため，寝るときの向き癖により股関節の固さにも左右差が出る，生理的関節拘縮があることも知っておく．

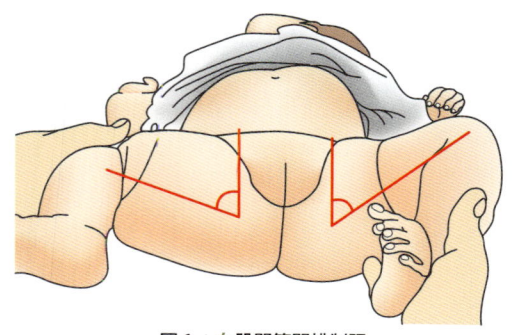

図1：左股関節開排制限

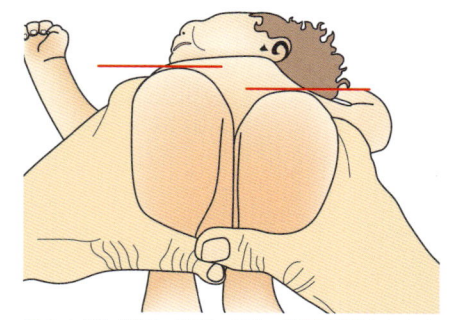

図2：Allis 徴候　陽性（左）　膝頭の高さの左右差がある．

▶検　査

● 画像所見のみに頼ると脱臼を見逃すことがあるため，必ず臨床所見と合わせて診察をする.

X線：大腿骨近位骨端核の二次性骨化がみられだす，生後 3 〜 4 ヵ月以降で診断的価値が高い．撮影は，股関節伸展中間位と開排位の 2 枚の前後像が望ましい（**図3**）.

エコー：X 線よりも早期に診断がつけられ，侵襲もないため，非常に有用な検査．Graf 法により分類される.

図3：左股関節脱臼　X 線正面像
a：臼蓋角（a）：両側の Y 軟骨を結ぶ線（Hilgenreiner 線）と臼蓋外上縁（臼蓋嘴）と Y 軟骨外上部とを結ぶ直線とのなす角
b：Shenton 線 (b)：閉鎖孔の上縁を成す曲線はそのまま大腿骨頸部の内縁に一致するように半円を描く.
臼蓋角が大きいと臼蓋の形成が不良（臼蓋角 30°以上），Shenton 線の乱れにより脱臼を示唆する．写真では右はきれいな半円を描いているが，左は大腿骨頸部内縁が離れ，半円が乱れている（赤線）.

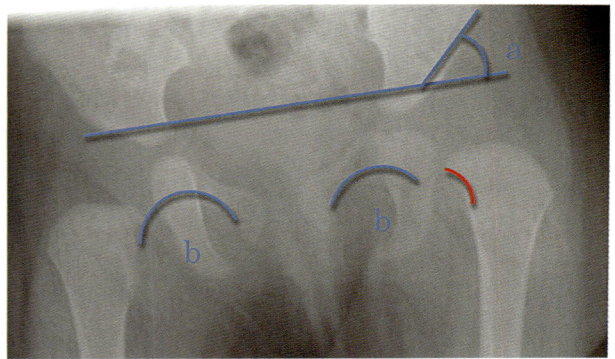

健　側　　　　　　　　　　　脱臼側

▶治　療

● 脱臼と診断がつけば速やかに整復されなければならない．生後 3 ヵ月ころまでは股関節の軟骨が幼弱なため育児指導で経過をみる．生後 3 ヵ月以降にリーメンビューゲル（Riemenbügel：Rb）装具を装着して治療する（施設によっては 6 ヵ月以降）．Rb 法で 80%以上の整復が期待できる．装着期間は通常 2 〜 4 ヵ月である．装具をつけて 1 週間以上整復されないような場合は，他の整復方法を選択すべきである．無理な姿勢を強制すると骨頭壊死が合併することがあり，注意が必要である．Rb 法以外の整復法として牽引療法があり，その場合，入院が必要となる．水平介達牽引を行い，定期的に X 線を撮影しながら 3 〜 4 週間持続牽引を行い，最終的に徒手整復を行ってギプス固定を行う．これら保存的治療を行って整復されない場合，もしくは骨頭上方転位の強い例に手術（観血的整復術）が適応となる．遅くとも 2 歳までに行う．術後は数ヵ月のギプスや開排位装具が必要となる.

▶専門医へのコンサルテーション

● 治療経験がなければ，診断がついた時点で整形外科専門医，とくに小児整形外科専門医に紹介することが望ましい．発見が遅れると治療が困難になるため，疑った場合でも紹介する.

> ### 患者への説明
>
> 先天性股関節脱臼が疑われます．もしそうだった場合，適切なタイミングで適切な治療を行わないとどんどん治療が困難となり，成人時期に股関節の機能障害へと進行します．診断と治療方針を決めるため，一度専門医の先生にみてもらいましょう．抱き方も影響すると言われます．だっこをする時にできるだけ赤ちゃんの股が開くようにだっこしましょう.

（辻）

case 47 高所から落ちて痛みで動けない．転倒，交通事故でぶつけて骨盤部分が痛む．立てない

Snap Diagnosis 一発診断！ 骨盤骨折

疾患概要

● 骨盤骨折には，股関節を構成する寛骨臼が骨折する寛骨臼骨折（acetabular fracture）と，骨盤輪が破綻する骨盤輪骨折（pelvic ring fracture）がある．

● 寛骨臼骨折は股関節骨折であり，機能障害をできるだけ残さない治療が必要となり，高度な知識と経験が必要とされる．

● 骨盤輪骨折は，大量出血を伴うことが多く，止血術などの緊急処置が必要となる．

● 整形外科外傷の中では重症度が高く，時に致命傷となるため，注意が必要．

診断へのアプローチ

● 通常，交通事故や転落など高エネルギー外傷として発症するが，高齢者の場合，転倒などで発症する．

● 患者は痛みで，ほとんど動けない状態．

● 骨盤内の安定した単独骨折の場合，なんとか歩行可能なこともあるが跛行（足を引きずる）となっている．

● どこが痛いかを明確に指摘できないことが多い．

● 股関節や膝を曲げていることが多い．この姿勢の方が痛みが少ないためである．

● 骨盤の変形や会陰部の皮下出血，陰嚢・陰茎の腫大などは，骨盤骨折を疑わせる．

● 恥骨や坐骨，腸骨を触診して圧痛がないか触診する．恥骨骨折は，大腿骨頸部骨折疑いと診断されていることがある．

● 稀に骨盤の疲労骨折（とくに仙骨）を起こすことがあり，その場合には明らかな外傷がない．

▶ 検 査

X線：骨盤正面像が基本であり，骨盤輪骨折が疑われた場合は，骨盤入口・出口の2方向を追加，寛骨臼骨折が疑われた場合は，両斜位の2方向を追加する．

骨盤は複雑な構造をしており，読影が難しいため，いくつかポイントを説明する．

①正確な正面像か評価する．正面像では腰椎棘突起が正中にあり，正確な正面像であれば，この延長線が尾骨を通り，恥骨結合へ向かう（図1赤点線）．

②腸骨翼（図1赤丸），閉鎖孔（図1青線）の左右差をみる．左右差があれば，骨盤が回旋して変位していることを示唆する．

③腰椎横突起骨折（図1黄色丸）がないかをみる．骨折がある場合，不安定骨盤輪骨折を示唆する．

④恥骨上下枝に骨折線がないか，恥骨結合離開がないかをみる（黄色点線四角）．

CT：骨折の詳細評価が行える．とくに骨盤骨折を評価する場合は，3D CTが有用である．造影CTによる活動性動脈出血（extravasation）の有無は，治療方針の上で重要な所見となる．

採血：出血による貧血の評価のため必要．

尿路造影検査：膀胱損傷，尿道損傷の診断に必要．

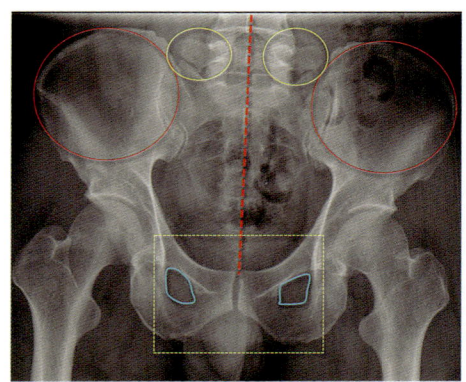
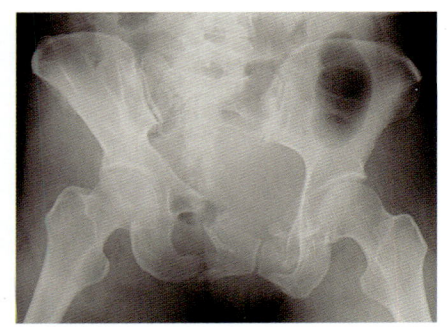

図1：骨盤骨折X線正面像　詳細は両側恥骨上下肢・右仙骨・左臼蓋前壁を受傷している．血行動態不安定，骨靭帯不安定．早急に創外固定などの処置が必要である．

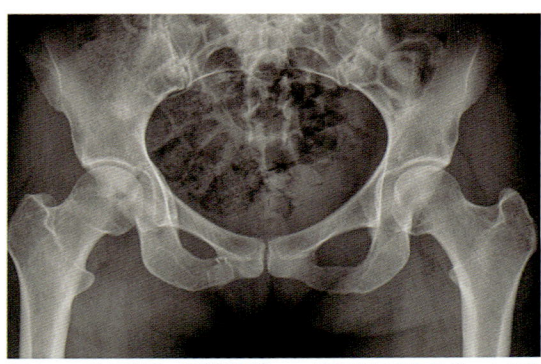
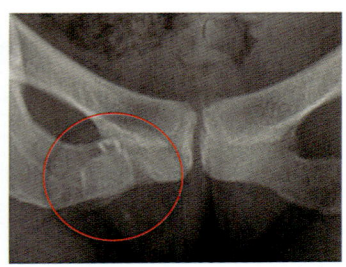

図2：右恥骨骨折　X線正面像　一見正常に見えるが，よく見ると恥骨に骨折が見える．血行動態安定，骨靭帯安定症例．

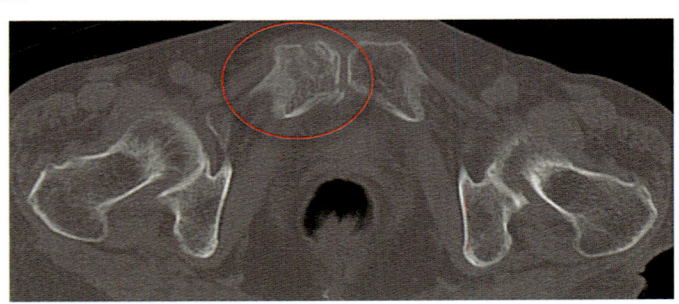

図3：右恥骨骨折（前X線症例と別患者）　CT横断像　右恥骨に骨折がわかる

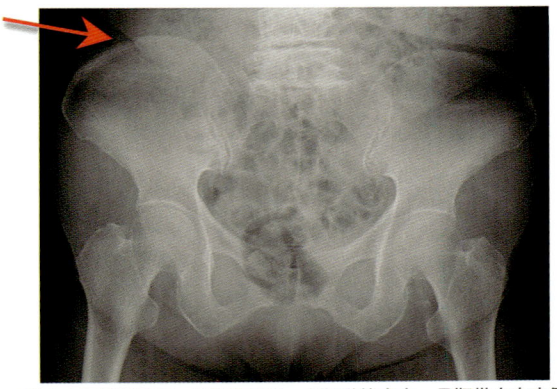

図4：右腸骨骨折　X線正面像　血行動態安定，骨靭帯安定症例

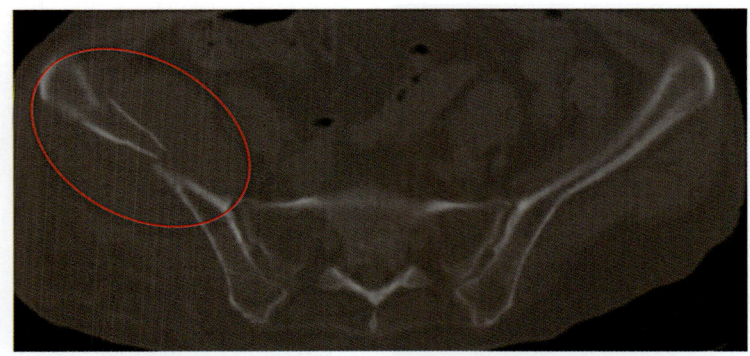

図5：右腸骨骨折　CT像（前X線症例と同一患者）　右腸骨の骨折が確認できる.

▶ 鑑別診断

・**股関節骨折**（別項）：大腿骨頸部骨折や転子部骨折がないか，X線検査で確認する.

▶ 治　療

● 初療において重要なことは，血行動態の評価と骨盤部の骨靭帯の安定性の評価である．通常，救急センターでなければ，一刻を争うような状態の患者は運ばれてこない．骨盤が変形し，血圧低下をきたしているような患者がもし来たら，早急に3次救急を行っている手術可能な施設へ転院する．対応として輸液投与および骨盤ベルトを骨盤部に着用する．血圧が保たれていても，骨靭帯の不安定性が疑われれば，3次救急を行っているような外傷を専門に行っている整形外科へ紹介する．骨靭帯の不安定性は，第5腰椎横突起骨折，仙骨骨折，骨盤輪後方部の1cm以上の転位，徒手的不安定性，2.5cm以上の恥骨結合離開がある場合に疑う．転位のない，循環動態の安定した恥骨単独の骨折などであれば，入院し，ベッド上での安静のみで治療できる．安定した骨盤輪骨折では，保存的治療が可能で，場合により牽引を行い，ベッド上安静を3～6週間行う．循環動態が安定しない場合は，創外固定による安定化，ガーゼパッキングや経カテーテル的動脈塞栓術（TAE：transcateheter arterial embolization）などの止血処置が緊急で必要となる．部分不安定型では，創外固定でも治療が可能だが，強い不安定性は内固定による強固な固定と，解剖学的整復が必要であるが，すぐに仮骨ができてしまうため，可能な限り2週間以内に手術を行う．内固定にはおもにプレートとスクリューが使われる．治療には数ヵ月を要する.

▶ 専門医へのコンサルテーション

● 治療経験がなければ整形外科専門医へ紹介する．専門性の高い領域であり，できれば骨盤骨折の治療をよく行っている外傷を専門とした整形外科医が望ましい.

> **患者への説明**
>
> 下肢と体幹を結んでいる骨盤が骨折しています．大きな血管や神経などが通る場所であり，出血が多くなったり，股関節へ影響を及ぼしたりします．①「今回の骨折は不安定なようで大出血を起こし，命にかかわることがあります．集中治療が行る病院」，で診てもらいましょう．②「今回の骨折は安定しているようです．まずは安静が必要です」．どういった治療法があるか，一度専門の先生にみてもらいましょう.

（天羽）

case 48 （転落や交通）事故にあって足が動かない，足が動かせない

Snap Diagnosis 一発診断！ 股関節脱臼

疾患概要

- 股関節脱臼は，脱臼の方向により3種類に分けられる．後方脱臼と前方脱臼，そして中心性脱臼（骨盤の寛骨臼骨折を伴うため，厳密には脱臼骨折）である．
- 頻度としては，車に乗車中の事故でダッシュボードに強く膝をぶつけて生じる，後方脱臼が圧倒的に多い．
- 坐骨神経損傷を伴うことがあり，診察時には神経血管損傷の有無を必ず確認する．
- 骨頭壊死を防ぐためになるべく早く（6時間以内）整復する必要があり，緊急疾患である．
- また人工股関節置換術後の脱臼も骨頭壊死にはならないが，歩行不能となるため，緊急での整復を必要とする．

診断へのアプローチ

- 診察所見において脱臼では足が短縮している．後方脱臼では，股関節屈曲，内転，内旋の肢位となる．股関節は痛みのため，この肢位からほとんど動かせない．
- 歩行は不能であり，救急車などで寝て搬送される．
- 受傷肢位から損傷形態を類推できるため，可能な限り受傷肢位を聴取する．
- 股関節屈曲・内転（つまり内股で坐った状態）での受傷は，純粋な股関節後方脱臼．
- 股関節屈曲・外転（足を開いて坐った状態）での受傷は，寛骨臼骨折や骨頭骨折を伴った後方脱臼となる．
- また外転・外旋（つまりガニ股）での受傷は，伸展方向に前方脱臼を生じる．
- 後方脱臼では，坐骨神経損傷を合併することがあり，診察時にみる．簡単な方法として，足関節の底背屈ができるかを確認し，できなければ疑う．

▶検 査

X線：交通事故のような high energy の多発外傷では，primary survey として骨盤正面像しか撮られないことや，痛みで肢位は動かせないことがあり，骨盤正面像のみで脱臼を診断する．

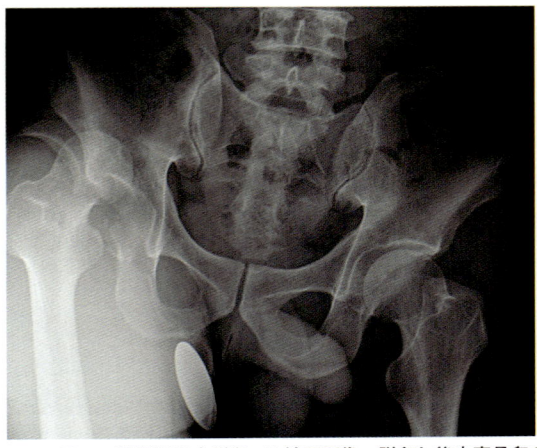
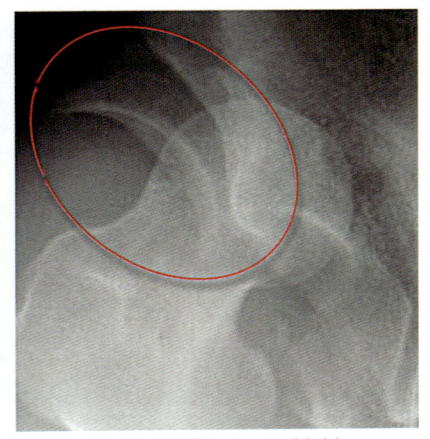

図1：股関節後方脱臼　X線正面像　脱臼し後方寛骨臼の骨折を伴い，骨片が転位している（赤丸）．

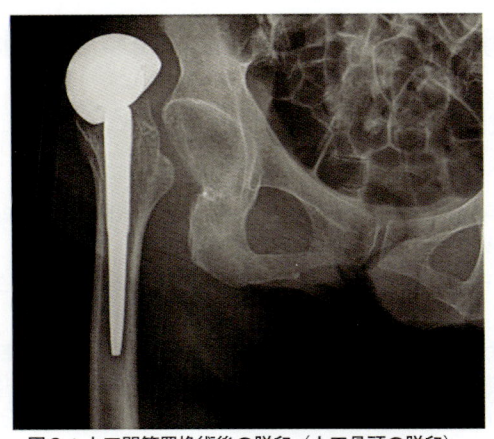
図2：人工関節置換術後の脱臼（人工骨頭の脱臼）

鑑別診断，合併症

- **股関節骨折**（別項）：X線で診断できる．後方脱臼には，骨盤寛骨臼後壁の骨折を合併することが多い．
- **大腿骨頭壊死**（股関節骨折の鑑別参照）：脱臼後に起きうる合併症．整復しても後に起こることがあり，必ず整復操作によって起きる訳ではないことを前もって伝えておく．骨頭壊死は変形性股関節症へつながり，状態がひどいと人工骨頭置換術や人工関節置換術が必要となる．

治　療

● 大腿骨頭壊死の発生は，脱臼整復までの時間と密接な関連があるため，骨折が有る無しにかかわらず，緊急に整復が必要である．整復後も安静が必要で入院加療となる．徒手整復は十分な筋弛緩がとれる適切な麻酔下にすみやかに行う．整復方法はいくつか報告されているが，Allis法が一般的である（**図3**）．患肢を肩に乗せて背負う（柔道の一本背負いの要領）ようにして整復する変法もあり，力が加わりやすい．乱暴に行わず，ゆっくりと行い骨折を合併しないように注意する（**図4**）．稀ではあるが前方脱臼の場合は、股関節屈曲せずに，ただ軸方向に牽引し，内旋させて整復する．整復後は必ず，X線で整復されたことと骨折がないことを確認する．徒手的に整復できなければ，筋肉や骨片などが介在している可能性があり，切開して整復する観血的手術

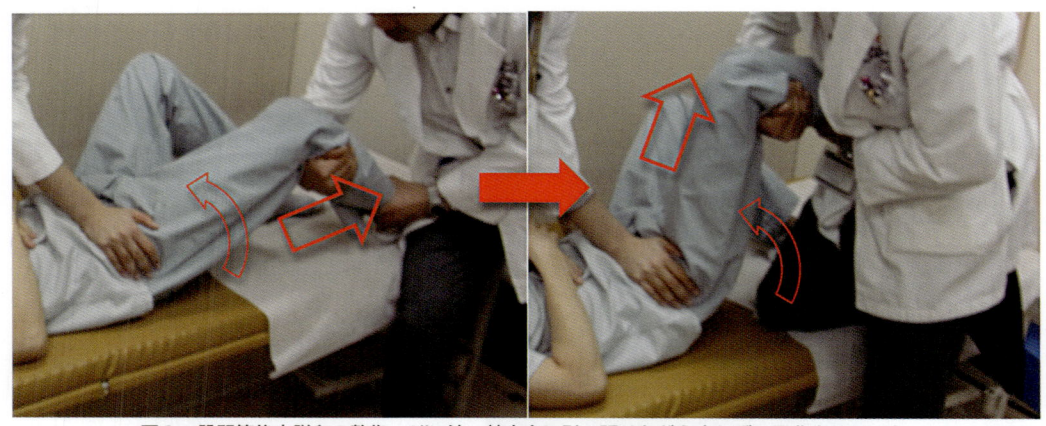
図3：股関節後方脱臼の整復．Allis法　軸方向に引っ張りながら少しずつ屈曲させていき，
上方に引っ張るが，かなりの力が必要．骨盤が浮かないように助手に骨盤を押さえてもらう。

が必要になる．麻酔をして行う場合は必ず，観血的手術が必要になる可能性があることを麻酔をかける前に説明しておく．整復ができれば，骨折を伴っているようであれば，その不安定性を評価し，骨片が大きく不安定性があれば，骨片の整復固定手術が必要となる．脱臼整復後はすぐに歩行は許可せず，安静にする．骨折などの状態によって一定期間，牽引が必要となる．

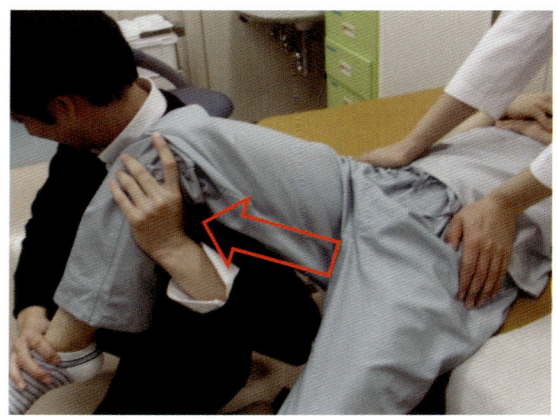

図4：背負い法　足をベッドから出して，背負う形で引っ張る．力が入りやすいが，乱暴に行わないように注意する．

▶ 専門医へのコンサルテーション

● 初期対応として外固定は必ずしも必要ではなく，ベッドでの搬送とする．不十分な麻酔下での繰り返す整復動作は，骨頭軟骨に損傷を与える危険があるため，設備や慣れの面で不安があれば，緊急に手術可能な施設へ紹介する．人工関節置換術後の脱臼であれば，手術を行った施設へ紹介が望ましい．場合により，その後再置換手術が必要となることもある．

患者への説明

骨盤と大腿骨から成る股関節が脱臼しています．脱臼した大腿骨の先端部分は骨頭と呼ばれ，非常に血流が悪く，脱臼している状態では血流がなくなっている状態です．早く脱臼を整復しなければ，骨頭は血流不全から壊死を起こします．壊死はたとえ整復できても，後に起きてくることがあり，一旦壊死が起きると骨頭は変形してしまい，元には戻らず，歩行障害などをきたします．できるだけ早く麻酔をかけて整復しましょう．また引っ張っても整復できない場合は，手術で切開して，整復することがあります．すぐに整復されても，数ヵ月の治療を要することが多いです．

（天羽）

case 49　転んでから股関節が痛くて動けない，立てない（高齢者に多い）

Snap Diagnosis 一発診断！　大腿骨近位部骨折（頸部骨折，転子部骨折）

疾患概要

- 大腿骨は股関節からすぐのところで細くなり（大腿骨頸部），曲がっている．細くなったところは，転倒や転落の時に力が集中しやすく，骨折しやすい．
- 骨粗鬆症で骨が脆くなった高齢者に多発する．
- 日本でも年間およそ 10 数万人が受傷している，臨床で非常に多く遭遇する疾患である．
- 関節内で折れる場合（狭義の頸部骨折）と，関節外で折れる場合（転子部骨折）の 2 つに分けられる．
- 頸部骨折は，血液循環が悪いため骨癒合が得られにくいが，その一方関節内での骨折であり，出血量が少ない．
- 比べて転子部骨折は骨癒合は得やすいが，受傷時の外力も大きく，内出血も多い．いずれも歩行不能で寝たきりとなり，肺炎や褥瘡など多くの合併症を発生するため，一般的に早期手術，早期離床が図られる疾患である．

診断へのアプローチ

- 転倒を契機に発症することが多い．
- ほとんどの場合，立つことや歩くことができないため，寝ている患者を診察することになる．
- 一人暮らし，認知症の場合，外傷機転が不明のことがあるが，倒れているところを発見される，急に立てなくなったなども，この疾患を疑うエピソードである．
- 丁寧に診察すると鼠径部（足の付け根）に圧痛がある．
- 通常，寝ている状態で膝を立てることができない．
- 頸部骨折は，骨粗鬆症がある場合，ちょっと脚を捻ったぐらいでも発生することがある．
- ずれのない，安定した骨折の場合，ある程度足を動かせることもある．

・POINT：高齢者が転倒して歩けなくなり，股関節周囲を痛がれば，大腿骨近位部骨折を疑う．

▶ 鑑別診断

- **骨盤骨折（恥坐骨骨折）**：恥骨や坐骨の単独骨折であれば，歩行は可能であることが多い．圧痛点が違うことで鑑別できる．
- **大腿骨大転子剥離骨折**：なんとか歩行は可能であることが多い．X 線で診断可能．転位がなければ保存的治療も可能だが，中殿筋の付着部であり，転位が進む可能性がある．転位があれば手術の適応になり，X 線でみえなくても骨折線が内側まで貫通していることがあり，CT や MRI などの精査を必要とするため，診断がつけば一度整形外科専門医に精査を依頼し，方針を確定させてもらうことが望ましい．
- **化膿性股関節炎（化膿性関節炎の項参照）**：高熱，歩行困難．採血での炎症所見上昇で鑑別できる．疑ったら早急に手術可能な施設へ紹介する．診断がつけば，緊急の関節洗浄術が適応．
- **大腿骨頭壊死**：アルコール常飲者やステロイド服用者に多い．比較的急性の発症で強い痛みを生じ，歩行困難となる．ただし通常骨折を起こすような外傷はないところで鑑別できる．初期では X 線で異常がないが，徐々に骨頭部分の変形をきたす．早期では MRI で評価できる．治療は変

形性股関節症に準じるが，痛みが強いことが多く，場合により手術も考慮されるため，疑ったり，診断がつけば，整形外科専門医へ紹介し治療方針を決めてもらうことが望ましい．

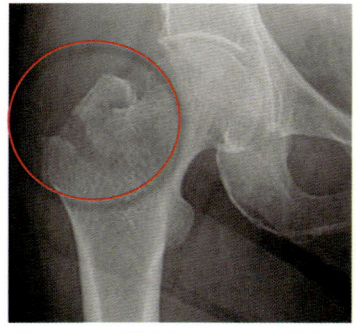

図1：大転子剥離骨折　大転子に付着している中殿筋に牽引され，上方へ転位する．

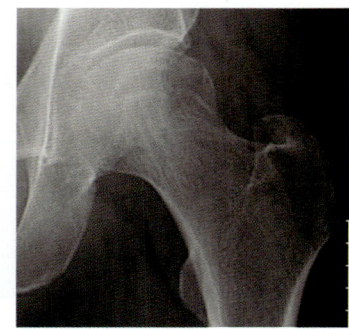

図2：両側大腿骨頭壊死症　初期（左）ではほとんど異常像はない．1ヵ月の経過で骨頭がつぶれ，扁平化してきた（右）．

▶検　査

X線検査：股関節正面と側面（軸写）の2方向を撮影する．

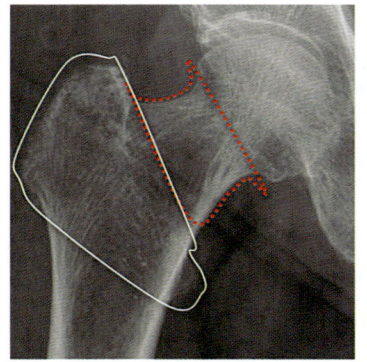

図3：正常X線正面像　頸部骨折でみるエリア（赤点線）と転子部骨折でみるエリア（白実線）

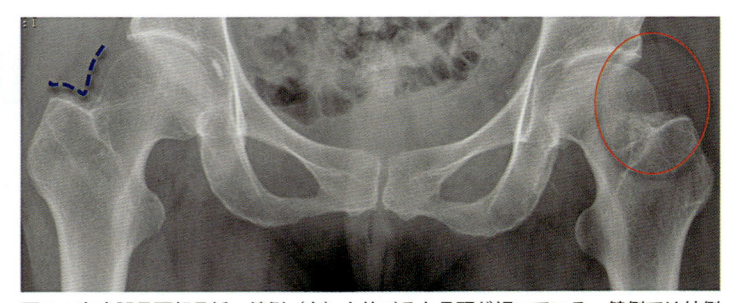

図4：左大腿骨頸部骨折　健側（右）と比べると骨頭が傾いている．健側では外側の骨皮質がしっかりとしている（青点線）のに対して，骨折部は不整となっている．

▶治　療

● 骨折の診断がつけば，ベッド上安静とする．痛みのない範囲で上体は起こして構わない．高齢者では，痛みが強いことでせん妄となるため，胃潰瘍の既往や腎機能などの状態に合わせて，できる限り痛み止めを使用する．

大腿骨頸部骨折

転位が強い場合は，早期に手術を行い，運動機能が落ちないようにすることが重要．一般的にはずれが軽度の場合は，ピンによる骨接合術，完全にずれている場合は，人工骨頭挿入術を行う．骨折がはっきりしない場合でも，痛みが強い場合は歩行は許可せずに，できれば MRI，CT などで精査を行い，骨折を否定する．ピンによる低侵襲な手術で治療が行えた状態を，歩かせたことにより，ずれが生じて侵襲の強い人工骨頭挿入術の手術になることがある．

大腿骨転子部骨折

頸部骨折と同様，基本的には手術治療を行う．骨頭の壊死の可能性は少なく，骨接合術で治療する．

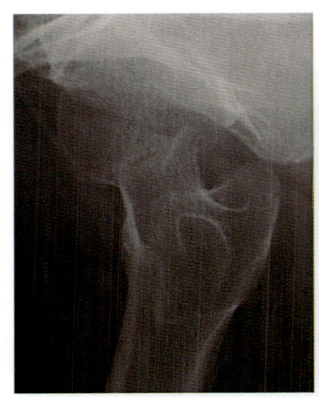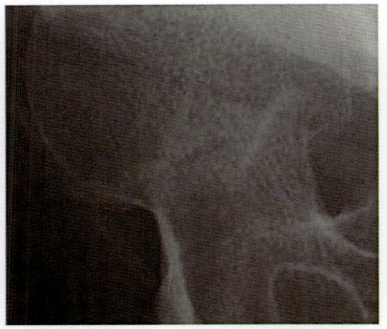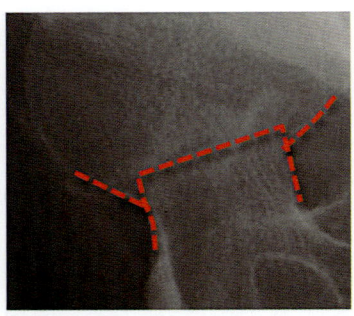

図5：大腿骨頸部骨折　側面像　頸部が骨頭に食い込んでいる.

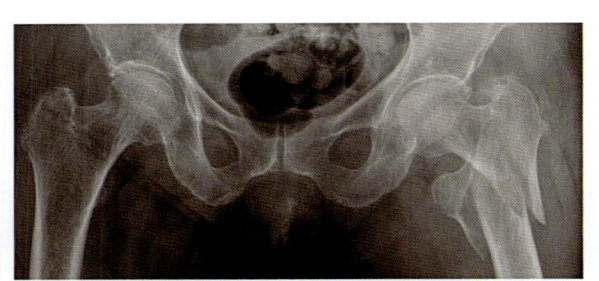

図6：大腿骨転子部骨折　転子部部分で粉砕している.

γ-nail（ガンマネイル）や CHS（compression hip screw）など，使用する金属は施設や術者によって違う.

- **POINT：歩けないような痛みがある場合は，荷重歩行を許可せず，免荷として MRI や CT での精査を行う.**

▶ 専門医へのコンサルテーション

● 骨折による ADL 低下を予防するため，手術可能な病院への紹介が必要. ベッド上安静，上体は痛みのない範囲で起こして構わない形で救急搬送する.

> **患者への説明**
>
> 足の付け根で大腿骨が折れています. 歩けないため，もし骨がつくのを待って安静にしていると，寝たきりとなり，筋力は弱り，肺炎などの合併症をひき起こします. 手術をすることで，早く歩くリハビリができ，元の活動性を回復することを目標にできます. そのため全身状態が許す限り，手術を行うことが一般的です.

（辻）

case 50 交通事故や転落などで太ももが痛くて動けない，立てない

Snap Diagnosis 一発診断！ 大腿骨骨幹部骨折

疾患概要
- 大腿骨は人体最大の長管骨である．中央部を占める骨幹部は硬い皮質骨からなる．
- 小児では，転落で受傷することが多く，稀に虐待が原因のこともある．
- 成人では，交通事故や転落などの高エネルギー外傷での受傷が多い．
- 周囲の筋肉により転位を起こし，保存的には整復位を保持することは困難であり，小児（12 歳頃まで）は保存的治療が可能だが，若年以降は可能な限り手術適応となる．
- 近年骨粗鬆症薬であるビスフォスフォネート製剤の長期投与により，大腿骨骨幹部に骨折を起こす症例が散見され，非定型大腿骨骨幹部骨折として注目されている．
- 大腿骨骨幹部は骨転移が多く，担がん患者が痛みを訴えた場合は，必ず病的骨折を考える．

診断へのアプローチ
- 痛みにより歩行不能となる．
- 患肢が短縮し，大腿部が腫脹し，強い痛みが同部位にある．
- 骨折部に転位があれば，大腿部の変形が確認できる．
- 骨折部近くに開放創がないかを確認し，開放創があれば開放骨折として，早急に手術可能な施設へ搬送する．
- 非定型大腿骨骨幹部骨折の場合，完全骨折に至る前に大腿部の疼痛を自覚していることが多いため，必ずビスフォスフォネート製剤の服用の有無を聞き，X 線で確認する．
- また大腿骨には骨転移も多く，高齢者で外傷なく骨折を受傷した場合は，骨転移を考える．

▶検 査
- 通常 X 線のみで診断可能で，他の検査は必要としない．

X 線：大腿骨正面，側面の 2 方向を撮影する．転位のある骨折であればすぐに診断可能である．非定型骨折では，外側骨皮質の肥厚を認めることが多く，注意してみる．

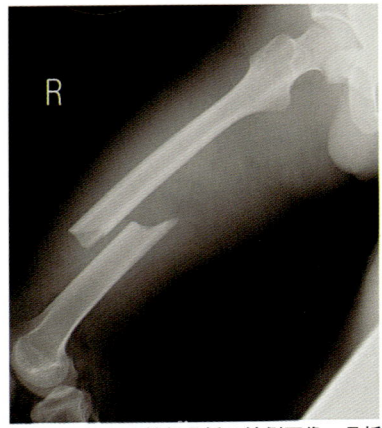

図1：大腿骨骨幹部骨折 X 線側面像 骨折部で転位し，短縮している．

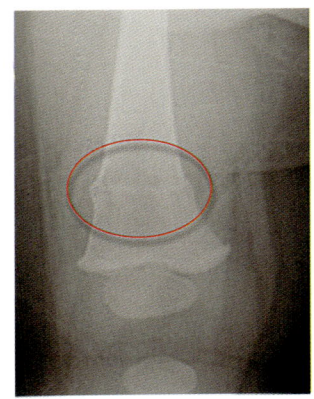

図2：小児大腿骨骨幹部骨折 完全骨折ではなく，若木骨折（green-stick fracture）に近い（赤丸）．保存的治療の適応．

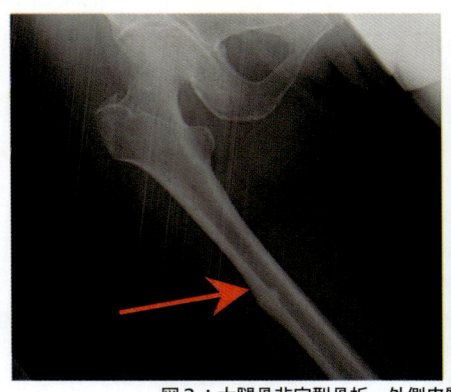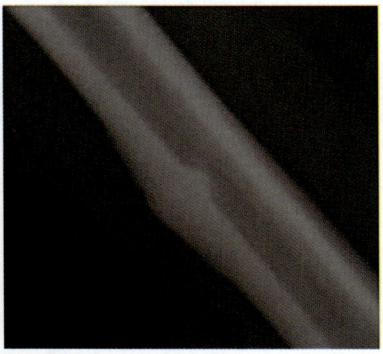

図3：大腿骨非定型骨折　外側皮質骨が肥厚している（赤矢印）

MRI：非定型骨折や病的骨折の評価のため行われる．病的骨折を疑う場合は，可能な限り造影剤を使用する．

▶合併症

● 大腿骨骨幹部骨折は，高エネルギー外傷の結果生じることが多く，他臓器合併損傷がないか評価が必要.

大腿骨骨頸部骨折：大腿骨骨幹部骨折に稀に合併する．ほとんどは転位のない安定型である．治療法が変わるため，頸部にも注意を払いX線を確認する．

脂肪塞栓症：骨折部もしくは手術中の操作により，骨髄から脂肪滴が血流に乗って，肺や脳の血管に塞栓を起こす．受傷後2，3日で呼吸困難や意識障害で，血中酸素濃度の低下を認めたらまず疑う．他に発熱や点状出血も認めることがある．X腺検査で特徴的な吹雪用陰影を認める．状態により人工呼吸器での呼吸管理が必要となる．適切な処置を行わないと死に至る可能性もある．

▶治　療

● 初期対応として，安静，シーネによる外固定もしくは，必要に応じて直達牽引を行い，適時痛み止めを処方する．小児では保存的治療の適応となる．1ヵ月以上の長期入院が必要となり，持続牽引を行いながら骨癒合を待つ．小児の骨折は治癒機転において，自己修正能があるため，完全な整復位ではなく，少し重なっているくらいで，結果として変形を残さず治癒する．ある程度仮骨が出てきたらギプス固定へ変更する．

● 成人の場合は，たとえ転位がなくても，積極的に手術を行う．骨髄内に金属の心棒を入れる髄内釘手術が一般的である．骨折周囲の軟部組織の状態が悪ければ，まず創外固定を行い，状態が落ち着いたら二期的に髄内釘を入れる．また成長線が残っている小児で転位が強い場合は，プレートとスクリューによる観血的手術や，エンダー釘という特殊な髄内固定を行うこともある．完全骨折を起こした病的骨折や非定型骨折でも，基本的には髄内釘手術が行われる．骨折を起こしていない病的骨折や非定型骨折では，その適応は症例ごとに検討となるが，痛みを生じている場合は，骨折の前段階（切迫骨折：impending fracture）として予防的に髄内釘手術を行う傾向にある．またビスフォスフォネートを中止し（骨折がなくても，近年5年の服用で十分とする報告もある），必要があればPTH製剤などへの変更などが考慮される．

▶ 専門医へのコンサルテーション

- 治療経験がなければ，診断がついたら初期対応を行い，手術可能な施設へ紹介する．小児の骨折の場合も入院が必要になるため，入院可能な専門医へ紹介する．

患者への説明

成人例：太ももの中の大腿骨が骨折しています．周囲には強い筋肉がたくさんついており，不安定で，良い状態が保てないため，一般的には手術での治療となります．それまで安静にして，固定を行っておきましょう．

小児例：太ももの中の大腿骨が骨折しています．周囲には強い筋肉がたくさんついており，不安定で，良い状態が保てないため，ベッドで安静にして足を持続的に牽引して骨がついてくるのを待ちます．通常 1 ヵ月以上はかかりますので，長期的に入院が必要になります．専門の先生がいて入院できる病院に行きましょう．

（天羽）

IX. 膝，下腿の痛み
（膝関節，下腿の異常）

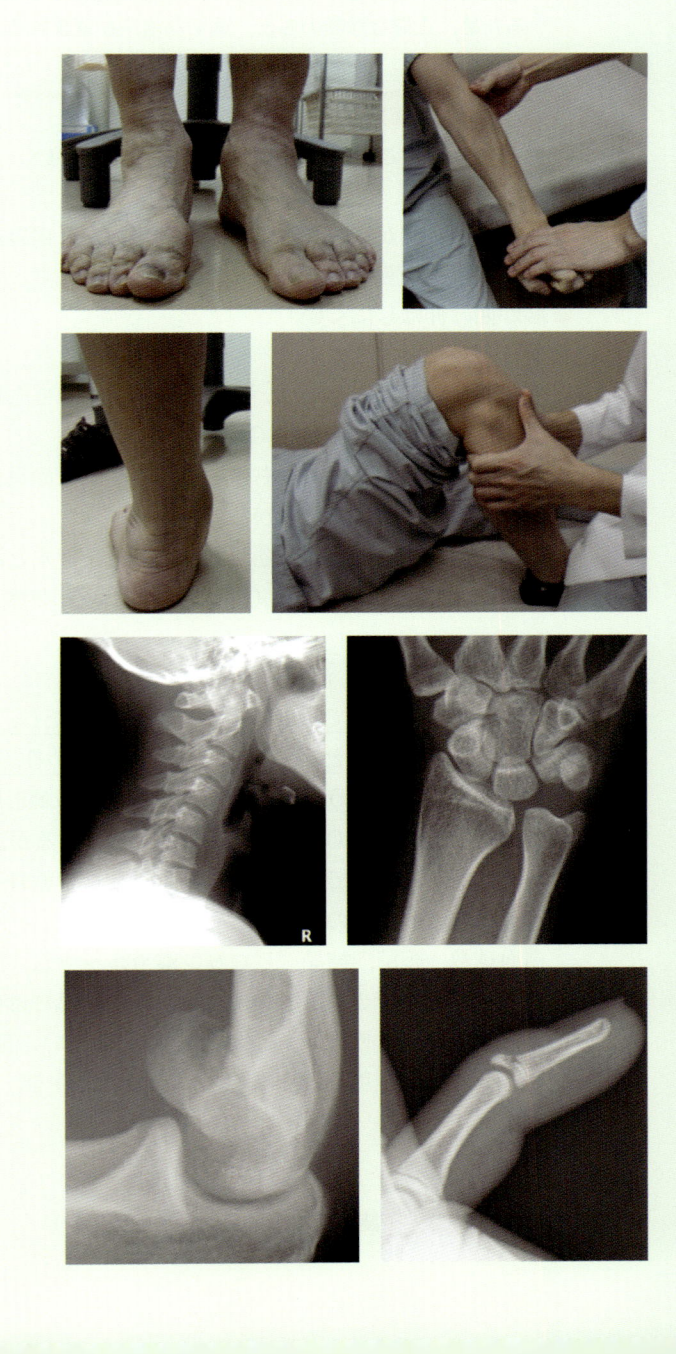

case 51 歩くと膝が痛む. 動き始めに膝が痛む

Snap Diagnosis 一発診断！ 変形性膝関節症

疾患概要

- 軟骨をはじめとする関節構成体の変性・破壊による膝関節機能障害. Osteoarthritis を略して OA と呼ばれる.
- 高齢化社会を迎えた我が国では, 非常にありふれた疾患である.
- 要因として肥満や加齢, 遺伝的素因の他, 女性に多く, 70 歳以上では男性の４倍にも及ぶ.
- 最近全身的要因としてメタボリック症候群による内分泌的要因と膝 OA 発症と関連があることが, 本邦で行われたコホート研究（東大 ROAD スタディー）から明らかとなった.
- 年だから, とあきらめて我慢している場合が多いのもこの病気の特徴で, 行動が制限されがちになるため, 正確な診断のもと, 適切な治療が望まれる.

診断へのアプローチ

- 膝がこわばることが初発症状であることが多い.
- 正坐しづらい.
- 歩き始めに膝が痛む（しばらく動いていると痛みが和らぐ）.
- 階段が降りづらい.
- 膝が曲げ伸ばししにくい.
- 膝に水がたまっている.
- 安静時や夜間は痛みがないことが多く, あっても軽度.
- 変形が強くなると X 脚や O 脚を呈する.
- 触診で膝関節の熱感（左右差をみる）や腫れの具合をみる.
- 関節裂隙に一致する圧痛がある.
- 関節水腫がある場合, 膝蓋跳動（膝蓋骨を押すと浮いている感じがわかる）が陽性となる.
- 膝の曲げ伸ばしで軋轢音（ゴリゴリした音）を感じる.

検 査

X 線検査：日常診療では X 線で診断する. ただし, 変形性変化があっても症状をきたさないことも多く, 身体所見と合わせて総合的に判断する. 外傷がなく, 変形性膝関節症を疑った場合は, 立位での検査を行う. 関節裂隙の狭小化, 骨棘形成, 骨硬化像などがみられる（**図１**）.

MRI 検査：近年早期 OA の診断が試みられているが, 一般的には膝の痛みの精査や状態の評価として行われる. X 線ではわからない半月変性や軟骨下骨の損傷の程度などがわかる.

関節液検査：関節炎の評価として行われる.
　白血球数, 細菌, 結晶（ピロリン酸カルシウム, 尿酸カルシウム）を調べる. 関節内は無菌であり, 菌が同定できれば感染, ピロリン酸結晶では偽痛風, 尿酸結晶は痛風と診断できる.

血液検査：OA であれば, 通常炎症所見はない. 他の疾患を除外するため行う. 白血球, CRP, ESR で炎症の程度を, 尿酸値で痛風の可能性を, RF, 抗 CCP 抗体などを測定し関節リウマチの鑑別とする.

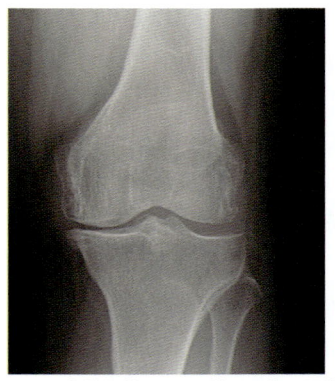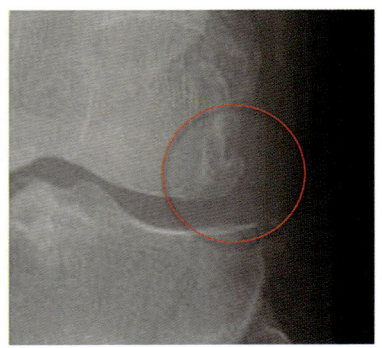

図1：左膝関節 OA　X 線正面像　関節裂隙の狭小化がみられ，骨棘形成もみられる（赤丸）．変形の程度は中等度．

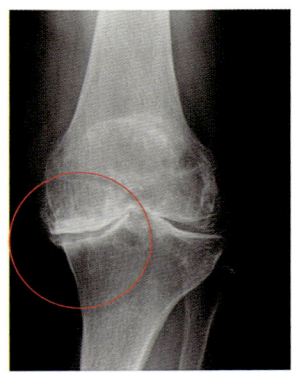

図2：右膝関節 OA　X 線正面像　関節裂隙は消失し，脛骨内側関節面が削られている（赤丸）．画像による変形のみで言えば手術適応．

・**POINT：変形性膝関節症を疑ったら X 線膝正面像は立位で撮影し，身体所見と合わせて診断する．**

▶ 鑑別診断

- **半月板損傷**：通常外傷機転がある．変形性関節症の一側面として半月板の変性があり，時に鑑別は困難．MRI 検査が必要になることも多い．
- **特発性大腿骨内顆骨壊死**：一般に 60 歳以上の女性に多い．比較的急激に膝が痛み，歩行困難と

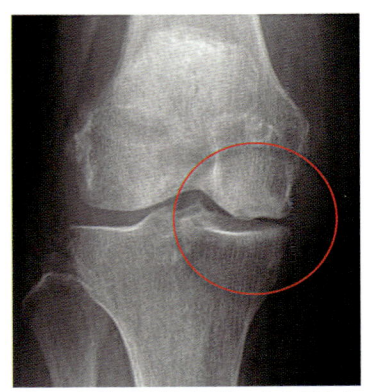

図3：骨壊死 X 線正面像　右大腿骨内顆がつぶれ，変形している（赤丸）．

なる．初期にはX線で変化がなく，診断がつかない．1,2ヵ月の経過で骨透亮像がおもに大腿骨関節面に出現してくる．MRIでは早期発見が可能であり，痛み止めでコントロールがつかない痛みがある場合は，MRI検査を考える．ただし，治療においては，進行を止める有効な方法がないため，安静を保ち，痛み止めを処方し，痛みのない範囲で運動療法を行ってもらう．壊死を抑えるために骨粗鬆症薬であるビスフォスフォネートを処方することがある．

- 関節リウマチ（別項）：採血や身体所見で鑑別できる．
- 結晶性関節炎（別項）：痛風，偽痛風などがある．関節炎が主であることから鑑別できる．
- 感染性関節炎（別項）：発熱などを伴い，採血での炎症所見から鑑別できる．

- **POINT：膝関節の痛みを訴える患者＝変形性膝関節症と単刀直入に考えず，十分な診察を行い，そこに隠れたいろいろな疾患を考慮に入れて，診察に当たる．**

▶ 治 療

- 保存療法と手術療法の2つの方法がある．一般的に薬物療法（湿布，塗り薬，痛み止め），装具療法（足底装具，膝サポーター），理学療法（大腿四頭筋をはじめ膝周囲の筋力トレーニング）などの保存療法で効果がない場合は，手術療法が選択される．手術療法では，①関節鏡手術，②骨切り術，③人工関節置換術などがある．他の疾患が否定でき，日常生活が送れている場合では，薬物療法や運動療法で対応して，外来経過観察を行ってよい．具体的な対応の一つとして，膝の関節に関節液がたまって痛みの原因になっている場合には，関節液を注射器で除去する．その際に痛みがある場合は，ヒアルロン酸の注射が有効な場合がある．また，炎症と痛みを和らげるため，局所麻酔薬とステロイド薬の注射を行う場合もある．変形が比較的軽い場合には，炎症を生じた関節内の滑膜切除や，半月板損傷，関節内遊離体に対する手術を行うことで一定の効果が期待でき，関節鏡を用いる手術も行われている．比較的若い患者さんでは，関節形成術（骨切り手術）により関節のバランスと機能を改善することも可能．重度の変形があり日常生活に支障がある場合には，人工膝関節手術が行われている．満足度の高い手術だが，人工関節の感染や，とくに活動性が高く若い患者さんでは，人工関節のゆるみや破損が問題になる場合があるため，適応は患者の希望する活動性を考慮に入れて慎重に決める．

▶ 専門医へのコンサルテーション

- 長引く膝の痛みや腫れ，O脚やX脚変形，正坐ができない，日常生活に支障をきたす症状があれば，一般医の場合は，整形外科専門医への紹介を考慮する．

> **😊◀ 患者への説明**
>
> 膝関節の軟骨や靭帯，筋肉などが少しずつ痛んできており，症状をきたしているようです．この疾患は生活習慣が起因する場合が多く，適度な運動や食生活の見直し，減量などでも効果が期待できます．同時に筋力を維持し，膝への負担を減らすことも効果的であり，それだけで痛みを減らせたり，進行を遅らせる効果があります．負担を減らすために膝の装具や足底板も治療となります．まずはそういった保存的治療を行います．その上で，痛みが治まらず，日常生活に影響をきたすようであれば専門の先生にみてもらいしょう．

（辻）

case 52 運動すると膝が痛む，膝の骨が出てきて痛い（成長期の若年者）

Snap Diagnosis 一発診断！ オスグット病

疾患概要

- オスグット病は，Osgood-Schlatter 病（オスグット・シュラッター病）とも呼ばれ，成長期スポーツ選手に多く発生する骨端症の一つで，脛骨粗面部（膝蓋腱脛骨付着部）の疼痛と腫脹を特徴とする（図 1）.
- 発達中の脛骨粗面の二次骨化中心の前方部分が，膝蓋靱帯の牽引力によって部分的な剥離を起こし，この間の部分に仮骨が形成され硝子軟骨が被う病態である．これまで avascular necrosis が関与していると考えられていたが，近年では膝蓋靱帯炎や滑液包炎など，脛骨粗面周囲の軟部組織の炎症のほうが大きく関与していると考えられている.
- 一般的に予後は良好であるため，よく「成長痛」として病院を受診せず放置されてしまう傾向がある．しかし，痛みが消失するまでには長期間を要し，実際には子供たちのスポーツ活動に大きな影響を与える．その原因の一つであるオーバーユース（使い過ぎ）に目が向けられることも少ない.
- 医療機関への受診時には，すでに遊離骨片（ossicle）を有した終末期であることが多く，病理学的変化は完成されている．この段階からの治療では，骨片は変形癒合し完全治癒は望めないことが多い．治療のポイントは，<u>早期発見，早期安静保存療法である．</u>

診断へのアプローチ

- オスグット病は 10 〜 14 歳の発育期男子のスポーツ選手に多く，女子では男子より 1 〜 2 年発症が早い.
- 症状は，脛骨粗面部の圧痛，運動痛，腫脹である.
- この部分の隆起が著しいと正坐などの際に床に接することで痛みが生じる.
- 大腿四頭筋の緊張による伸展性の低下を伴うことが多い.
- 大腿四頭筋を使う，膝を伸ばす動作で脛骨粗面に痛みを生じる.
- 下肢の alignment の異常が存在するものもあるといわれている.
- 脛骨粗面が腫れていることもある．これは，オスグット病の病態に滑液包炎や膝蓋靱帯炎などの周囲の軟部組織の炎症による症状が合併している.

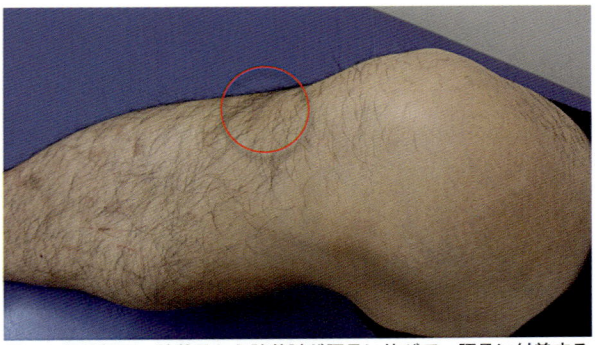

図 1：脛骨粗面　膝蓋骨から膝蓋腱が脛骨に伸びて，脛骨に付着する部分.

- **POINT：脛骨粗面に圧痛があればオスグット病を考える.**

▶検　査

単純X線像：膝2方向を撮影する.

とくに側面像が大切であり，脛骨粗面部の不整像，軟骨性膨隆，遊離骨片がみられる場合，診断は比較的容易である（**図2**）．しかし発症初期の場合は，X線での変化を捉えることは困難であり，MRIや超音波検査を診断に使う必要がある．圧痛がある場合は，MRIに異常所見があることがほとんどである.

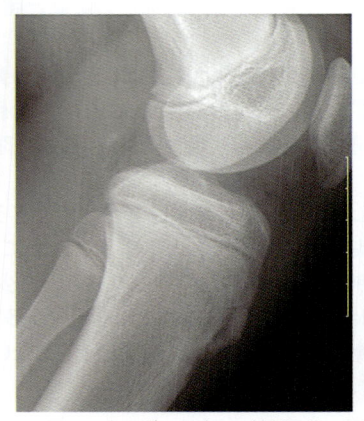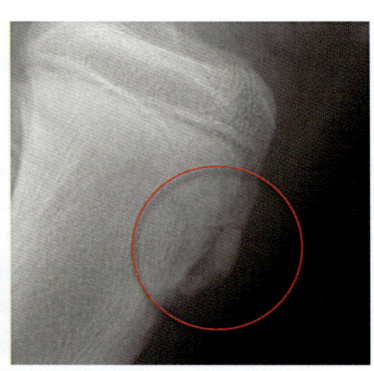

図2：オスグット病　X線側面像　脛骨粗面部分が剥離しかかっている（赤丸）.

MRI：X線ではみえない軟部組織を含んだ状態の評価が行える.

MRI像の病期分類では初期，進行期，終末期，治癒期に分類される．初期はMRI像が正常，もしくは脛骨粗面周囲の浮腫像．進行期は脛骨粗面の骨または軟骨の部分的剥離像が確認できる．終末期は完全に分離した遊離骨片の形成．治癒期は発症後，骨性の治癒機転により遊離骨片を形成せずに治癒したものである.

エコー：早期診断が可能で，検診としても使われている．脛骨粗面の不整像や異常血流像があれば，本疾患を疑う.

▶鑑別診断

● 痛みが脛骨粗面に限局されれば，他の疾患は少ない．滑液包炎の合併で腫れを生じることがあり，注意する.

▶治　療

● 遊離骨片を形成するに至った重症例では，3〜6ヵ月も運動を休止することもある．一般的に脛骨粗面の骨化が終了すれば，症状は消退するが，遺残変形の強い場合はさらに長期にわたり症状が遷延する場合がある.

保存療法：画像診断上で遊離骨片の形成が明らかでない場合は，初期または進行期であると考えられる．この場合病状を進展させないために，運動を休止し患部の安静をとらせる．大腿四頭筋ストレッチ（**図3**）も有効であり，指導する．遊離骨片を形成せずに分離部が癒合すれば，比較的短期間で（4〜6週間）スポーツ活動を再開できる．診断時にすでに遊離骨片を形成し終末期へ至ってしまっている場合は，安静保存療法で痛みは軽快するが，スポーツ活動を再開すると痛みも再発し，結果として治療に長期を要することが多い．このような症例には局所のアイスマッサー

ジ，非ステロイド系消炎鎮痛剤の外用や内服，オスグットバンドなどを補助的に使用しながら復帰を許可する．

手術療法：オスグット病の治療は，保存療法があくまでも優先されるべきであるが，身長の伸びが終息し，残存した遊離骨片周囲の炎症や滑液包炎などで疼痛が続く場合は，遊離骨片の摘出術が行われる．

予後・再発予防のために：病期が終末期，つまり遊離骨片を残しているものは，以後も痛みが再発する可能性がある．このような選手に対しては，脛骨粗面および膝蓋靱帯の圧痛チェックを行う．自分で押してみて痛みがないかをセルフチェックさせる．さらに大腿四頭筋のストレッチング（**図3**）を習慣づけて継続することも重要である．ストレッチは必ず痛みのない範囲で行うこと．痛みを伴うストレッチは逆効果であることをよく説明する．また，成長停止後も，大腿四頭筋の張りや緊張を日々チェックし，それをマッサージなどで回復させることが大事である．固いままで運動を続けると，膝伸展機構の傷害である膝蓋靱帯炎へ移行するため，注意しなくてはならない．またオスグット病のような骨端症を早期に発見するうえで，身長の計測も有効と言われている．できれば1ヵ月単位で行い，圧痛チェックと併せて記録すると参考になる．

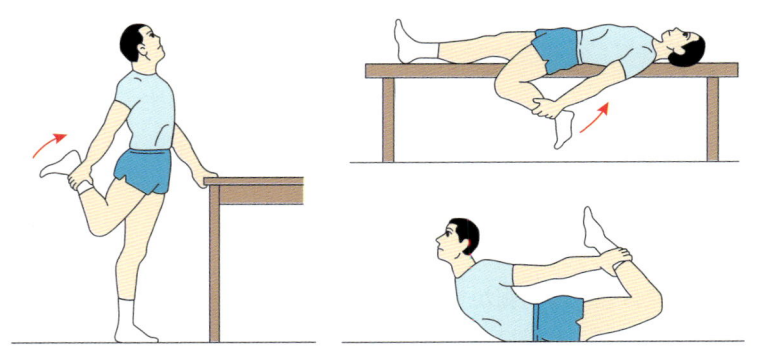

図3：大腿4頭筋ストレッチ（臨床スポーツ医学　vol.23.No.9　2006-9 より）

・**POINT：オスグット病は，予防と再発防止が重要．痛みがなくなった後の自身でのメンテナンスをよく指導する．**

▶専門医へのコンサルテーション

● 運動を2ヵ月休止しても痛みが継続するときは，一般医の場合は，整形外科に紹介する．MRIなどの精査，成長期が終わっていれば手術適応を検討することもある．

> **患者への説明**
>
> 痛む場所は大腿四頭筋が骨につく場所で，成長期で骨がまだやわらかいのに運動を継続するために骨が引っ張られ炎症を起こし，変形しかかっています．骨が遊離してしまうと慢性的な痛みになり，治療が困難となります．まずは1ヵ月程度，運動をやめて安静にしましょう．正坐もしないことを勧めます．またストレッチも効果があるので，痛みがない範囲で行いましょう．

（天羽）

case 53 運動するとスネが痛む（活動性の高い若年）

Snap Diagnosis 一発診断！　シンスプリント，脛骨疲労骨折

疾患概要

- シンスプリントと脛骨疲労骨折は，ともに下腿部分に痛みを生じる疾患で，ともにスポーツをしている活動的な若年に多い．
- シンスプリントは過労性骨膜炎であり，骨膜を含めた筋腱の炎症である．
- 疲労骨折は，ランニングなどでごく小さな外力が繰り返されることで微小骨折様の変化を生じる，骨の病変である．
- 両者とも発症早期には単純X線上異常を示さないことが多く，鑑別が困難なことがある．
- 使い過ぎ（オーバーユース）が背景としてあり，ランニングなどしている若年者が下腿の痛みを訴えた場合は，必ず考えるべき疾患である．

診断へのアプローチ

【シンスプリント】

- 女子に多い．
- 下腿下1/3付近から中1/3の下腿内側に圧痛がある．疲労骨折に比べ圧痛の範囲が広い．
- 通常走ると痛み，安静や歩行では痛みが出ないことが多い（ひどくなると安静時も痛み）．

【疲労骨折】

- 跳躍型：脛骨中1/3つまり下腿の真ん中の前方に起こる疲労骨折．ジャンプをする競技に多く起こる．
- 疾走型：脛骨近位または遠位の内側から後方にかけて起こる疲労骨折．ランニングの繰り返しで起こることが多い．跳躍型より頻度が高い．
- 痛む場所は，シンスプリントに比べ，ピンポイントで限局されている．
- 仮骨の増加により患部が腫れて膨隆していることが多い．
- 下腿近位の圧痛では，疲労骨折を疑う．下腿遠位では，時に鑑別は難しい．
- **POINT：シンスプリントは圧痛の範囲が広く，疲労骨折では限局した圧痛．**

▶鑑別診断

- **慢性コンパートメント症候群**：下腿には骨，骨間膜，筋膜に囲まれた筋区画がいくつかあるが，運動によりその区画の内圧が上昇し，痛みを生じる．とくに前方コンパートメントに多い．安静時には症状がないため，来室時には身体所見上異常がないことが多い．前脛骨筋の痛みが出ることが多く，診断の確定には，運動でのコンパートメント内の圧の上昇を証明する．

▶検　査

X線：下腿正面と側面の2方向を撮影する．シンスプリントでは異常像はない．疲労骨折の場合は発症して2，3週間後に仮骨形成が認められる．

MRI：発症早期の鑑別診断にMRIが有用である．シンスプリントでは，骨膜から筋膜にかけての高信号変化があるが，骨髄内には変化はない．対して疲労骨折では，皮質骨周囲と骨髄内異常信号が認められる．これらの変化は単純X線画像で診断できる以前に所見が認められる．

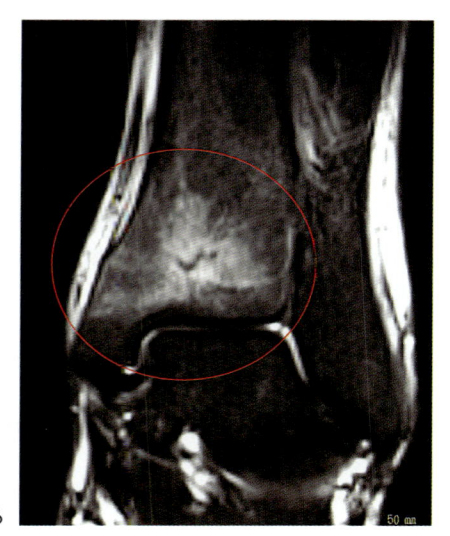

図1：脛骨遠位疲労骨折
MRI像．骨髄内に信号変化を認める

エコー：X線で診断困難な微細な骨折や骨膜の変化が評価できる．異常があれば，骨膜や筋腱付着部での血流信号を認める．

治　療

● 疲労骨折でもシンスプリントでも発症初期はRICE処置を行う．その後シンスプリントであれば運動量を制限し，アキレス腱やハムストリングのストレッチやインソールなどの処置を行う．運動後のアイシングも指導する．疲労骨折であれば運動の中止を行う．疾走型であれば2ヵ月の休養で完治することが多い．歩行で痛みがなければ水中ウォークなどを行う．ストレッチ，筋力トレーニング，インソール作成も行う．X線で仮骨が本来の骨皮質と区別ができない状態になれば，治癒としてランニングを許可する．跳躍型は完全骨折に至ることがあり，注意が必要．診断された時点で予防的手術も考慮される．保存的治療は疾走型に準じるが，仮骨形成が十分にできても，跳躍を含めたスポーツ復帰は慎重に開始し，負荷は時間をかけて漸増していく．

・**POINT：跳躍型疲労骨折は完全骨折に至るため，脛骨真ん中前方の痛みには注意．**

専門医へのコンサルテーション

● 治療経験がなければRICEを指示して，一般医の場合は，整形外科医へ紹介する．治療可能であってもとくに跳躍型疲労骨折であれば，手術も考慮されるので，診断がつけば一度，整形外科へ紹介することが望ましい．

> **患者への説明**
> 運動による負荷で炎症が起こっています．安静にすれば大事には至りませんが，運動をこのまま続けるとなかなか治りません．安静にしてストレッチなどを行いながら症状の経過をみていきましょう．

（天羽）

case 54 膝を捻ってから痛む

一発診断！ 膝半月板損傷（断裂）

疾患概要

- 骨の関節面の軟骨（硝子軟骨）と違い，線維軟骨であり，関節の適合性を保ち，緩衝作用をもつ.
- 内側半月板と外側半月板があり，内側半月板損傷の頻度が高い. ただし先天的に大きく，強度的に弱い円盤状半月板は外側に多い.
- 加齢とともに変性し，関節軟骨よりも変性しやすい.
- 損傷の程度，状態によって症状が違い，症状がほぼない場合から，手術を必要とする強い痛みを生じる場合まである.
- 半月板は辺縁部のみ血流があり（red zone），その周辺の断裂であれば修復術が適応となる. 中心部分に近い断裂（white zone）は切除となる.

診断へのアプローチ

- 若年の場合，踏み込みながら膝を捻ったなどの外傷が機転となることが多い. 受傷後，荷重時や体を捻るとき，階段昇降などで膝の痛みを訴える. ただし，円盤状半月板では明らかな外傷が無くても断裂をきたすことがある. 若年者の膝外側の痛みは，円盤状半月板を念頭におく.
- 高齢者の場合，半月板がもともと痛んでいるため（変性），軽微なストレスで断裂することがあり，本人も受傷機転を覚えていないことが多い.
- 内側半月板損傷であれば関節面の内側に，外側半月板損傷であれば関節面の外側に痛みを生じる.
- 膝崩れ（giving way）を自覚することもある.

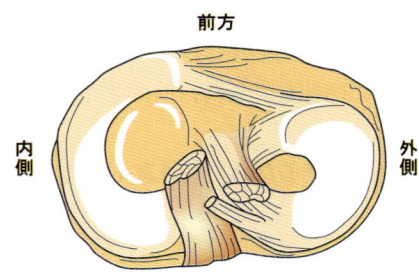

図1：半月板の解剖

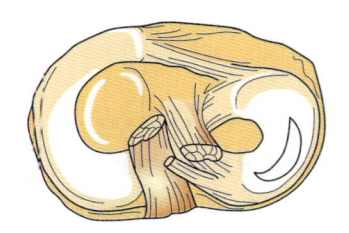

縦断裂

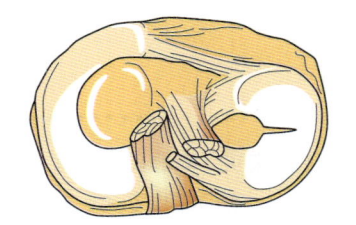

横断裂

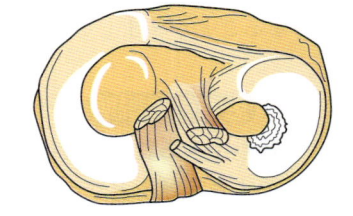

変性断裂

図2：半月板断裂の形態
（ともに日本整形外科ホームページより）

- 膝の関節水腫をきたすことが多い.
- 半月板断裂は時に，ロッキング（locking）を生じる．これは，膝の伸展ができず，曲がったままの状態で動かせない状態のことを指す．この場合，半月板が大きく断裂し，断裂した部分が不安定となり〔バケツ柄損傷（バケットハンドル：Bucket Handle）〕，大腿骨と脛骨に挟まれてロッキングを起こす.
- 診察では，膝の関節面（大腿骨と脛骨の間）の圧痛があるかをみる．従来の徒手検査としてマクマレーテスト（McMurray test）（図3），アプリーテスト（Apley test）（図4），テサリーテスト（Thessaly test：立位にさせ，膝を曲げて上半身を左右に捻り，痛みが出るかをみる），ワトソンジョーンズテスト（膝過伸展を強制する．前方の半月板損傷を示唆）などがある．これらの身体所見があれば半月板損傷を疑う.

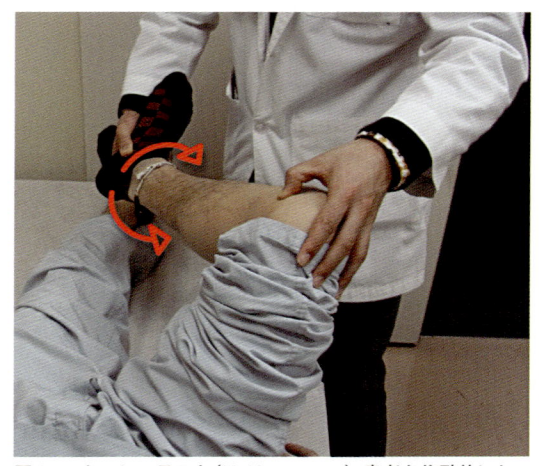

図3：マクマレーテスト（McMurray test）：患者を仰臥位にし，足部を把持して下腿を曲げて深屈曲させる．その状態から膝を捻りながら伸ばしていく．もう片方の手を関節面に置き（痛むのが内側であれば，内側の関節裂隙に指を置く），伸ばしていく時に有痛性のクリックがあるかを触知する．痛み（有痛性のひっかかり，クリック）があれば陽性.

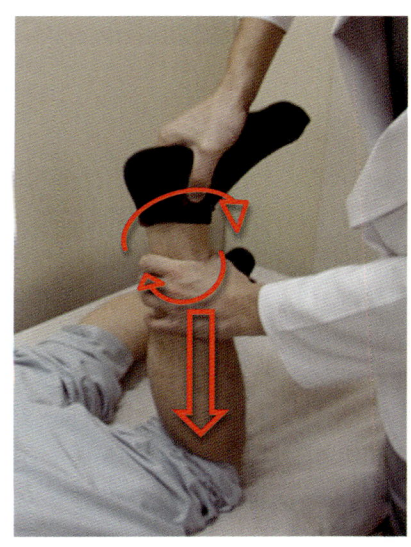

図4：アプリーテスト（Apley test）：患者を腹臥位にして膝を90°屈曲させて，検者は手で膝関節に圧がかかるように下方向へ押しながら，内外旋を行う．痛みが出れば陽性.

・**POINT：突然の痛みとともにひっかかりが生じる.**

▶鑑別診断
- **内側側副靱帯損傷（別項）**：膝関節の内側の痛みを訴える．膝外傷が機転となり，外反ストレステストで陽性になることで鑑別できる.
- **変形性膝関節症（別項）**：高齢者では半月板損傷，軟骨損傷の両者が混在することが多い.
- **骨挫傷**：変形性膝関節症の高齢者に多く，比較的急激な痛みを訴え，歩行困難となる．MRIで骨内に信号変化を認める．X線では診断できないことが多い.

▶検　査
X線：断裂は，変形性関節症を進行させる危険因子とされるが，若年者の受傷直後は，半月板はみえないため異常がないことが多い．高齢者では変形関節症性変化が認められる.

MRI：半月板損傷のゴールドスタンダードな検査．損傷の程度，形態がわかる（図5）.

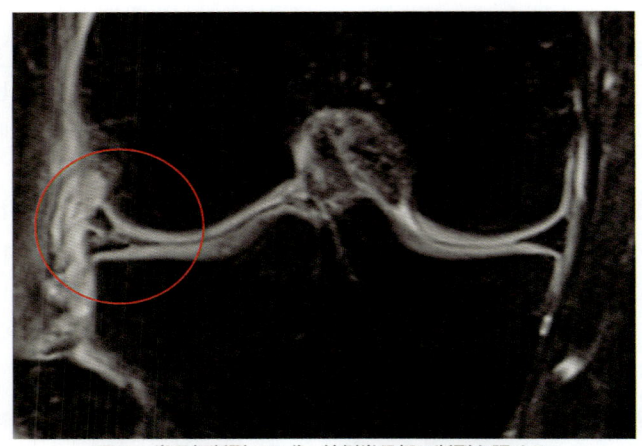

図 5：半月板断裂 MRI 像　外側半月板に断裂を認める.

▶ 治　療

● はっきりとした外傷がある場合は RICE 処置を行い，必要に応じて NSAID やアセトアミノフェン投与する．患者の活動性，断裂形態などにより，手術治療が考慮される．ただし，高齢者の変性に基づく半月板断裂は，一般的に変形性関節症の一側面としてとらえられる．手術は関節鏡で修復か切除のどちらかが行われる．近年はできるだけ縫合にする修復術を試みる傾向がある.

▶ 専門医へのコンサルテーション

● 診断もしくは疑う時点では，保存的治療を行う．活動性の高い若年者の場合は，半月板のもつ関節安定作用の低下により軟骨が痛んでいき，かつ手術での治療が望ましい場合もあるため，1，2ヵ月経過をみて症状の改善をみない場合は，手術可能な整形外科専門医へ紹介する.

患者への説明

膝関節の中で大腿骨と脛骨の間にあり，関節を安定させる役割をしている軟骨が，半月板です．半月板の損傷は膝に強い外力が加わって起こる場合や，年齢とともに痛んで軽い怪我で切れることもあります．血流がほとんどないため，元通りに修復されることは期待できないですが，痛みは急性期を過ぎると落ち着いてくることもあります．ひっかかりが残り，痛みが続くようであれば手術を行うこともありますので，整形外科専門医にみてもらいましょう.

（田崎）

case 55 膝を捻ってから痛む，外側からぶつかられて痛む

Snap Diagnosis 一発診断！ 膝内側側副靱帯損傷

疾患概要
- 膝の内側の靱帯の損傷で，膝より先が外側へ向かう外反の力が強制的に加わることにより発生する．
- 膝の靱帯損傷で最も多く，スポーツをする若年層に多い．
- 膝内側側副靱帯（MCL）は，浅層靱帯，深層靱帯，後斜靱帯に分けられる．
- 保存的な治療が優先されるが，時に前十字靱帯損傷や半月板損傷，軟骨損傷を合併していることもあり，見逃さないように注意が必要．

診断へのアプローチ

- （結果として）膝を外反強制されたという受傷機転があれば，まず疑う．
- 急性期の場合，膝関節内側に腫脹があり，同部に限局した圧痛，自発痛がある．時に紫斑がある．
- 徒手検査として外反ストレステストがある．膝を 20°程度屈曲させて外反ストレスをかける（図1）．痛みが誘発されれば陽性で，MCL 損傷を疑う．

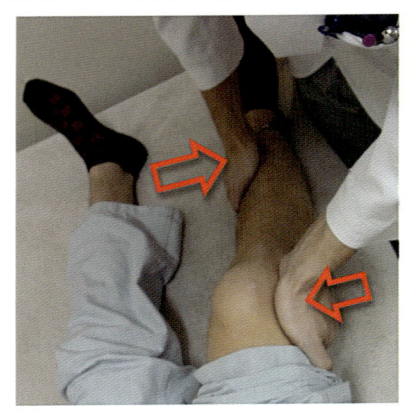

図1：外反ストレステスト　膝外側を押さえ，下腿内側から膝の内側が開くように外側へストレスをかける．伸展位（まっすぐ膝を伸ばした状態）と 20 〜 30°屈曲位で調べる．患者が痛がるか，膝の内側が開く感覚があるかをみる．必ず健側から調べ，左右を比較する．

- **POINT**：膝内側の限局した痛みがあり，外反ストレステストが陽性であれば MCL 損傷を疑う．膝全体の痛みがあれば，膝関節内の靱帯や骨病変の合併を考慮する．

膝の外反ストレステストの結果で以下に分類できる．
Ⅰ度：動揺性（健側と比較して）はなく，靱帯部の圧痛が主である
Ⅱ度：部分断裂．伸展位の外反動揺性（−），20 〜 30°屈曲位で外反動揺性（＋）
Ⅲ度：完全断裂．伸展位の外反動揺性（＋），20 〜 30°屈曲位で外反動揺性（＋）
Ⅲ度では MCL 単独損傷は少なく，他の合併損傷を考慮する．治療はこの分類に従うが，診断目的に専門医に紹介をしてもよい．

▶ 検　査

X 線：膝関節正面と側面の 2 方向を撮影する．靱帯損傷のみであれば骨折はないが，骨付着部の裂離骨折を伴うこともある．受傷時に外側の関節面がぶつかっているため，外側の脛骨関節面および大腿骨関節面に骨折がないかチェックする．

MRI：靱帯実質部や靱帯付着部の輝度変化や腫張がとらえられる．その他の合併損傷の鑑別になる．エコーの有効性も報告されている．

▶ 鑑別診断

・**膝前十字靱帯断裂（別項）**：MCL 損傷を起こす膝への外反に加え，内旋（膝より下が内向きに回旋する）の力がかかると受傷する．膝全体が腫れ，膝崩れと呼ばれる膝がずれるような不安感を訴える．おもに保存的に治療する MCL 損傷と違い，手術適応となるため，疑った場合は専門医へ紹介する．

・**膝内側半月板損傷（別項）**：内側関節裂隙に圧痛があり，有痛性のひっかかりを有する MCL の走行に一致した圧痛がないことや，外反ストレステストでは，痛みは出ないことで鑑別できる．

▶ 治　療

● 外傷に対しての一般的な治療である RICE 処置，NSAID 投薬を行う．一般的に I，II 度であれば保存的治療を行う．具体的な治療方法は整形外科専門医でも多様であるが，おおまかに I 度であれば 2，3 週間の膝屈曲 30°での装具固定（ニーブレイス：knee brace），II 度であれば 4 〜 6 週の装具固定が一般的である．III 度であれば保存的治療では不安定性を残すと言われており，手術治療を行う．手術は新鮮例断裂部の縫合修復，陳旧性は移植腱を用いた再建術が行われる．

▶ 専門医へのコンサルテーション

● 紹介．とくに腫れが強く，歩行困難な場合は前十字靱帯損傷を代表とする関節内の靱帯や骨半月板病変を合併している可能性があり，放置により機能障害を残すため，精査目的で整形外科に紹介する．I 度で歩行に問題なく，外反ストレスでの不安定性がなければ，装具治療で外来通院で経過観察を行ってもよい．

> **患者への説明**
> 怪我で膝の内側の靱帯が伸びた，もしくは切れたようです．しっかり治療すれば手術をせずに治せるケガです．（損傷の程度がひどいようなので，専門医にみてもらいましょう）．しばらく膝を動かさずに靱帯が治る状態を維持することが大事であり，装具をつけて，膝を安静に保ちましょう．一般的に，治療には 1 ヵ月以上を要します．

（田崎）

case 56 着地に失敗して膝を強く捻った，ぶつけられて膝が抜けた，急激な方向転換の際に膝を捻った，などで直後から運動不能

Snap Diagnosis 一発診断！ 膝前十字靭帯断裂（ACL 断裂）

疾患概要

- 膝前十字靭帯は膝関節内のほぼ中央にあり，脛骨と大腿骨をつないでいる．運動時に膝の回旋や脛骨の前方移動を制御している（厳密には回旋も制御している）．
- 若年者でスポーツでの受傷が多い．バスケットボール，サッカー，ラグビー，アメリカンフットボール，スキーなどで多い．
- 断裂してしまうと，自然治癒は困難とされ，受傷前の活動レベルを目指すのであれば手術によって再建する．

診断へのアプローチ

- 受傷機転を聞くことが大事である．直接膝への接触（コンタクト）がある場合（例：ラグビーで膝にタックルに入られた）と，直接膝への接触がない（ノンコンタクト）場合（例：バスケで急激な方向転換をして膝を捻った）がある．いずれも強制的に膝に強い力がかかり受傷する．
- 受傷時に"ブチッ"という断裂音や，膝くずれによる骨の衝突（ゴリッ）を自覚することがよくある．
- 受傷直後から運動の続行は不可で，歩行も困難であることが多いが，稀に歩いて病院に行く場合もある．
- 受傷後，膝は血腫により，健側と比べ腫れている．
- 膝の外側や，深部に痛みを訴えることが多い．
- 歩行で膝が抜けるような不安定感を訴える（膝崩れ：giving way）.

【徒手検査】

受傷初期には痛みと腫れではっきりと不安定性がわからないことがある．安静と免荷を指示して，腫れが落ち着いてくる2週間以降に必ず再評価する．後十字靭帯断裂の既往があると，前後方向の不安定性が出るため，時に鑑別が難しい．

Lachman test（図1）：膝関節を軽度屈曲位で，脛骨近位と大腿骨遠位をしっかり保持し，脛骨を前方に引き出す．この時にその力に流されないように大腿骨をしっかりと保持しておく．脛骨の前方移動量が健側と比べて多く，end point（ガチッと止まる点）がないことが陽性となる．

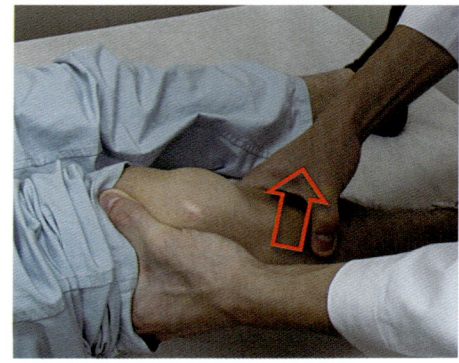

図1：Lachman test

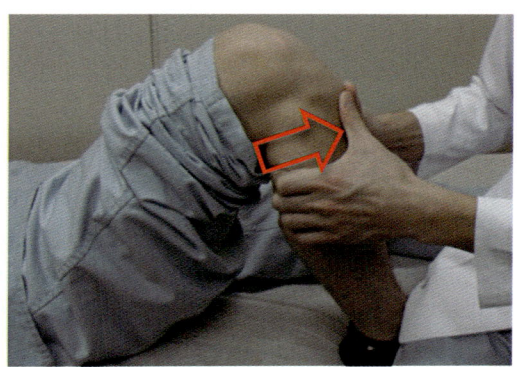

図2：前方引き出しテスト

前方引き出しテスト（anterior drawer test（図2））：膝関節を約90°として両手で脛骨を前方に引き出す．この時に固定のため，患者の足部に坐る（赤丸）．脛骨の前方移動量が健側に比べて大きい場合に陽性．

- **POINT：プレーが続行できない，膝が強く腫れている膝の外傷は，必ず ACL 断裂を疑う．**

▶検　査

X線：骨折の有無を確認する．膝関節正面，側面の2方向を撮影．とくに小児の骨端線閉鎖前の時期によく起こる顆間隆起骨折（図3：前十字靱帯の剥離骨折）は，身体所見は靱帯断裂と類似する．この場合も，早急な手術が必要なことがあるため，診断ができれば手術可能な施設への紹介が望ましい．また脛骨近位外側の骨折である Segond 骨折（セゴン骨折：外側関節包の剥離骨折）は，前十字靱帯断裂を示唆する所見である．

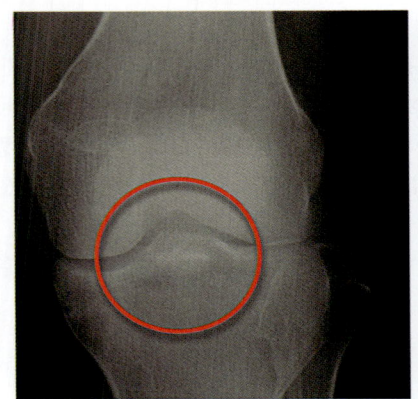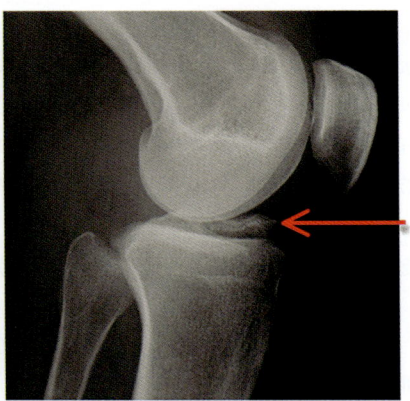

図3：顆間隆起骨折　とくに側面像で顆間隆起が浮き上がっているのがわかる．

MRI：ゴールデンスタンダードの検査．前十字靱帯を描出できるように依頼する（撮影線を大腿骨の骨軸より15°程度外側に傾ける）．また合併しやすい骨挫傷（大腿骨外顆と脛骨外側後方），MCL 損傷，半月板損傷などもチェックする．

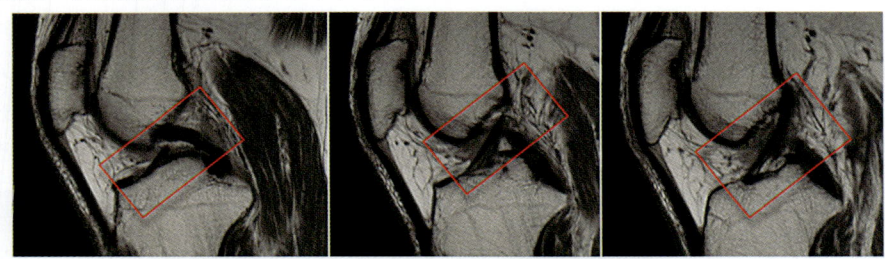

図4：正常像　sagital 像で前十字靱帯が線維束として確認できる．

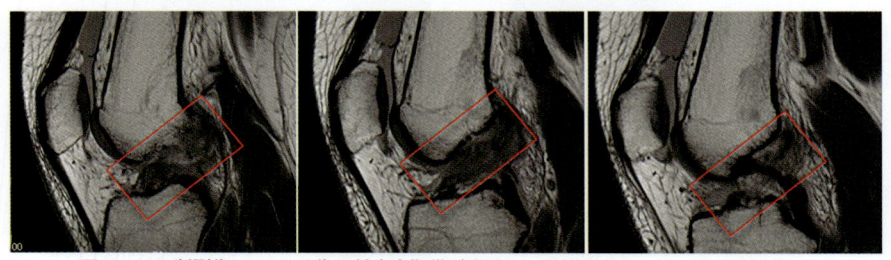

図5：MRI 断裂像　sagital 像で前十字靱帯が膨隆し，不鮮明となっている（赤四角）．

▶ 鑑別診断

- **後十字靭帯断裂**：同じように関節が腫れ，後方向の不安定性が出る．前後の移動距離が増加するが，前方のゆるみがないことで鑑別できる．受傷機転は，地面に脛（すね）をぶつける，車の事故で脛をダッシュボードに強くぶつける，など脛骨が後方へ押されるなどが多い．前十字靭帯と違い，多くが保存的治療の適応となる．判断がつかなければ，一般医の場合は，整形外科医へ紹介する．
- **半月板損傷（別項）**：内側か外側の関節裂隙に面に圧痛があることや，ひっかかりやロッキングとなることも鑑別となる．
- **関節内骨折（別項）**：顆間隆起骨折に加え，脛骨の関節面の骨折である高原骨折などがないか，X線で確認する．

▶ 治　療

- 急性期には RICE 処置，薬物で疼痛をコントロールする．シーネ固定は原則不要だが，側副靭帯の合併があれば用いる．ACL 断裂は自然修復が期待できないため，活動性を維持するためには，手術適応となる．保存的治療はおもに筋力トレーニングが主となるが，効果は不明確である．中高年以降での受傷の場合は，保存的治療も検討されるが，変形性関節症が生じる可能性が高い．手術ではおもに膝蓋腱（BTB 法：bone tendon bone 法）かハムストリング腱を再建靭帯として使用する方法が主流である．それぞれ利点と欠点があり，症例に合わせて，もしくは術者が慣れている術式が行われている．

▶ 専門医へのコンサルテーション

- 診断がついて，手術を行うことになっても，腱の可動域が回復してから手術を行うため，早期にコンサルトする．顆間隆起骨折の場合は，早期に骨接合術の適応となるため，早急に手術可能な施設へ紹介する．MRI を行い，前十字靭帯断裂の診断がつけば，手術可能な施設へ紹介する．

> **◀ 患者への説明** ・・・
> 膝を安定させている大きな靭帯が切れているようです．一度切れてしまった靭帯は自然修復されません．活動的な生活への復帰を希望するのであれば手術を勧めます．手術からスポーツ復帰まで半年以上かかります．今はとにかく腫れを引かせるために安静にして，専門医を受診して下さい．

（田崎）

case **57** ぶつけて膝が痛む，転んで膝を強く打った

Snap Diagnosis 一発診断！ 膝周囲骨折（大腿骨遠位部骨折，脛骨高原骨折，膝蓋骨骨折）

疾患概要

- 膝関節の骨折では，大腿骨遠位部骨折と脛骨高原骨折，膝蓋骨骨折が多い．
- 関節内の骨折であり，ずれがあれば手術適応となるため，外傷があって膝の痛みで，歩行困難であれば骨折を疑う．
- 大腿骨遠位部骨折には，顆上骨折と顆部骨折を含み，若年者では交通事故や転落などの高エネルギー外傷として，高齢者では骨粗鬆症を背景とした軽微な外傷で発生する．
- 脛骨高原骨折は見逃されることも多く，注意が必要．CT 検査を躊躇せずに行う．関節面が陥没の残存はそのまま変形性膝関節症へと繋がるため，積極的に手術治療が行われている骨折である．
- 膝蓋骨は近位に大腿四頭筋，遠位に膝蓋腱があり，膝伸展機構の一部を成している．圧痛点をしっかり調べ，疑って X 線を撮れば診断は比較的容易であり，見逃さないようにする．

診断へのアプローチ

- 外傷があり，膝周囲の疼痛があれば疑う．
- 受傷機転は交通外傷から転倒まで様々である．
- 骨折があれば通常関節内血腫となり，腫れている．
- 脛骨高原骨折や大腿骨顆部骨折は歩行不能で，車いすで来院する．
- 膝蓋骨は荷重を支える骨ではないので，足をつく程度はできる．
- 詳細な圧痛のポイントをみることが正しい診断へと繋がる．
- 圧痛のポイントとして，大腿骨外顆，大腿骨内顆，脛骨関節面内側，脛骨関節面外側，膝蓋骨を触る（**図1**）．膝全体が腫れているため，すべての箇所で弱い圧痛があるが，骨折部は特別強い圧痛がある．

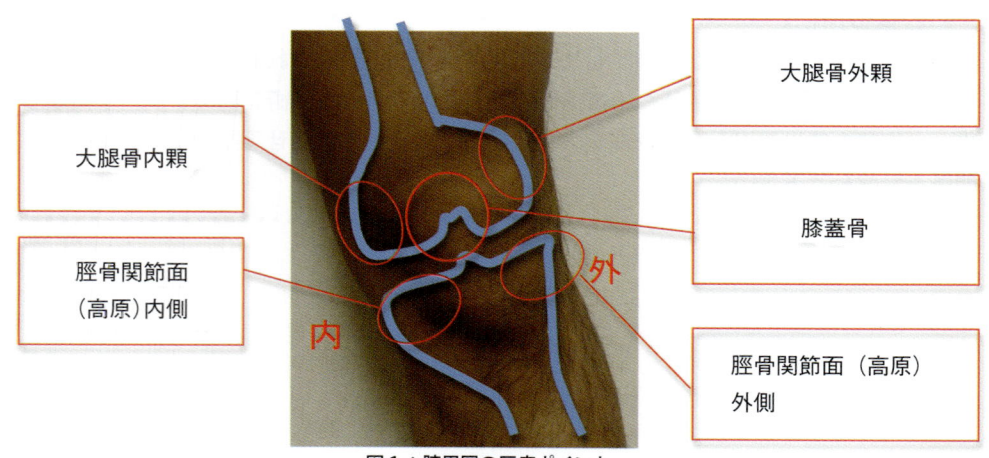

図1：膝周囲の圧痛ポイント

- **POINT：大腿骨外顆，大腿骨内顆，脛骨関節面内側，脛骨関節面外側，膝蓋骨に特別強い圧痛がないか調べる．**

▶検　査（図2〜9）

X線：通常膝関節正面と側面の2方向でおおよその診断はできる．膝蓋骨に圧痛がある場合は，膝蓋骨骨折も疑い，軸写（スカイラインビュー）も撮影する．脛骨高原骨折で詳細を評価する場合は，両斜位を撮影する．脛骨顆間隆起骨折（前十字靭帯断裂の項）を疑う場合は，顆間窩撮影を行う．注意すべきポイントは，圧痛点と同じで，大腿骨外顆，大腿骨内顆，脛骨関節面内側，脛骨関節面外側，膝蓋骨である．膝蓋骨の縦骨折は2方向ではわからないことが多く，疑った場合は必ず軸写を撮影する．膝蓋骨に圧痛がある場合は必ず，正面，側面，軸写（スカイライン）の3方向を撮影する．

CT：治療方針の決定やX線検査ではっきりしない場合に行う．詳細な骨片の転位を評価できる．

MRI：半月板損傷や靭帯損傷の検索に有用である．脛骨高原骨折の外側陥没が大きい場合，内側側副靭帯の損傷を合併する．

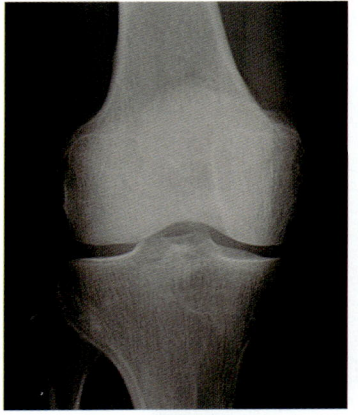

図2：膝蓋骨骨折正面像でははっきりとわからないが，よくみると膝蓋骨が上下に割れている．

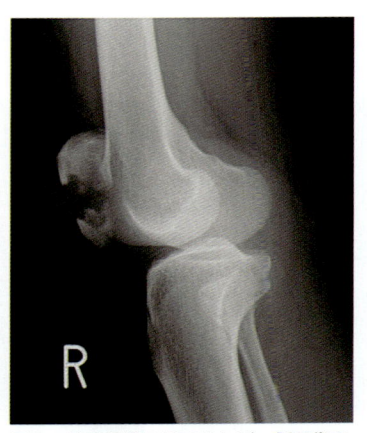

図3：膝蓋骨横骨折であれば，側面像でわかる．

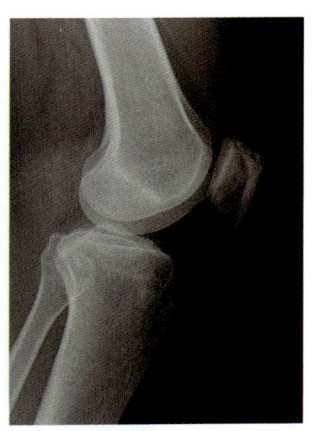

図4：膝蓋骨縦骨折の場合，側面像でもわからない．

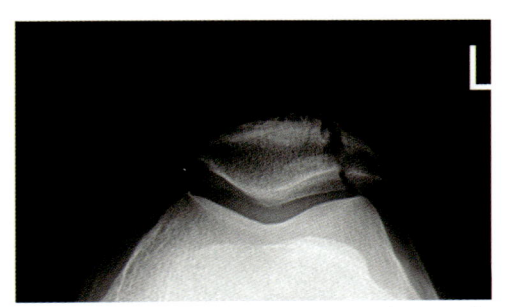

図5：膝蓋骨縦骨折　軸写像（スカイライン）ではっきりわかる．

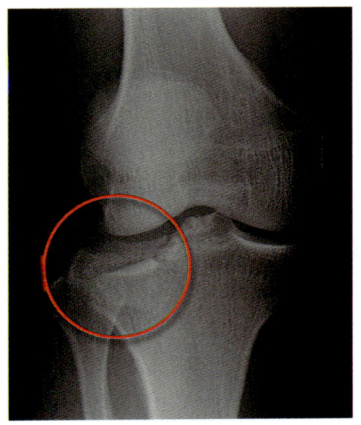

図6：脛骨高原骨折　外側関節面が陥没している．手術適応．

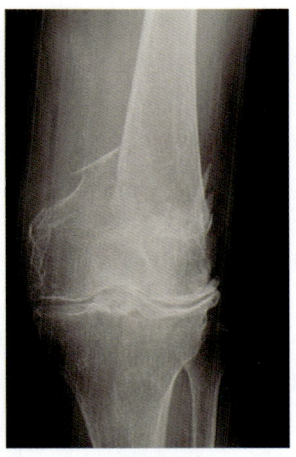
図7：大腿骨遠位部骨折　大腿骨
顆上骨折　手術適応．

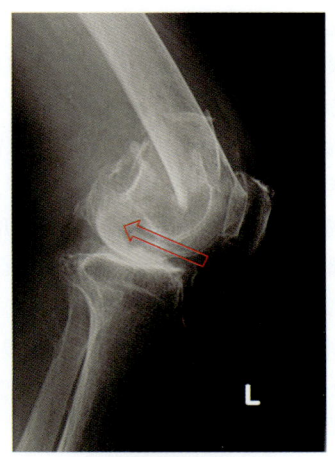
図8：大腿骨遠位部骨折　側面像　遠
位骨片は腓腹筋に牽引され後方へ傾く．

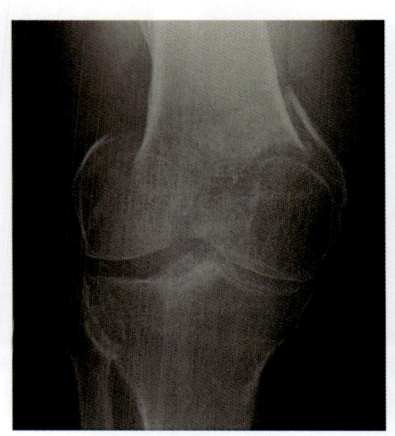
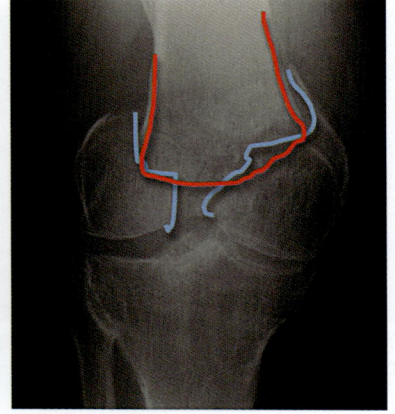
図9：大腿遠位部骨折　大腿骨顆上骨折に加え，顆部骨折も生じている．

▶ 鑑別診断

- **靭帯損傷（前十字靭帯断裂，後十字靭帯断裂：別項）**：X線で骨折がないこと，詳細な圧痛は骨にないことなどで鑑別できる．

▶ 治　療

大腿骨遠位部骨折：膝関節の機能低下に直結し，かつ不安定性が強いことが多く，積極的に手術が行われる骨折である．ずれがない骨折や粉砕が強く手術で固定が困難な場合は，長下肢ギプスや装具による保存的治療が可能であるが，固定期間が5〜6週と長く，膝の関節可動域制限を生じやすい．荷重開始時期は6〜8週である．ずれがなくても手術で，強固な内固定を行い，早期から可動域訓練を行う場合もある．手術ではプレート固定か逆行性（膝関節から股関節に向かって）髄内定固定が一般的である．

脛骨高原骨折：関節面のずれの程度で治療方針を決めるが，患者の活動性，年齢なども考慮に入れて手術の適応を判断する．ずれがない場合は，長下肢ギプスや装具で固定するが，早期可動域訓練のため，手術治療が選択される場合もある保存的治療では，ギプスを通常3〜4週行い，その

後可動域訓練を行う．荷重開始時期は6〜8週である．手術はずれが5mm以上であれば適応となる．スクリュー固定がずれのない場合は選択されることがあるが，ずれがあればプレート固定が一般的である．陥没している骨片を整復すると，その部分に間隙ができるため，人工骨を使用する場合がある．ただし，手術を行って可動域訓練は早期に開始できても，荷重開始は1ヵ月以上経てからのことが多い．

膝蓋骨骨折：縦骨折か横骨折かで治療方針が変わる．縦骨折であれば，ずれを生じることはなく，保存的治療の適応となる．シリンダー装具で3，4週固定，荷重は痛みのない範囲で許可し，その後可動域訓練を行う．横骨折の場合，転位していれば自然に整復されることはないため，手術適応となる．ずれがなければ保存的治療も可能だが，早期可動域訓練のため，手術治療が選択される場合もある．手術では引き寄せ締結固定法（tension band wiring）がよい適応である．

▶ 専門医へのコンサルテーション

● 治療経験があり，明らかなずれがなければ，通院で保存的治療可能である．ただし，同じ骨折でも，患者の希望活動レベルや考え方によって治療方針は変わりうる．治療方針決定のためにも，診断がつけば，整形外科専門医への紹介が望ましい．とくに，X線上，明らかな転位を認める場合は手術可能な施設へ紹介する．

> **患者への説明** ・・・
> 膝の関節を形成する骨が骨折しています．膝の機能障害に直結する骨折です．手術をするかしないかを含め，膝の機能障害をできるだけ防ぐため，適切な治療を専門の先生と相談して決めていきましょう．

（天羽）

case 58 （交通事故などで）強くぶつけてスネが痛んで立てない, 歩けない

Snap Diagnosis 一発診断！ 下腿骨折

疾患概要

- 交通事故, スポーツ中の怪我など強い外力で発生する.
- 下腿は皮膚のすぐ下に骨があるため, 非常に開放骨折になりやすい.
- 骨折とともに軟部組織が損傷されやすく, この軟部組織の修復が治療の成功を握る重要なポイントである.
- 骨幹部遠位 1/3 は非常に血流が悪いため, 骨癒合不全をきたしやすい.
- 開放骨折や下腿コンパートメント症候群という緊急手術が必要となる病態になることが多く, 注意が必要.

診断へのアプローチ

- 強い痛みであり, 患肢には体重がかけられず歩行不能となる.
- 骨折に強い圧痛があり, 受傷より同部位を中心として徐々に腫れてくる.
- 骨折部が転位していれば, 外見上で変形している.
- 皮膚がさけて骨が見えている場合もあり（開放骨折）, 緊急手術の適応で手術可能な施設へすぐに紹介する. 骨が見えていなくても, 傷があって, 骨折部と繋がっていそうであれば, 疑いとしてすぐに手術可能な施設に紹介する.
- 強い外力が加わらずに, 歩行中, スポーツ中に突然骨折した場合は, 疲労骨折（跳躍型）が背景としてあることを考える.

- **POINT：下腿骨折は開放骨折に注意. 開放創があれば開放骨折を疑う（緊急手術の適応）.**

合併症

下腿コンパートメント症候群：筋肉や神経の著しい機能障害を残すため, できる限り予防しなければならない合併症. 脛骨骨幹部骨折でよく発生するが, 骨折がなく, 強い打撲でも発生するため, 注意が必要. 上肢や下肢の筋肉, 神経, 血管は, 骨や骨膜や筋膜に囲まれており, その一つの区画をコンパートメントと呼ぶ. 下腿には4つ（前方, 側方, 浅後方, 深後方）のコンパートメントがある. 骨折による腫れや出血により, 下腿コンパートメントの内圧が上昇し, 内部の筋肉や神経に血行障害を起こし, 最終的には不可逆的な壊死に至る. 強い腫脹と痛み止めが効かない痛みはコンパートメントを疑う. 下腿の皮膚を押すと非常に固く内圧が高いことがわかる. また足趾や足関節が痛みで動かせない場合も, コンパートメント症候群を疑う所見である. 診断として, 血圧計と針を用いて, 内圧測定を行うことができる. 一般的には 30mmHg 以上はコンパートメントと考える. 疑った場合は様子見はせずに, 手術が可能な施設へ紹介する. 治療は緊急手術（筋膜切開術）となる. 筋膜を切開することにより筋肉や神経の除圧をはかる. なにより予防が大事であり, 骨幹部骨折や強い下腿打撲を受傷した場合には, コンパートメント症候群になりうることを説明し, RICE 処置を徹底させる. 動いたり, なんとか家の中で生活しようとして動くと, どんどん圧が上昇するため, 家での安静が図れないようであれば入院の適応となる.

腓骨骨幹部骨折：脛骨骨幹部骨折と合併して受傷する. 稀に直接的な外傷で単独骨折を起こすこと

があるが，脛骨が無事であれば，ずれはほとんどなく，ギプスによる保存的治療となる．脛骨骨折との合併であれば，不安定性があり，手術治療が薦められる．基本的には荷重を担う骨ではないため脛骨ほど重要視されないが，腓骨長が短くなると足関節に影響を及ぼすため，ずれが大きい場合は手術が考慮される．

- **POINT：コンパートメント症候群はとにかく予防が大事．RICE 処置を徹底する．痛み止めが効かない痛みや足趾や足関節が動かせない痛みは，コンパートメント症候群を疑う．**

▶ 検　査
通常 X 線で診断がつく．関節面にかからない骨幹部であれば，CT も必要ない．

X 線：下腿 2 方向を撮影する．骨折の有無，ずれを評価する（図 1）．

▶ 治療と専門医へのコンサルテーション
● 治療経験がなければ，一般医は整形外科専門医へ紹介する．開放骨折やコンパートメント症候群を疑う場合は緊急手術の適応となり，緊急で手術可能な施設へ紹介する．ずれがない閉鎖性骨折であれば，保存的治療となる．RICE 処置を徹底指導し，膝上から足関節まで固定するシーネを行う．安静が図れなければ，入院し安静を図る．自宅で安静が図れるようであれば，痛み止めを処方し，免荷として松葉杖もしくは車いすで

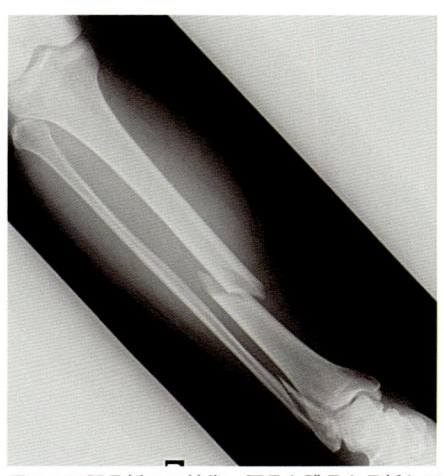

図 1：下腿骨折の X 線像．脛骨も腓骨も骨折しており，ずれがある．不安定性があると考えられ，手術適応．

帰宅させる．ずれがなければそのまま腫れがひいた時点でギプスへと変更し，6 週間程度のギプス固定にて治療できる．治療に 3 ヵ月以上かかる．骨端線が閉じていない小児では，通常保存的治療となる．多少のずれでも骨癒合に伴い変形が矯正され，もし変形が強くても，麻酔下に矯正してギプス固定を行う．成人では，ずれがあれば手術適応となる．またずれがなくても疲労骨折が背景にあるような骨折であれば，手術適応となる．手術では髄内定（脛骨骨髄内に金属の心棒を入れる）手術が一般的である．ただし骨端線閉鎖前の小児では，骨端線を傷つけないようにプレート固定の適応となる．

👨‍⚕️ 患者への説明
膝と足首の間の脛骨という骨が骨折しています．体の中でもこの部分は非常に腫れが強く出る部分です．場合によっては，腫れにより内圧が強くなり，神経や筋肉が壊死してしまうことがあります．とにかく安静にしてください．日常生活をなんとかしようと動くと，血の流れがよくなり，足が腫れ上がります．固定して，挙上し，冷やしておきます．腫れによる内圧が上がると，とにかく痛みがひどくなります．痛みが強く，足の指や足首が動かせない場合は，すぐに受診してください．放置しておくと筋肉や神経が壊死するため，緊急で手術が必要になります．骨折に関しては，ずれがあれば手術が一般的な治療です．ずれがなければ 2 ヵ月近くのギプス固定で治療できます．治療には 4 ヵ月はかかります．

（天羽）

X．足，足首の痛み
（足関節，足部の異常）

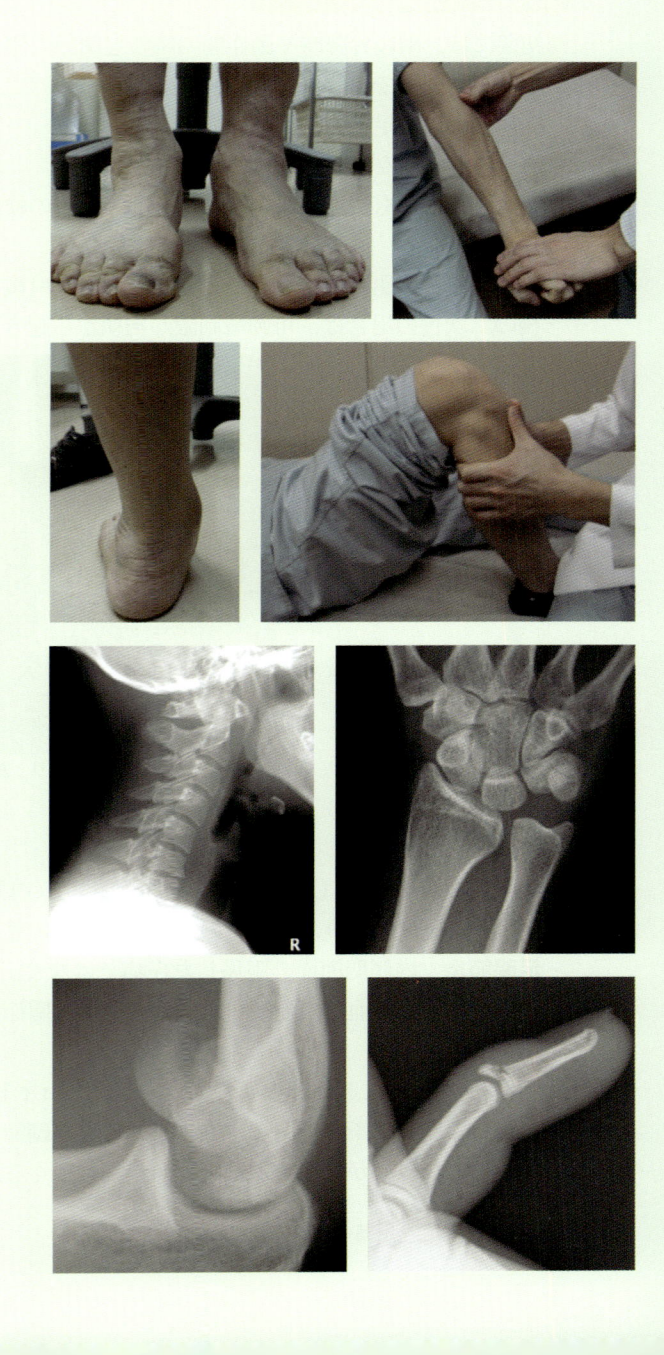

case 59　歩くと足首が痛む

Snap Diagnosis 一発診断！　変形性足関節症

疾患概要

● 変形性足関節症は，膝や股関節と同様，関節のクッション機能を果たす関節軟骨が摩耗，または変性することで始まり，進行すると骨変形をきたす疾患である．

● 明らかな原因がない一次性と，外傷，感染などの明らかな原因のある二次性があり，二次性が圧倒的に多い．

診断へのアプローチ

● 初期には，階段昇降時や動作開始時の足関節内側の痛みを自覚する多い．

● しゃがむ動作で痛む．

● 圧痛は内果や足関節内側関節面にある．

● 進行すると徐々に足関節全体の痛みとなる．

● 関節破壊とともに炎症が起こり，足関節周囲の軟部組織の肥厚が起こり，健側に比べ腫れている（図1）．

● 進行すると背屈制限が起きてくるが，底屈は最後まで制限されずに残ることが多い．ただし外傷後の二次性の場合は，可動域制限が初期から起きている．

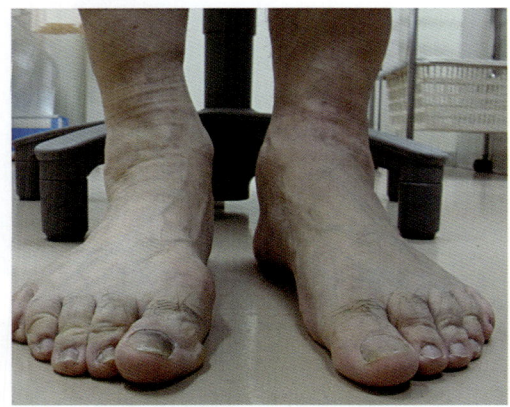

図1：慢性的な炎症により，左足関節が腫れている．

▶鑑別診断

・**後脛骨機能不全症**（別項）：足の内くるぶし（内果）周囲を痛がるため鑑別が必要．厳密には後脛骨筋に圧痛があり，片足でのつま先立ちが困難．鑑別にMRIが必要な場合もある．

・**足関節炎**：内側関節面の限局した圧痛ではなく，足関節周囲が全体的に痛むことで鑑別できる．発熱を伴い，採血で炎症所見の上昇も変形性関節症では起きない．感染やリウマチなど，原因を精査する．

・**距骨壊死**：距骨に起こる無腐性壊死で，ステロイド投与やアルコール中毒患者に多いとされるが，明らかな原因は不明である．通常，変形性足関節症よりも足関節痛が強い．Ｘ線初期には異常がないことが多いが，徐々に骨硬化像が現れてくる．治療は血行再開を示す骨萎縮像が認められる

まで PTB 装具で免荷とする．適宜痛みに応じて痛み止めを使用する．手術は状態によるが，上の足関節，下の距骨下関節を含めた固定術が一般的である．近年では特定の施設で人工距骨置換術が試みられている．

▶ 検　査
X 線：変形性関節症の評価には，膝などと同様で，立位での足関節正面像と側面像が評価に有用である．一次性では，内側の関節裂隙の狭小化が先行し，狭小範囲が徐々に外側へと広がっていく．二次性では，骨棘などを伴うことが多い．

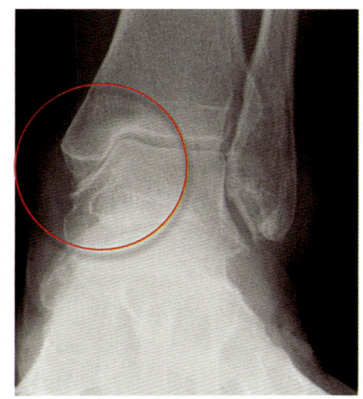

図2：変形性足関節症初期　X 線立位正面像　内側の関節裂隙のみ狭小化している．

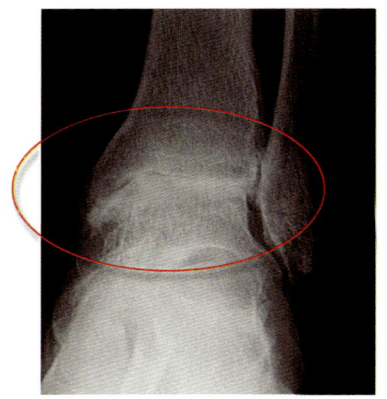

図3：変形性足関節症末期　X 線立位正面像　全体の関節裂隙の狭小化，骨硬化像

CT：骨棘や小骨片など骨病変の描出に適している．
MRI：靭帯損傷や関節炎の状態の他，初期 OA の軟骨仮骨のダメージの評価に有用．

▶ 治　療
● 初期関節症では，軟膏や湿布，NSAIDs の服用など薬物療法，減量（体重コントロール），温熱療法の理学療法，外側ウェッジ足底挿板や足関節固定装具などの装具療法などがある．進行期の関節症では保険適応ではないが，ヒアルロン酸の関節注射や手術治療が治療となる．関節面に軟骨面が残っていれば，アライメントの改善として脛骨骨切り術，軟骨面がほとんど残っていなければ，関節固定術や人工関節置換術が適応となる．

▶ 専門医へのコンサルテーション
● 初期関節症であれば，非整形外科専門医でも投薬，装具などで保存的に治療可能である．ただし，装具療法，とくに足底板は専門知識が必要となるため，実際は投薬が治療の中心となる．生活に支障をきたす場合は専門医，とくに足の外科専門への紹介が望ましい．

> **患者への説明**
> 足首の関節の関節面の軟骨がすり減り，痛んできているようです．軟骨がすり減った状態であっても痛みのない状態にはなりうるので，まずは負担を減らしたり，薬で痛みや炎症を抑えて様子をみていきましょう．症状の改善がなければ専門の先生にみてもらいましょう．

（天羽）

case
60 **急に足首の内側が痛くなってきた（中年女性）**

Snap Diagnosis
一発診断！ | **後脛骨筋機能不全**

疾患概要

● 後脛骨筋は，足の土踏まず（アーチ）を保つ働きをする非常に重要な筋肉である．下腿では筋肉だが，足首へおりてくる時点では腱となっており，内くるぶし（内果）を後方から下方へと回り，おもに舟状骨へ付着する．

● はっきりとした原因は不明だが，繰り返しこの筋腱に負担がかかり，部分的に断裂が起こり，アーチを保てなくなり，徐々に扁平足変形が進行する．

● 病状がさらに進行すると，足関節の下の関節である距骨下関節やショパール関節の変形性変化が出てくる．

● 変形性足関節症と誤診されることが多く，結果として扁平足となり，治療が難しくなるケースが多く，早期診断，早期治療が重要な疾患である．

● 近年，PCFD（Progressive collapsing foot deformity）という新たな名称が提唱された．

診断へのアプローチ

● 足首の内くるぶし（内果）あたりが痛む．厳密には腱に沿って痛むため，内くるぶしより少し下の部分が腫れている．

● 足首の内くるぶしあたりが腫れている．

● 厳密には後脛骨筋に沿って腫れており，内果自体に圧痛はなく，内果の下か後方に圧痛点がある．

● ただし，進行期の状態では内側の痛みがなくなり，逆に外くるぶし（外果）周囲が痛んでくる．

● びっこを引いていることもある．

● 中年女性に多い．

● 外傷機転がないことが多い．

● single heel rise test：痛い方の片足でつま先立ちをすることが，痛くてできない，もしくは困難な場合に陽性で，後脛骨筋機能不全を疑う．

● 後方から見ると踵が外反している（扁平足を呈している：図2）．

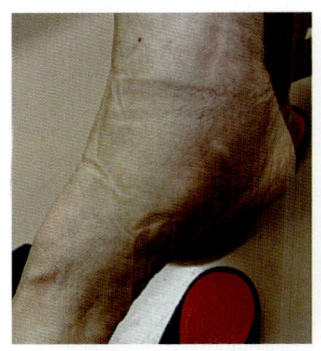 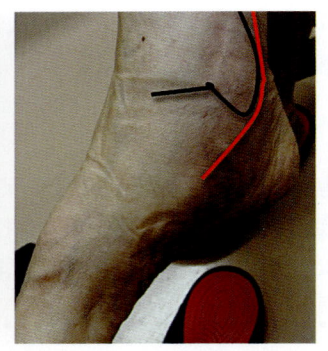 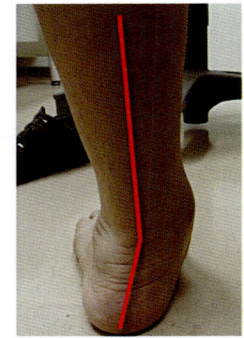

図1：後脛骨筋に沿った腫れがある．後脛骨筋腱は内果（黒線）の後方から回って前方へ向かって走行する（赤線）．

図2：後方から見て踵が外反している．

・**POINT：中年で足首の内くるぶしを痛がり，つま先立ちが痛くてできなければ，後脛骨筋機能不全を疑う．**

▶ 検　査

X線：立位足部正面像と立位足部側面像の2方向を撮影．初期ではX線ではあっても扁平足を呈すだけで，骨の異常はない．進行期では扁平足が進行し（**図3**），距骨下関節や距舟関節などの変形性変化が出てくる．

MRI：主病変である後脛骨筋腱の変性が評価できる．変形性足関節症との鑑別も可能．

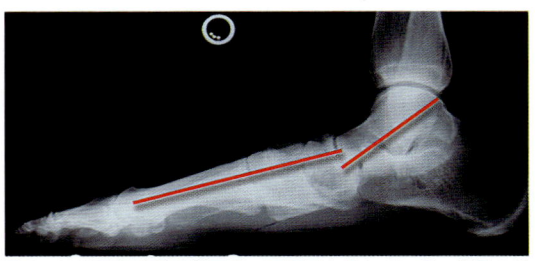

図3：X線足部荷重時側面像　扁平足を呈している．距骨の軸と中足骨の軸が平行になっていない（平行であれば正常）．

▶ 鑑別診断

- **変形性足関節症（別項）**：X線で足関節に変形性変化がある．変形性足関節症では，捻挫や骨折などの外傷の既往があることが多い．併存することもあり，鑑別は難しいため，MRI検査を必要とすることもある．

- **足関節骨折（別項）**：ぶつけた，強くひねったなどの外傷があることで鑑別できるが，内果に起こる疲労骨折の場合，鑑別が難しいこともある．X線，MRIで骨折が確認できれば除外できる．

- **シンスプリント（別項）**：歩行やランニングなど，足への負担が多い人に起こる．厳密には骨自身を押して痛み，つま先立ちも可能なことで鑑別する．

▶ 治　療

● 安静を指示して，痛みの程度に応じて痛み止めを処方．腫れの程度が強い場合は，足関節をギプス固定が望ましいが，診断に自信がない場合，患者が固定を拒否した場合は，サポーターなどで足首の固定を行う．また，腫れが強く，びっこを引いていれば，松葉杖を使っての免荷を指示した方がよい．固定や安静後にはアーチサポートするインソールを作成する．保存的治療で状態が改善しない場合や，MRIや身体所見で後脛骨筋が断裂している場合は，手術治療が適応となる．扁平足変形が矯正可能であれば，後脛骨筋の機能回復と扁平足矯正のための腱移行術や踵骨骨切り術，外側支柱延長術が行われる．扁平足が矯正不可能で，足関節周囲の関節症変形が強ければ，関節固定術が行われる．

▶ 専門医へのコンサルテーション

● 治療経験がなければ専門医へ紹介する．歩行可能で軽い炎症であれば，安静と投薬で経過をみても構わない．程度により，治療は様々だが，場合により手術が必要になることもあり，状態評価も難しいため，整形外科，足の外科専門医への受診が望ましい．

🔊◀ **患者への説明** ●●●●●●●●●●●●●●●●●●●●●●●●●

足の内側にある腱（筋肉）が痛んでいるようです．足のアーチを支えている大事な腱で，切れてしまうと扁平足になり，色々な足のトラブルを起こすため，整形外科の先生にみてもらいましょう．（とくにこの病気はあまり一般的ではないため，足の専門の先生に診てもらうのがよいでしょう．）それまではできるだけ安静にしていましょう．治療は程度によりますが，ギプスなどで固定するか，足底板などで負担を減らして治していきます．場合により手術を行うこともあります．

（天羽）

case 61　母趾が曲がってきた．母趾が靴の中で当たって痛む

Snap Diagnosis 一発診断！　外反母趾

疾患概要

● 母趾の付け根の関節である MTP 関節（第一中足足趾間関節：metatarso phalangeal joint）周囲の痛みには，おもに２つの原因がある．外反母趾と強剛母趾である．

● 外反母趾は外見上，母趾先端が外側（5 趾）へ傾く，すなわち外反している．また第一中足骨が内反し，結果として母趾の基部内側は骨性隆起とその表層軟部組織の腫脹によりバニオンと呼ばれ，同部位が痛む．

● 変形が強くても痛みを生じない場合もあり，正確な病態把握や予後予測は難しい．

診断へのアプローチ

● 圧倒的に女性が多い　（男：女＝１：９）．

● 母趾 MTP 関節内側が痛む（バニオン：**図１**）．

● 赤く腫れているのも MTP 内側のみのことが多い．

● 変形があっても痛みがないことも多い．

● 第２，３MTP 関節底側の痛みが主症状のこともある．

● 靴装用時に痛みを訴えるが，裸足では痛まないことが多い．

● バニオン部分で背側趾神経が炎症を起こし，母趾にしびれを訴えることもある．

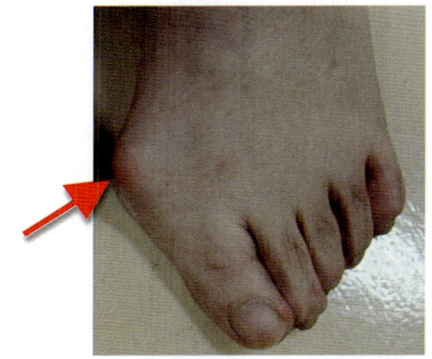

図１：外反母趾　バニオン（赤矢印）が痛む．進行すると母趾が２趾と交叉し，２趾は MTP 関節で背側脱臼する．

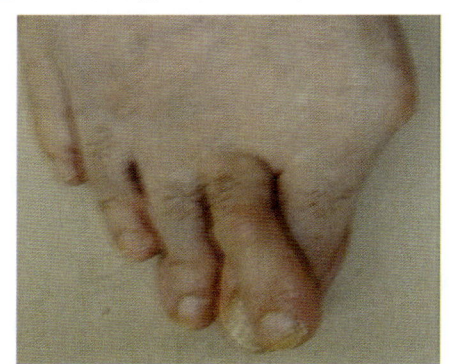

図２：母趾と２趾が交叉し，２趾は MTP 関節で背側に脱臼している．

▶ 鑑別診断

・**種子骨障害**：第一中足骨骨頭の裏側（底側）にある種子骨の障害．種子骨は，膝の膝蓋骨と同様で，筋肉や腱が効率よく動くことを助ける．つまり，母趾 MTP 関節での屈曲の動作を助ける．種子骨のある足 MTP 関節底側に圧痛があることで鑑別できる（**図３**）．Ｘ線で二分種子骨や骨壊死がわかることもある．ランニングなどで，足へ負担がかかり，種子骨周囲に炎症を起こす．抗炎症外用薬や足底板で治療する．

・**強剛母趾**（**別項参照**）：母趾 MTP の背側が痛むことで鑑別できる．

- **POINT：外反母趾は母趾 MTP の内側，強剛母趾は母趾 MTP の背側，種子骨障害は母趾 MTP の底側が痛む．**

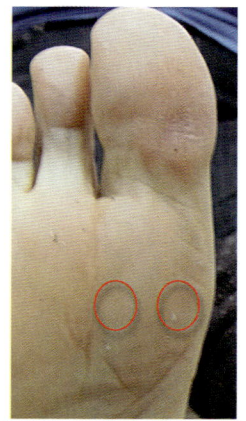

図3：種子骨障害の場合の圧痛点

▶ 検 査

通常身体所見と X 線で診断がつく（**図4，5**）．

X 線：立位足部正面像と側面像の2方向に加え，身体所見上外反母趾や種子骨障害を疑えば，種子骨軸写像を追加．外反母趾では，一般的に母趾の外反の角度が重症度の指標とされている．ただし外反角度と症状は一致しないことも多い．

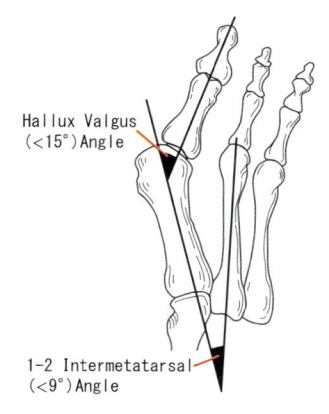

図4：外反母趾角 (hallux valgus angle)　大きいほど変形が重度となる．一般的に15°以上で外反母趾，35°以上で中等度以上とされる．第1・2中足骨間角（1-2 intermetatarsal angle）も同様に大きいと変形が重度となり，15°以上で中等度以上とされる．

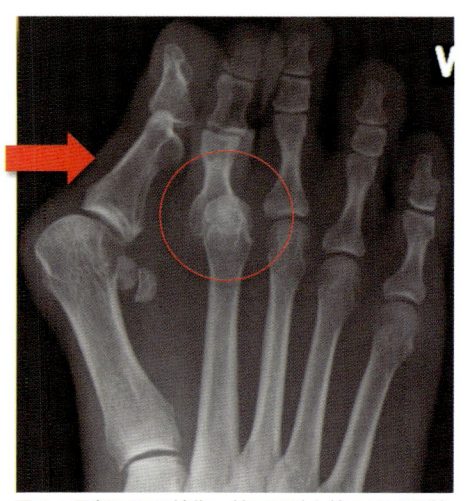

図5：足部正面 X 線像　外反母趾と第2 MTP 関節の脱臼を認める（赤丸）．

CT：通常あまり行わないが，骨病変が評価できる．

MRI：種子骨の壊死を含めた状態評価が可能．また周囲の軟部組織評価も行える．

▶ 治 療

- 中等度までは母趾外転筋運動（**図6**）や Hohmann 体操（**図7**）などが効果があるとされる．また，靴の指導も行う．できるだけトーボックス（足趾が入る部分）が広く，クッション性のよい靴を選ぶ．ハイヒールはできるだけ履かないように指導する．履いても5 cm 以内とする．また足底

板治療も効果が期待できる．趾間装具やサポーターなどの装具も，症状の改善が期待できる．保存的治療を行っても疼痛が強い場合や変形が強い場合，手術治療の適応となる．軽症から中等度の変形に対しては，第一中足骨の遠位骨切り術と軟部組織処置，重度では第一中足骨近位骨切り術と軟部組織処置を行う術式が一般的である．

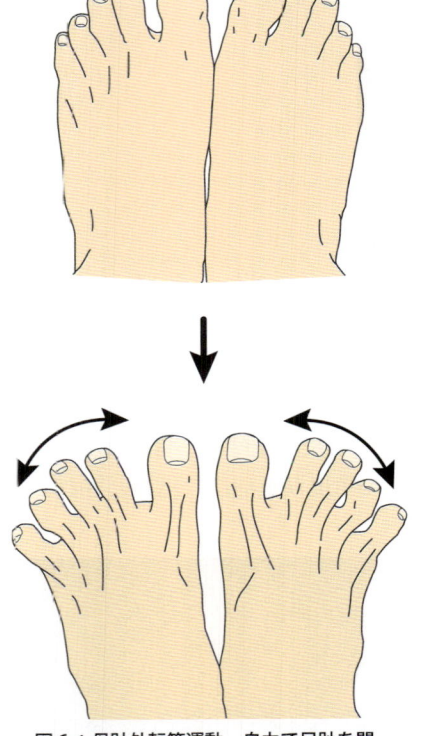

図6：母趾外転筋運動　自力で足趾を開く運動をする．

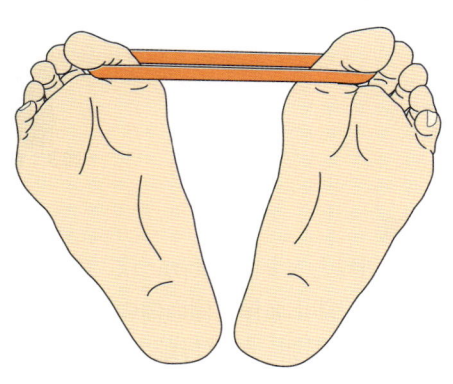

図7：Hohmann 体操　太いゴムバンドを用いて母趾の外転（内反：変形を矯正する方向）運動を行う．

▶専門医へのコンサルテーション

● 治療経験がなければ専門医へ紹介する．日常生活ができているようであれば，外用薬や靴の指導を行って外来で経過観察を行ってよい．手術を考慮するような場合は，足の外科専門医へ紹介することが望ましい．

> **患者への説明**
>
> 非常に多い足部の変形です．はっきりとした原因はわかっておらず，治療も一様ではありません．とくに手術は 100 種類以上あると言われ，各医師がそれぞれ自分の慣れているやり方で行っています．変形の程度と症状は必ずしも相関しないため，変形が矯正できなくても症状は改善する可能性があります．靴の調節や足底板などで症状の改善を図りましょう．なかなか症状が改善しないようであれば，手術なども考え，足の専門の先生にみてもらいましょう．

（天羽）

case 62　母趾のつけねが痛む

Snap Diagnosis 一発診断！　強剛母趾

疾患概要

- 母趾の付け根の関節である MTP 関節（第一中足足趾間関節：metatarso phalangeal joint）周囲の痛みには, おもに 2 つの原因がある. 外反母趾と強剛母趾である.
- 強剛母趾は母趾 MTP 関節の変形性関節症で, おもに関節背側が変性変化をきたす. 痛む部分が近いため, 時に外反母趾と診断されて治療されている.

診断へのアプローチ

- 50 歳以上に多く, 男性に多い傾向.
- 母趾 MTP 関節背側が痛む.
- 外見上外反母趾変形はない.
- 母趾 MTP 関節全体が腫れていることが多い.
- 母趾 MTP 関節を背屈強制させることで痛みが出る.
- 母趾 MTP 関節の背屈可動域制限がある.

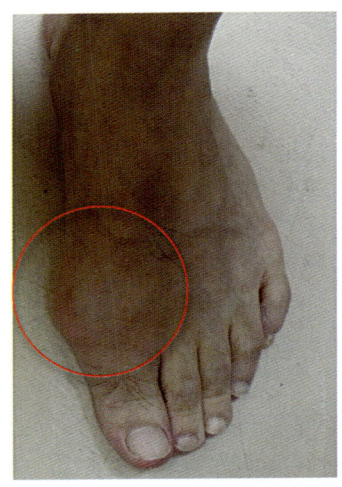

図 1：強剛母趾外見　外反母趾変形なし. 母趾 MTP 全体が腫れぼったい. 外反母趾と強剛母趾が併存していることもある.

- **POINT：母趾 MTP 関節の背側に痛みがある.**

鑑別診断

- **外反母趾（別項参照）**：基本的には変形が主の病態. 母趾 MTP の内側が腫れて痛むことで鑑別できる.
- **痛　風**：尿酸結晶が母趾 MTP 関節に沈着し, 急性の関節炎を起こす. 足, 膝, 肩などにも起こりうるが母趾 MTP 関節が最も多い. 外反母趾や強剛母趾などは痛みが限局的であるのに対し, 関節全体が腫れて, 動かせないほど痛む. 足を引きずる状態になることで鑑別する. 外傷などの誘因がなく, 採血での高尿酸血症や関節液での尿酸結晶の同定が診断に繋がる. 治療は, 発作時には NSIADs, コルヒチンなどを投与, 通常 2, 3 日で状態は改善してくる. その後, 血清尿酸値の改善を図る.
- **種子骨障害（外反母趾鑑別の項参照）**：母趾底側に痛みがあることで鑑別できる.

- **POINT：外反母趾は母趾 MTP の内側，強剛母趾は母趾 MTP の背側，種子骨障害は母趾 MTP の底側が痛む.**

▶検　査
- 通常身体所見と X 線で診断がつく.
- **X 線**：立位足部正面像と側面像の 2 方向に加え，強剛母趾を疑った場合，斜位像を追加する．強剛母趾では，母趾 MTP 関節の関節裂隙の狭小化があり，側面像で背側の骨棘を認めることが多い.

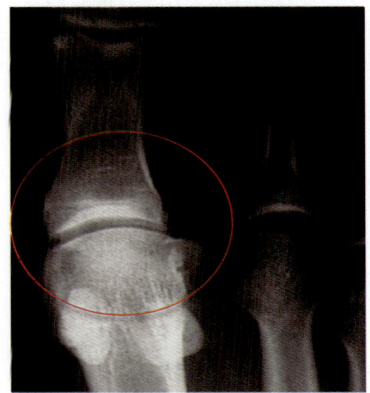

図 2：足部正面像　関節裂隙の狭小化と骨硬化が見られる（赤丸）.

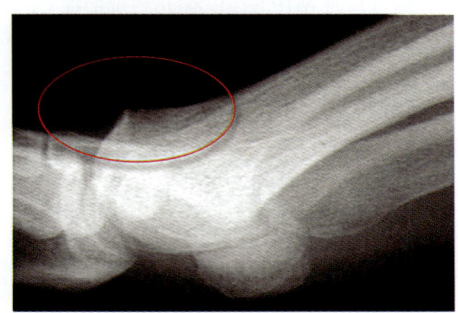

図 3：足部側面像　中足骨遠位背側に骨棘形成を認める（赤丸）.

- **MRI**：関節症の程度の評価が行える.

▶治　療
- 外用薬を主とした薬物療法と局所の安静．母趾 MTP の背屈を制限するため，靴底が固い靴やロッカーボトム型の靴などをすすめ，足底板の作成も有効である．手術では，軽症から中等度までは関節縁切除術（Cheilectomy カイレクトミー：変形の強い関節の背側のみ切除する），Moberg 骨切り術，進行期では関節固定術などが適応となる.

▶専門医へのコンサルテーション
- 治療経験がなければ専門医へ紹介する．日常生活ができているようであれば，外用薬や靴の指導を行って外来で経過観察を行ってよい．手術を考慮するような場合は，足の外科専門医へ紹介することが望ましい.

> **患者への説明**
> 足の親指の付け根の関節が変性して痛んできています．軟骨がすり減り，とくに関節の上側で骨同士がぶつかり合って痛むようです．それでも，変性の程度と症状は必ずしも相関しないため，症状は改善する可能性があります．底が固い靴や足底板（インソール）などで治療をしていきましょう．なかなか症状が改善しないようであれば，手術なども考え，足の専門の先生にみてもらいましょう.

（天羽）

case 63 ある日突然踵が痛くなってきた

Snap Diagnosis 一発診断！ 足底腱膜炎

疾患概要

● 踵の痛みはおもに, その痛みの箇所から, 足底（足の裏）と後方に分けることができる. 足底であれば, まず足底腱膜炎を疑い, 後方の痛みであればアキレス腱付着部症を疑う.

● 足底腱膜炎は, 踵骨から MTP 関節へと伸びる腱膜のなかで, 大部分が踵骨の腱膜起始部に生じる.

● 腱膜炎と書くが, その実態は炎症というより変性に近いことがわかってきている.

診断へのアプローチ

● 通常, 歩行は可能で, はっきりとした誘因がないことが多い.

● 特徴的な症状として, 朝起きて, ベッドから降りた一歩目の痛みがある.

● 長時間の坐位から立ち上がる時に痛む.

● 診察では圧痛の箇所が重要で, 踵骨隆起内側突起にポイントとして圧痛がある（図1）.

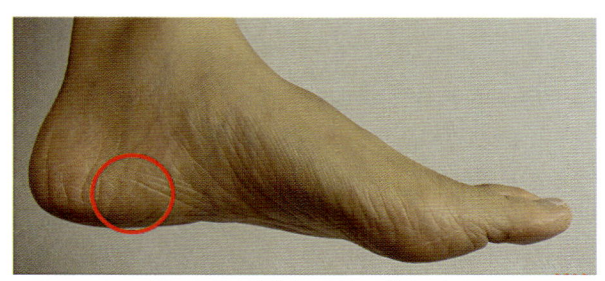

図1：足底腱膜炎の圧痛のポイント

▶鑑別診断

・踵骨疲労骨折：ランニングなどのスポーツ愛好者や高齢で, 骨粗鬆症もしくはステロイド服用者などの背景があることが多く, 問診で必ず聴く. 診察では, 踵全体にびまん性に痛みがあり（図1）, squeeze test（両手掌で踵をつぶすように圧迫する. 痛みがでれば陽性）でビクッと動くような痛みがある. Ｘ線検査では, 骨折線は初期の段階でははっきりせず, 数週間の後, 徐々に骨硬化像が見えてくる. はっきりしない場合は, MRI 検査が必要となることがある. 治療は安静, 痛み止め, 免荷である. ギプスが必要になる場合もあるため, 一般医の場合は, 疑ったら検査も含めて整形外科医へ紹介することが薦められる.

・足根管症候群（アキレス腱付着部症の鑑別疾患参照）

・三角骨障害（アキレス腱付着部症の鑑別疾患参照）

・後脛骨筋機能不全症（別項）

▶検　査

● 骨折などとは違い, Ｘ線所見だけでは補助的で確定診断には至らない. 臨床所見と合わせて診断する.

Ｘ線：足部側面像を撮影する. 足底腱膜炎では異常所見はない. 踵骨底側の骨棘は臨床症状を伴わないことも多い.

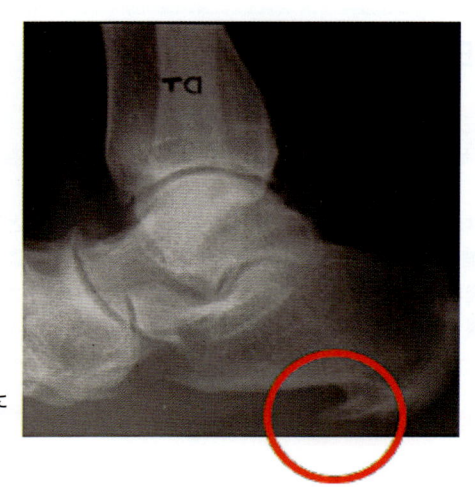

図2：X線足部側面像 踵骨底側に骨棘を認める.

CT：通常行わない.

MRI：足底腱膜と踵骨疲労骨折の鑑別が可能. 足底腱膜炎では，足底腱膜の踵骨付着部に輝度変化を認める.

▶治 療

● 診断がつけばまず保存的治療を行う. 治療は運動療法，薬物療法，装具療法がある. 運動療法として足底腱膜やアキレス腱のストレッチ，薬物療法としては痛み止めや湿布，装具療法として足首を背屈位に固定する装具を睡眠時に装着する，などがある. 靴はできるだけクッション性がいい物を履いてもらう. ステロイドの注射は，以前行われていたが，腱膜の断裂を招く危険があるため，積極的には行われていない. 代わって，最近ではヒアルロン酸やPRP（多血小板血漿：plate rich plasma）の注射に効果があると言われている. また体外衝撃波も，難治性の足底腱膜炎に対して保険適応となり，機器がある施設で行われている. これら保存的治療で通常症状の消失をみるが，症状が残存し日常生活に影響を及ぼす場合は，手術を行う場合もある. 手術では，足底腱膜の切離と脛骨神経分枝の開放術が行われる. 近年は内視鏡手術も行われている.

▶専門医へのコンサルテーション

● 治療経験がなければ，一般医の場合は，整形外科へ紹介する. 踵骨疲労骨折を疑う所見がなければ，まず保存的にみても構わないが，保存的治療に抵抗するようであれば整形外科，とくに足の外科医に紹介することが望ましい.

> ### 患者への説明
>
> 足の裏にあるアーチを保つための足底腱膜が，踵の骨にくっついているところで痛んでいるようです. 少し安静にして炎症を抑えてあげましょう. 足底腱膜をマッサージしましょう. また，アキレス腱が固くなって痛むことが多いので，アキレス腱のストレッチを痛くない範囲でしましょう. 痛みが続き，治らない場合は，整形外科の専門の先生にみてもらいましょう.

（天羽）

ランニングなどの運動でアキレス腱が痛む

case 64

Snap Diagnosis 一発診断！ アキレス腱付着部症

疾患概要
- 踵の痛みの原因は多岐にわたり，臨床診断は時に難しいことがあるが，皮下組織が少ない足部では，丁寧な触診を行うことにより鑑別することができる.
- アキレス腱付着部症は，アキレス腱による牽引と圧迫による刺激により発症すると言われている.
- その罹患部位によって名前が違い，臨床の現場で混乱を招く. Haglund disease（ハグランド病），アキレス腱付着部炎，踵骨後部滑液包炎，アキレス腱滑液包炎，さらにはアキレス腱実質部の炎症であるアキレス腱炎などがあるが，病態は近似しており，今回はまとめてアキレス腱付着部症とした.
- 負担のかけ過ぎや使い過ぎによって発症することが多く，しっかり治療しないと慢性痛となり難治となる.

診断へのアプローチ

- ランニングなどのオーバーユース（使い過ぎ）で発症することが多く，誘因がないことが多い.
- 痛みはちょうどアキレス腱付着部にあり，通常圧痛もある.
- 踵立ちの姿勢で痛みが増悪する.
- 進行すると安静時にも痛みが出る.
- 運動により増悪する.
- 症状がひどくなると，つま先立ちで痛みが出る.

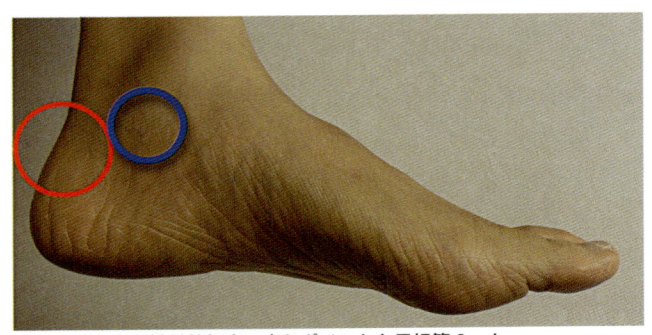

図1：アキレス腱付着部症の痛むポイントと足根管 Synd.

▶鑑別診断

- **踵骨疲労骨折**（足底腱膜炎の鑑別疾患参照）：踵骨に痛みがあることで鑑別できる.
- **後脛骨筋機能不全症**（別項参照）：内果の下に圧痛があることで鑑別できる.
- **足根管症候群**：脛骨神経の絞扼障害であり，足底全体のチクチクした痛みであったり，灼熱感，しびれ，もしくは感覚が無いなどと訴えることが多い. 圧痛ははっきりしないことが多く，足根管周辺（**図1**）を指でたたくと，足底の方へ痛みが放散する tinel sign（ティネルサイン）が陽性となる. また神経絞扼を強める足関節背屈，外返しを保持していると症状が強くなることも診断を助ける. X線検査では問題ないことが多く，確定診断は神経伝導速度検査をもって行う. また足根管症候群の原因として，距踵関節癒合症やガングリオンなどを認めることがあり，その場合，CT検査やMRI検査を必要とする. 治療はNSAIDs，リリカ®などの痛み止めの処方や注射な

どがある．距踵関節癒合症やガングリオンなど症状の原因がはっきりしている場合は，手術が適応となる．

・**三角骨障害**：足関節後方に三角骨と呼ばれる過剰骨があり，足関節底屈により脛骨と踵骨に挟まれて，インピンジによる炎症を起こすことがある．その場合，アキレス腱付着部より前方（**図2**，足根管と近いがより深部）に痛みがあり，足関節底屈で痛むことで診断できる．ただし，三角骨があっても無症状の場合が多いため，X線で認めても臨床症状がなければ放置して構わない．湿布や NSAIDs 投与，注射などで治療，場合により手術による摘出術も行われる．

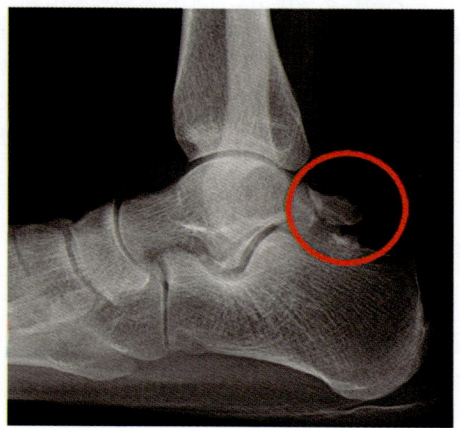

図2：X線足部側面像　距骨後方に三角骨を認める．

▶検　査

骨折などとは違い，X線所見だけでは補助的で確定診断には至らない．臨床所見と合わせて診断する．

X線：足部側面像を撮影する．アキレス腱付着部に石灰化を認める例があるが，これも臨床症状を伴わないことがあり，補助的な所見である．三角骨の有無も確認する．

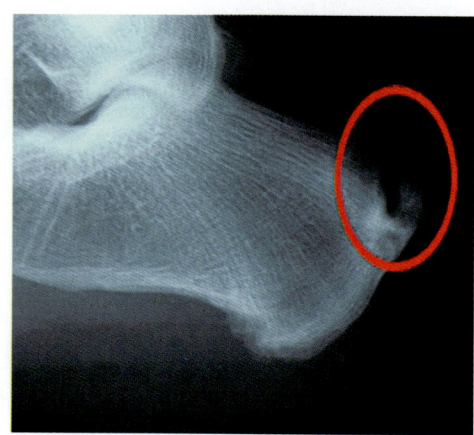

図3：アキレス腱付着部の石灰化

CT：三角骨の詳細評価など骨病変の描出に優れる．

MRI：アキレス腱実質の変性の程度や周囲の炎症が評価可能である．また足底腱膜炎や踵骨疲労骨折なども診断できる．

エコー：アキレス腱付着部にドプラで血流を認める．

▶ 治　療

● 診断がつけば，まず保存的治療を行う．踵を上げるように靴の中にインサートを入れたり（heel lift），少しだけヒールのある（ピンヒールではなく，できるだけ太く安定した）靴を履く．また踵での機械的な摩擦を避けるために，踵部分が空いている靴なども適応となる．運動療法としてアキレス腱のストレッチングや，遠心性収縮（eccentric）トレーニングが有効と報告されている（ただし痛みを伴う場合は行わない）．また湿布，塗り薬での局所の抗炎症，冷却も効果を望める．まだ保険適応ではないが，体外衝撃波を行っている施設もある．変性が長期となり，アキレス腱実質が変性している場合，アキレス腱を再建することがあるが，非常に稀である．

▶ 専門医へのコンサルテーション

● 治療経験がなければ，一般医の場合は，整形外科へ紹介する．踵骨疲労骨折を疑う所見がなければ，まず保存的にみても構わないが，保存的治療に抵抗するようであれば整形外科，とくに足の外科医に紹介することが望ましい．

> **患者への説明**
>
> アキレス腱が踵の骨にくっついている部分で炎症を起こしているようです．負担がかかっているようなので負担を減らせるよう安静にして，湿布などで炎症をとりましょう．痛みがない範囲でのストレッチも効果があります．痛みが続き，治らない場合は，整形外科の専門の先生にみてもらいましょう．

（天羽）

case 65 突然足の後ろに痛みが出て，歩きづらくなった
アキレス腱がブチッとなった

 Snap Diagnosis 一発診断！ アキレス腱断裂

疾患概要

- 足部の腱損傷で最も多い.
- アキレス腱の組織学的退行変性が基盤にあると考えられている.
- 30 〜 50 歳代のスポーツを行っている人に多い.
- アキレス腱の踵骨付着部より 3，4 cm 近位に発生することが多いが，さらに近位である筋腱移行部や部分断裂のこともある.

診断へのアプローチ

- 運動中，踏み込んだ瞬間に発症し，歩行障害をきたす. ただし歩いて来院することもある.
- 受傷時のことを，「後ろから蹴られた」，とか，「ボールが当たった」などと表現することが多い.
- 受傷時に，ブチッと切れる断裂音を自覚することもある.
- 丁寧に診察すると，断裂部には陥凹が触れ，同部位に痛みと腫脹がある.
- 複臥位にして膝を 90°曲げて，足を立ててふくらはぎを掴むと，健側と違って足関節が底屈しないトンプソンテスト（Thompson test）が有名である（**図 1**）.

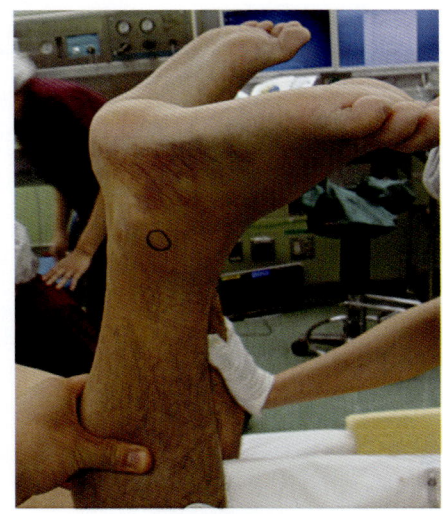

図 1：腹臥位にして膝を曲げると，健側に比べ患側足関節が背屈している状態. ふくらはぎを掴んでも足部が底屈しない（トンプソンテスト陽性）.

- **POINT：トンプソンテスト陽性で，陥凹を触れれば，アキレス腱断裂.**

▶ **検　査**

- 身体所見で診断はつくため，X 線は必要ないことが多い. 痛みがアキレス腱以外にある場合には，骨折を除外するため撮影する.
- 近年エコーによる断裂の診断および評価が行われるようになってきており，治療に応用されてき

ている.

▶治　療

● 足関節軽度底屈位にて，膝下から足部までのシーネ固定，免荷とする．消炎鎮痛剤を処方し，挙上，冷却，安静を指示する．完全断裂の場合は手術を行うことが多いが，ギプス固定での保存的治療も可能である．とくに，部分断裂や筋腱移行部断裂は保存的治療が行われることが多い．手術では，切れた断端同士を直接縫合する．手術を行っても一定期間は，固定や免荷が必要となる．

▶専門医へのコンサルテーション，手術適応

● 保存的治療でも治療できるが，活動性の高い患者には，一般的には手術治療を行うことが多い．いずれにせよ，即日もしくは次の日の整形外科受診（手術可能な施設）が望ましい．

> **患者への説明**
>
> ふくらはぎのアキレス腱が断裂しているようです．治療では手術が必要になることも多いので，専門医にみてもらいましょう．手術をする，しないにかかわらず，回復（スポーツ復帰）には4〜5ヵ月以上を要します．

（天羽）

case 66 足をひねった．捻挫した

Snap Diagnosis 一発診断！ 足関節捻挫

疾患概要
- スポーツでの受傷が多いが，日常生活でも受傷する代表的外傷疾患．足を内側に捻る内反捻挫が多い．
- 捻挫とは，関節に強い外力がかかり，関節を指示している靭帯や関節包が損傷する病態．
- 足関節では，とくに前距腓靭帯を損傷することが多い．
- ほとんどが機能障害を残すことなく治癒するが，不適切な治療や，Ｘ線でわからないような骨軟骨損傷などで，治癒まで非常に時間がかかることがあり，場合により不安定性などの機能障害を残すことがある．

診断へのアプローチ

- 受傷機転を必ず聴く．最も多い内反捻挫（足の先が内側へ向く）では，外果周囲の痛みを訴えることが多い．外反捻挫（足部が外側へ向かう）では，内果周囲を痛める．
- 他に足の内側や足の甲などを痛がることもあるため，必ず足部も触って痛みがないか確認する（鑑別診断参照）．
- 翌日以降で足首より下に皮下血腫（紫斑）が出てくることが多い．
- 軽症から重傷まで，その臨床症状は異なる．
- 軽症は，歩行には問題ないことが多い．
- 重症であると，歩行困難となり，場合により車いすで来室する．
- 重傷であれば，足関節全体の腫れとなり，局在の圧痛ではなく，全体の鈍い鈍痛を訴える．
- 軽症であれば，比較的圧痛が限局しており，前距腓靭帯断裂（ATFL：anterior tibil-fibula ligament）や踵腓靭帯（CFL：calcaneo-fibula ligament）に圧痛があり，損傷靭帯の推測ができる．
- 初診時は痛みも強く，腫れが強い場合は損傷程度の正確な把握は困難．

- **POINT：1回の診察での正確な診断は難しく，再診させて状態を再評価する．多様な合併症があり，丁寧に圧痛点を探し，鑑別する．**

鑑別診断，合併症

- **骨軟骨損傷（図1）**：捻挫のような強い外力が加わった際に，距骨が腓骨や脛骨の関節面と衝突して起こる．足関節捻挫後に遷延する足関節痛の原因の一つである．距骨関節面の内側もしくは外側に起こる．捻挫のような外傷の他に，スポーツ選手での慢性的なストレスにより発症することもある．2週間以上続く痛みで，考えるべき疾患の一つである．損傷した骨軟骨が完全に遊離すると，関節内の遊離体となり，強い痛みの原因となる．Ⅹ線検査で距骨関節面の剥離や亀裂像などがみられる．2週間以上痛みがひかない場合は，MRIやCTにて評価する．治療は骨軟骨の遊離がなければ，安静とギプスでの固定を行う．慢性の痛みや骨軟骨が遊離している場合は，手術の適応となる．

- **足関節骨折（別項）**：骨折が診断できれば，整形外科専門医へ紹介する．時に鑑別は難しい．Ⅹ線で判断できなくても，腫れが強い場合は，決して「骨折がない」とは言わずに，固定と安静を指示して，1，2週のうちに再診させて再評価する．

- **第5中足骨基部骨折（別項，図2）**：捻挫で起きうる骨折．第5中足骨基部に圧痛があることで

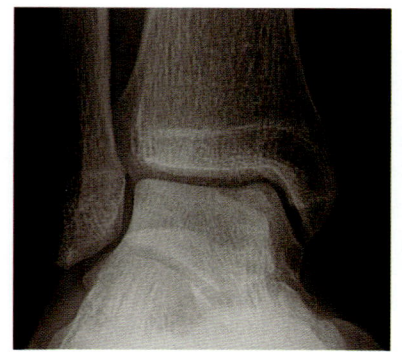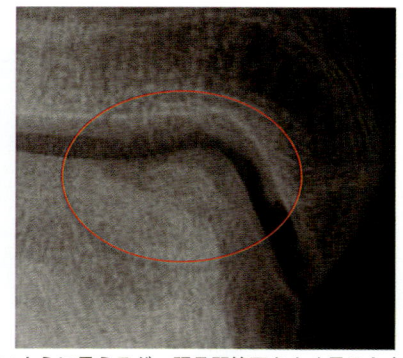

図1：骨軟骨損傷のX線足関節正面像　一見問題ないように見えるが，距骨関節面をよく見ると内側に骨透亮像が確認できる．ここまではっきりと確認できるまでには，受傷より1ヵ月以上が経っている．

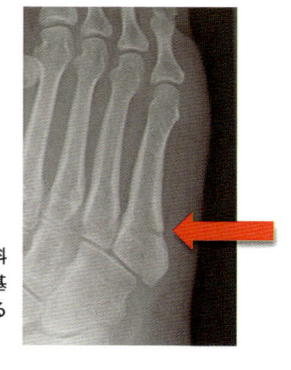

図2：足部X線斜位像　第5中足骨基部に骨折を認める（Jones骨折）．

図3：外脛骨　足部X線正面像　舟状骨先端に外脛骨を認める（赤丸）．

鑑別する．見逃しの多い骨折であり，注意を要する．治療はギプス固定，Jones骨折の場合は手術治療も適応となる．

- **外脛骨（図3）**：捻挫を契機に発症することが多い．捻挫に多い外側の痛みではなく，内側の舟状骨付近の痛みとなる．明らかな外傷がないことも多い．後脛骨筋付着部での炎症であり，後脛骨筋を働かせることによる足のうち返し動作で痛むのであれば，外脛骨を考える．多くは患部の安静，薬などで治るが，症状が改善しない場合は，整形外科を受診するのが望ましい．他に足底板（インソール）などの治療があるが，痛みが改善されない場合，手術をすることもある．

- **リスフラン損傷（図4，5）**：骨折，脱臼骨折，脱臼，靭帯損傷をまとめて説明する．第1〜5中足骨基部の関節の損傷．交通事故のような強い外力では，骨折と脱臼を合併することが多く，弱い外力では靭帯損傷のみのことが多い．比較的稀な損傷だが，見逃されているケースも少なくない．慢性痛の原因となる．受傷機転として，靭帯損傷だけの低エネルギーの場合は，前足部がつま先立ちとなった状態で，外力が加わって起きると言われている．靭帯損傷のみの診断は，リスフラン関節の痛み（足の甲の痛み）と，X線で荷重位での足部の正面像（両足が1枚のフィルムに入るように）で，健側に比べて3mm以上の離開を認める場合である．靭帯損傷の場合は，足がつける程度の痛みの場合が多いので，疑ったらできる範囲で荷重位でのX線をオーダーする．脱臼骨折の場合は痛みが強く，荷重はできないので，非荷重でのX線で診断する．中足骨基部，楔状骨を注意してX線を見る．疑ったら，対応として，オルソグラスなどで足関節を中間位に固定し，免荷とする．消炎鎮痛剤処方，安静，冷却，挙上の徹底．脱臼骨折はもちろん，靭帯損傷のみでも健側との差異があれば，手術適応となりうるため，整形外科専門医，できれば足の外科医へ紹介が望ましい．早急に手術加療が可能な整形外科医への受診を指示する．診断がはっき

りしない場合も，疑いとして整形外科受診をすすめるほうが良いであろう．

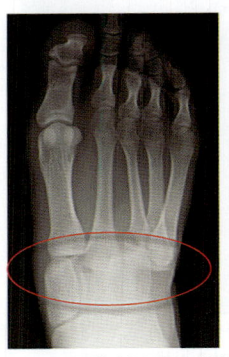

図4：リスフラン関節（中足骨の基部：赤丸）
の脱臼と骨折を認める．緊急手術の適応．

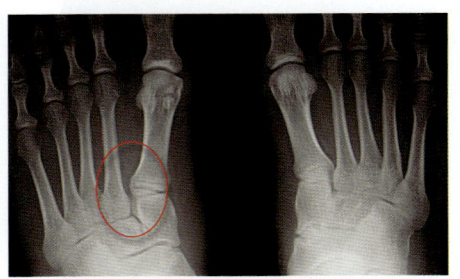

図5：リスフラン靭帯損傷　両足を1枚のフィルム
に入れて，できる範囲での荷重位で撮影．健側（右）
に比べ，わずかに左足の第一中足骨基部と第2楔状
骨の間が開いている．相対的手術適応となる．

▶検　査

X線：外果自体に<u>圧痛がある場合は骨折を疑い，必ず足関節正面，側面の2方向に，斜位2方向を加えた4方向を撮影するようにする．また足部に圧痛があれば足部の正面像，斜位像も追加する．</u>

CT：症状が遷延する場合に行うことが一般的．骨軟骨損傷を含めた骨病変の描出が可能．

MRI：骨軟骨損傷から靭帯損傷まで状態を評価できる．

エコー：簡便で侵襲もないので近年多く行われている．損傷したATFLが評価できる．

・**POINT：捻挫における様々な合併症を見逃さない．足関節だけに注目せずに，足部も触って痛みがないかを必ずチェックする．**

▶治　療

● 痛みがなく，圧痛もない場合は経過観察で構わない．歩行は可能で圧痛のみの場合は，1ヵ月ほどの装具（サポーター）装着と湿布などで対応する．歩行困難で腫れの強い場合は，ギプスやシーネで固定（荷重は痛くない範囲で許可）を行い，安静として1，2週間後に再診させて再度評価を行う．腫れや痛みが改善し，歩行での荷重時痛がなくなっていれば，装具（サポーター）固定として1ヵ月装着させる．腫れや痛みが続いていれば，ギプスを継続（計4週間），MRIなどで精査を行う．慢性的な痛みや不安定感を呈するようであれば，足関節不安定症として治療する．

▶専門医へのコンサルテーション

● 足関節捻挫を疑い，腫れが強い場合や，治療経験がない場合は，整形外科専門医へ紹介する．腫れが弱く歩行可能であれば，固定と安静で経過をみて構わないが，症状が1ヵ月以上遷延するようであれば，紹介する．

> **患者への説明**
> 足関節を捻挫して靭帯を痛めたようです．痛めた靭帯はそのまま動かし続けるとしっかり治らず，慢性的な痛みとなる可能性があるため，しっかりと固定をして安静にして治療しましょう．固定の期間は1ヵ月程度です．骨へのダメージが強い場合や，他の損傷を合併している場合もあり，症状が遷延する場合は専門の先生にみてもらいましょう．

（天羽）

case 67 足をひどく捻ってから足首が痛くて立てない. 歩けない

Snap Diagnosis 一発診断！ 足関節骨折

疾患概要

- 足関節は, 脛骨遠位端と腓骨遠位端の間に距骨がはまり込んで, 靭帯での連結により安定している関節である.
- 骨折の受傷機転は, 強く足部を捻る, もしくは足が地面に固定されて, 下腿を捻る形で受傷することが多い.
- 骨折の形は, 受傷肢位と加わる外力の方向によって違い, 分類も難しい.
- 膝などに比べ, 体重を支える関節面積が狭く, 骨折で関節面のずれが少しずれただけでも, 関節症変化をすすめてしまうことになる. そのため, 積極的に手術治療が行われる骨折である.

診断へのアプローチ

- 受傷直後から痛みのため歩行困難となる.
- 転位がない, 安定した骨折では歩けることもある.
- 足関節部に腫れ, 強い圧痛がある.
- 内果や外果など骨に強い圧痛がある.

▶ 鑑別診断

- **足関節捻挫（別項）**：骨に圧痛がないこと, X線検査で骨折がないことで鑑別する.
- **メゾヌーブ骨折（maisonneuve fracture）**：腓骨高位骨折と内果骨折（もしくは三角靭帯断裂）のこと. 見逃されることが多く, 結果として強い不安定性を残す骨折である. 回旋の力によって, 脛骨と腓骨の間の骨間膜や, 脛腓靭帯といった軟部組織の破綻をきたす. 特徴は, 腓骨の近位に骨折を認めることである. 内果に骨折がある場合もあるが, ないこともある. 内果に骨折がない場合, 足関節正面像で骨折がないことが, 見逃しやすい原因である. 必ず腓骨近位を触って痛みがないかを確認する. 痛みがあれば, 下腿全長の正面と側面像を必ず撮影する. 腓骨近位のみの骨折であれば, 患者は歩行可能なことも多いことが診断を誤りやすくしている. 非常に不安定性

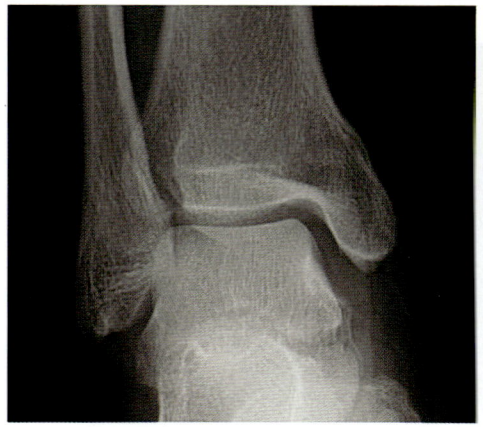
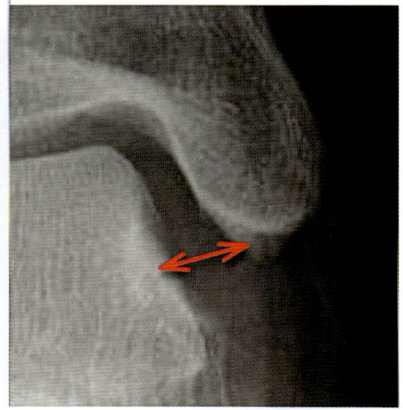

図1：メゾヌーブ骨折　X線足関節正面像　内果, 外果に骨折はない. メゾヌーブ骨折を疑う所見として内果の開大がある（赤矢印）. 内果開大がないこともあり, 必ず腓骨近位を触って確認する.

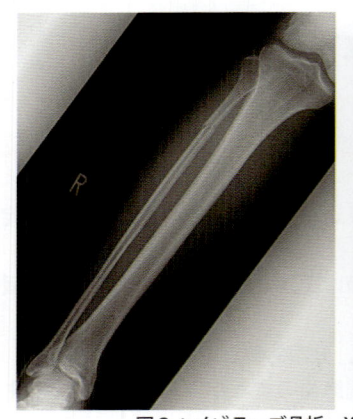
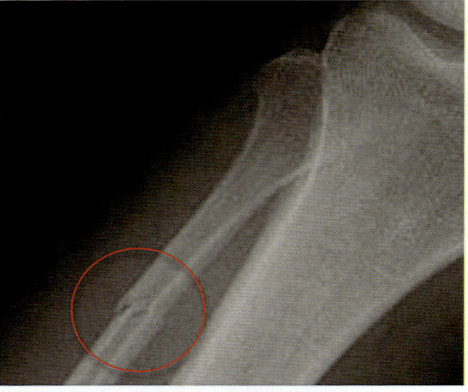

図2：メゾヌーブ骨折　X線下腿正面像　腓骨近位に骨折像がある.

　が強く，手術適応となるため，診断がつけば手術可能な施設へ紹介する.

・**骨軟骨損傷（足関節捻挫鑑別参照）**：X線で距骨関節面に不整像が出る.

▶検　査

X線：骨に圧痛がある場合は骨折を疑い，必ず足関節正面，側面の2方向に，斜位2方向を加えた4方向を撮影するようにする．内果，外果，後果（合わせて三果と呼ぶ）をとくにみる．骨折があれば，ずれがないかをみる.

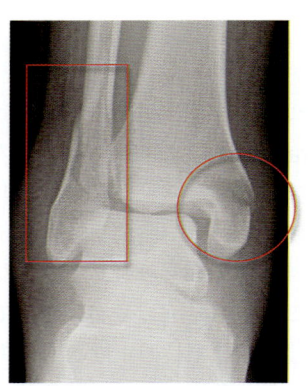

図3：足関節骨折 X線足関節正面像　内果（赤丸），外果（赤四角）に骨折を認める．手術適応.

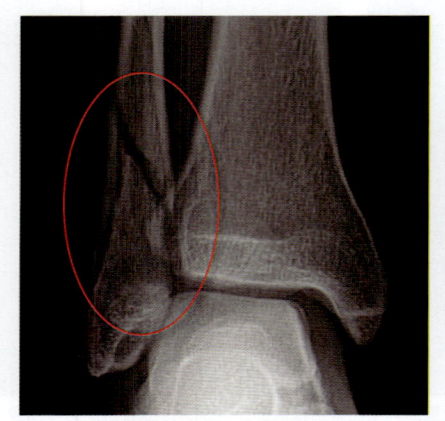
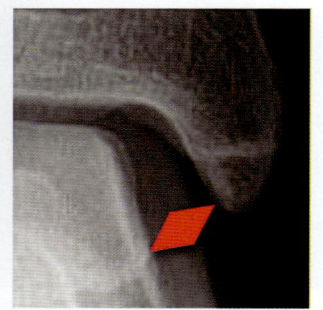

図4：外果単独骨折だが，内果が開いており，不安定性があり，手術適応と考えられる.

CT：複雑な骨折の場合，骨折部の詳細を評価するため行う．
MRI：骨軟骨損傷や靭帯成分を評価できる．

▶ 治　療

● 開放骨折や脱臼を認める場合は，緊急で手術可能な施設へ搬送する．骨折がはっきりしない場合でも，痛みで歩行困難の場合は，初診時の対応として RICE を徹底させて，膝下から足部までシーネ固定を行う．痛み止めを適宜処方する．時間経過とともに腫れが強く出て，水泡を形成することがある．水泡を形成するような強い腫れの場合，手術適応でも時期を延期することもある．初期に固定と RICE を徹底することが重要である．また手術が予定されていれば，皮膚の状態をこまめにチェックする必要がある．内果単独，もしくは外果単独でその骨折部にずれがなければ，保存的治療が行われる．保存的治療は BE ギプスを 5，6 週間行う（3，4 週で荷重をかけていく）．皮膚に水泡などのトラブルがなければ手術を行う．皮膚を切開して骨折を正確に整復して金属を使用して固定を行う．プレート，スクリューなどで固定するのが一般的である．術後は，ギプスより簡単な固定をして，2 週目以降で荷重やリハビリを開始する．固定した金属を抜去する場合は約 1 年後に行う．

・**POINT：骨折がはっきりしなくても，痛みが強ければ，RICE 指示，固定を行う．**

▶ 専門医への紹介（初期）

● 治療経験がなければ初期固定を行い，整形外科専門医へ紹介する．X 線上，ずれがあれば手術可能な施設へ紹介する．治療経験があり，ずれがなければ BE ギプス固定を行っても構わない．手術か迷う場合は，一度整形外科専門医に判断を依頼する形で紹介して構わない．

> **◀ 患者への説明 ▶**
>
> 足首の関節で骨折を起こしています．ずれがなければ，ギプスを約 1 ヵ月半ほど行うことで治療できます．手術してもしなくても通常治療は 4 ヵ月以上かかります．ただし小さな関節のため，わずかなずれでも大きな悪影響を残すため，手術で治すことが多い骨折です．整形外科の専門の先生にみてもらいましょう．今後，足はどんどん腫れてきます．安静にして，足首は固定をして，冷やして挙上しておいてください．腫れが強くなると，水泡ができたりして皮膚のトラブルとなり，追加の治療が必要になったり，適切なタイミングで手術が行えなくなります．

（天羽）

case 68 足を捻ってから足（の外側）が痛くて歩けない

🩺 *Snap Diagnosis* 一発診断！ 第5中足骨基部骨折（Jones 骨折と Pseudo-Jones 骨折）

疾患概要

- 第5中足骨基部には短腓骨筋腱が，背側には第3腓骨筋腱が付着しており，それらの腱の牽引の力によりストレスがかかりやすい．
- 第5中足骨基部骨折は骨折線により，Jones（ジョーンズ）骨折と Pseudo-Jones（シュードジョーンズ）骨折に分けられる．
- Pseudo-jones 骨折は下駄骨折とも呼ばれ，第5中足骨基部の最近位での骨折で，骨折線が立方骨へ入る．短腓骨筋腱の剥離骨折（avulsion fracture）である．
- Pseudo-Jones 骨折がほとんどの場合保存的に治療でき，予後が良いことに対して，Jones 骨折は骨癒合が得づらく，治療も長期化しやすい．
- Jones 骨折は，骨折線が第4中足骨基部に向かう．
- この2つよりさらに近位では，疲労骨折が背景にあることが多い．

診断へのアプローチ

- 受傷後は，全く歩けないわけではないが，びっこを引いている．
- 受傷機転は足を捻る，スポーツでステップをきったときなどに受傷することが多い．
- 受傷前から同じところが痛んでいた場合は，疲労骨折を疑うため，必ず聴いておく．
- 第5中足骨基部に圧痛があることが重要な所見．

- **POINT：捻挫などの足の外傷の際は，第5中足骨基部に圧痛がないかチェックする．**

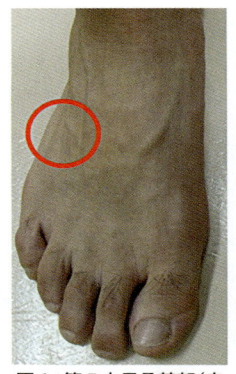

図1：第5中足骨基部（赤丸）に圧痛がある．

▶検 査

X線：足部正面，斜位，側面像の3方向を撮影する．

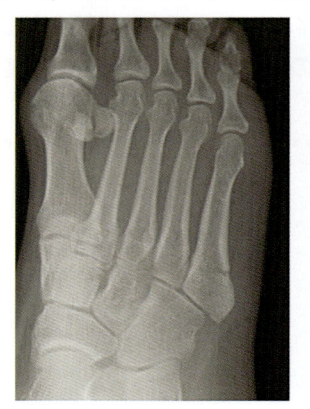
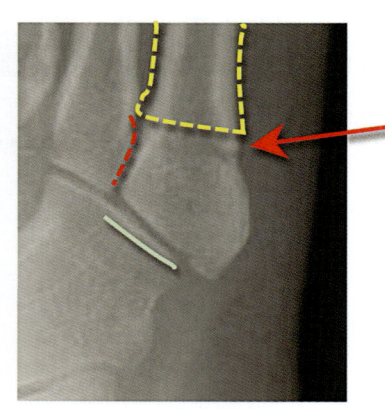

図2：Jones 骨折 X 線斜位像と拡大像　骨折線（赤矢印）が第4中足骨（赤点線）に向かう．立方骨（白実線）へ抜ければ Pseudo-Jones 骨折となる．さらに近位（黄色）に骨折線がある場合では疲労骨折を疑う．

- **POINT：3方向の X 線検査にて，骨折線の詳細に評価し，Pseudo-Jones 骨折か Jones 骨折か判断する．**

▶ 鑑別診断

- 足関節捻挫（別項）：足関節に痛みがある．とくに外果周囲に痛みを伴い，第5中足骨と比較的近いため，詳細に圧痛点をみることで鑑別できる．
- リスフラン損傷（足関節捻挫の鑑別参照）：足の甲の内側あたりが痛むことで鑑別できる．

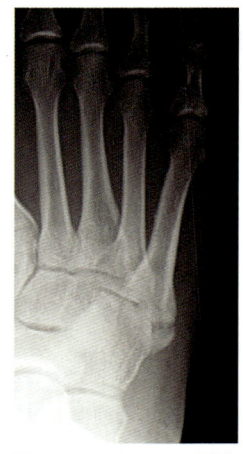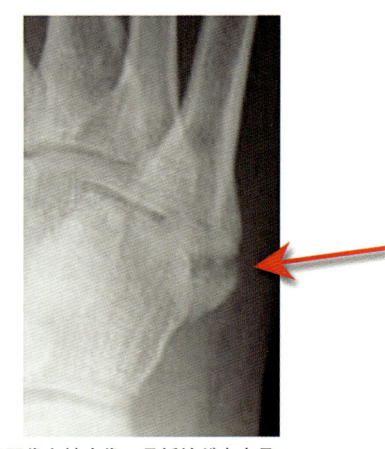

図3：Pseudo-Jones 骨折 X 線正面像と拡大像：骨折線が立方骨に向かう．ただし，正面像ではわかりにくく，斜位像が最も判断しやすい．

- 外脛骨（足関節捻挫の鑑別参照）：足の内側が痛むことで鑑別できる．

▶ 治 療

- 頻度は少ないが，開放骨折であれば緊急で手術可能な施設へ紹介する．初期対応として，足関節中間位でシーネ固定する．この骨折では足関節の内返し，外返しを制限することが大切である．RICE を指示し，適宜鎮痛剤を処方する．
- Jones 骨折では，積極的に手術治療が行われている．非常に骨癒合が悪い部分であるため，手術をしない保存的治療では，2ヵ月以上のギプス固定を強いることになる．スクリューでの固定が一般的である．骨折治癒促進のため超音波なども適応となる．
- Pseudo-Jones 骨折では，わずかな転位があっても，基本的に手術適応はない．しっかりうち返し，外返しできないように，膝下から足部でのギプス固定を4〜6週間行う．
- 疲労骨折では，難治性で手術治療が適応になることが多く，スクリュー固定に加えて骨移植が必要になる場合もある．

▶ 専門医へのコンサルテーション，手術適応

- 骨折型により治療方針が変わるため，はっきり診断がつかない場合も含めて，一度整形外科専門医，できれば足の外科医へ紹介することが望ましい．緊急性はなく，数日以内の専門医コンサルトが望ましい．明らかな Pseudo-Jones 骨折であれば，ギプスでの治療を行い，経過をみて構わない．

> **◀ 患者への説明 ▶**
> 場合によって治療に難渋する箇所の骨折であり，手術が必要になることもあるため，専門医にみてもらいましょう．手術では通常入院加療が必要となります．しっかりと治さないとすぐに再発を起こしますので，時間をかけて治療を行いましょう．

（天羽）

case **69** 高いところから落ちて踵が痛む

Snap Diagnosis 一発診断！ 　踵骨骨折

疾患概要
● 高所からの，踵からの落下で受傷することが多い．潰れる形での骨折が多く，骨折型が複雑となる．
● 痛みのため，踵をついての歩行が困難となる．診断は踵骨の圧痛と X 線にて確定できる．
● 骨折の型も多様で，治療法も多岐にわたる．多くの分類があるが，すぐ上の距骨との関節である後距踵関節面にずれを生じているかが，おもな手術適応の判断となる．
● 正確な重症度の評価には CT 検査が役立つ．
● 踵骨付近は軟部組織のトラブルが多いため，これまで踵骨骨折は大本法（徒手整復法：両手で踵を両側から圧迫するように整復する）を行い，ある程度の整復が得られたら，ギプス固定を行う保存的治療が多かった．
● しかし近年は手術器具や手術方法の進歩により，低侵襲な手術が可能になっており，転位のある骨折には積極的に手術が行われている．
● 後遺症を残すことが多く，しっかりと診断をつけ，適切な治療が望まれる．

診断へのアプローチ

● 踵部分に腫れと痛みがあり，踵をつけての歩行は不能である．
● 踵骨に強い圧痛がある．
● 一定時間たてば，踵周囲に皮下血腫を認める．
● 稀に開放骨折でなることもあり，開放創がないかチェックする．あれば緊急手術の適応となり，手術可能な施設へ早急に紹介する．

・**POINT：高所から落ちて，踵が痛む場合，踵骨骨折を疑う．**

▶鑑別診断
・**距骨骨折**：踵骨の上にある距骨の骨折．高所から落ちた時や足関節を強制背屈した場合に起こる．足関節の脱臼を伴うことも多く，その場合開放骨折となることもある．X 線ではっきりしないこともあり，CT 検査を必要とすることもある．血流が非常に悪い骨折であり，関節面に骨壊死を起こす可能性があることを患者へ説明する必要がある．治療は，ずれがなければギプスで 6 ～ 8 週間の固定．少しでもずれがあれば，スクリューやプレートでの固定が行われている．

▶検　査
X 線：踵骨側面像，アントン線像，軸写像の 3 方向を撮影する．
CT：踵骨は複雑な形をしており，X 線での骨折の詳細な把握が難しいため，CT 検査が行われる．とくに後距踵関節の評価が重要である．

・**POINT：画像検査で後距踵関節に不整があったり，関節面が陥没している，後方骨片がアキレス腱により引っ張られ，後上方へ転位する骨片を認める場合は手術適応である．**

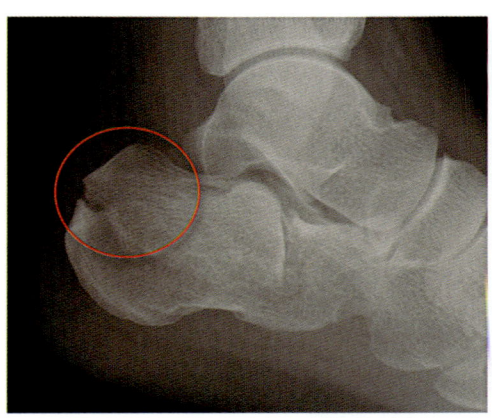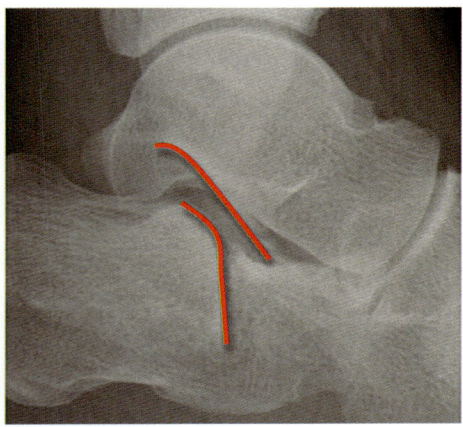

図1：踵骨骨折 X 線側面像　左図：後方の骨片がアキレス腱に牽引されて，後上方へ転位し，皮膚を押して，潰瘍形成を起こすため，早期の手術を行う．右図：骨折により踵骨がつぶれて，後距踵関節の関節面が不整となっている．手術ではこの不整を整復する．

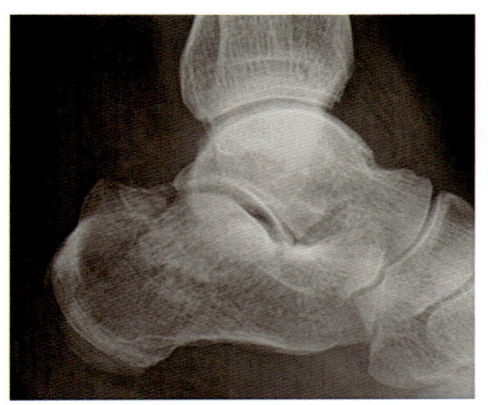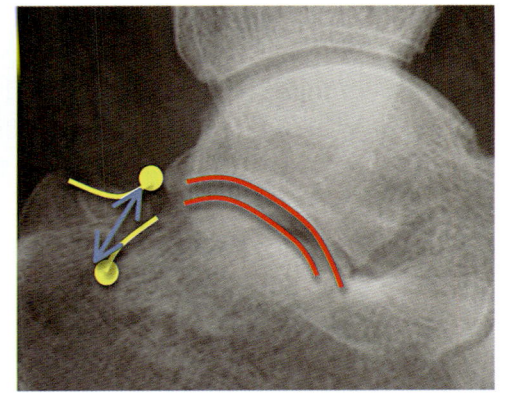

図2：関節面は一見不整がなく，整っているが，関節自体が陥没している．本来黄点部分が繋がっている．青点の距離ほど陥没している．手術適応．手術では陥没を戻し，高さを戻す必要がある．

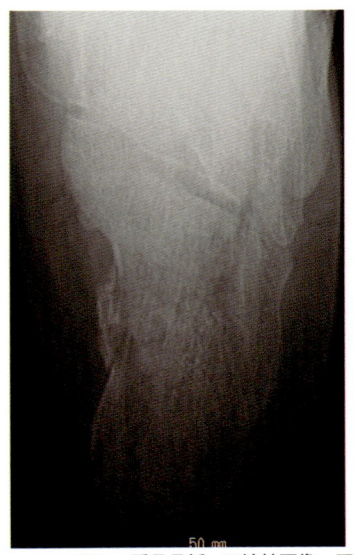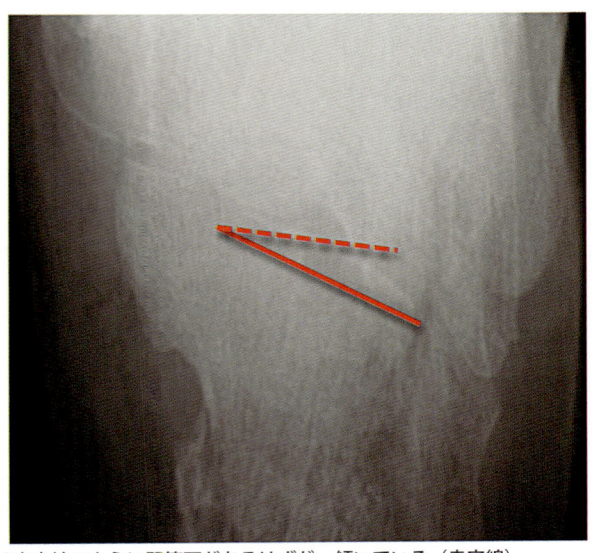

図3：踵骨骨折　X 線軸写像　正常では赤点線のように関節面があるはずが，傾いている（赤実線）．

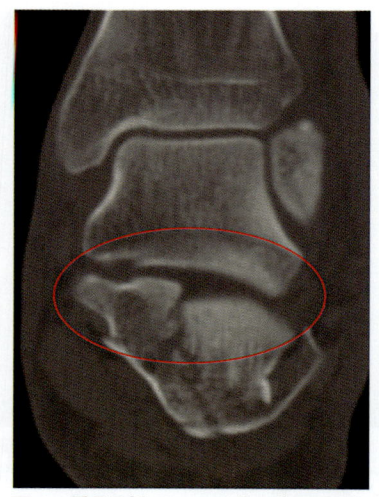

図4：踵骨骨折 CT　axial 像　後距踵関節
で割れてずれている.

▶治　療

- 開放骨折やアキレス腱部分を骨片がかなり圧迫しているような場合は，早急に手術可能な施設へ紹介する. 初期対応として，シーネなどで足関節を中間位か軽度底屈位で固定する（膝下から足部まで）. 消炎鎮痛剤を処方し，挙上，冷却，安静を指示する. まったくずれがなければギプス固定（膝下から足部まで）を5〜8週間行う. 手術では経皮的にピンのみで固定，もしくは小さな皮切（切開）で行う低侵襲での整復固定術，または骨折面を全部みえるように展開して整復固定術を行う場合がある.

▶専門医へのコンサルト，手術適応

- 治療経験がなければ，骨折が確認できれば専門医へ紹介する. 後距踵関節面のずれや陥没がある場合，後方の骨片が後上方へ転位している場合などは手術適応となるため，手術可能な整形外科医へ紹介する. 手術の適応であればできるだけ早い方が望ましく，数日以内の受診を勧める.

> ### 患者への説明
>
> 踵の骨が骨折しています. 適切に治療しないと距骨下関節の変形性関節症へと繋がり，慢性的な痛みとなるため，専門医にみてもらった方が良いでしょう. 手術になる場合は，スクリュー，プレートなどを使用するのが一般的です. 手術を行っても行わなくても，1ヵ月以上は踵がつけません. 約2ヵ月程度は，怪我した足を何らかの形でかばう不自由な生活となり，治療には通常3ヵ月以上が必要です.

（天羽）

case 70　足を強くぶつけた，物を落として足が痛む

Snap Diagnosis 一発診断！　前足部外傷

疾患概要
- ここで含む場所は，中枢側から第1〜5中足骨骨幹部，基節骨，中節骨，末節骨である．
- ぶつけるなど，打撲での受傷が最も多い．
- 母趾には中節骨はなく，基節骨と末節骨のみとなることに注意．
- 歩行できることが多いため，足趾骨折が見逃され，治療が長引くこともあるため，しっかり診断をつけたい．

診断へのアプローチ

- 受傷部位を中心に腫れて，強い圧痛がある．
- 歩行は可能だが，踵歩行となっている．
- 軽く触る形で触診を行い，最も痛む場所を特定し，後にX線でその部分をよくみる．
- 足趾骨折では，足趾の並び，向きにも着目する．変位がある場合は脱臼をしていることもあり，脱臼がなく骨折による変位であれば，手術も考慮される．
- 開放創を伴うこともあり，開放骨折であれば，緊急に洗浄の必要がある．
- 腫れやすく，広い範囲に鈍痛があっても，優しく触診し，最も痛む部分を探す．

- **POINT：明らかな外傷があり，前足部が強く腫れている場合は骨折を疑う．優しく触診し，最も痛む部分を探すことが重要．**

▶検　査
- 通常X線検査のみで診断がつく．

X線：足部正面，側面，斜位像の3方向を撮影する．

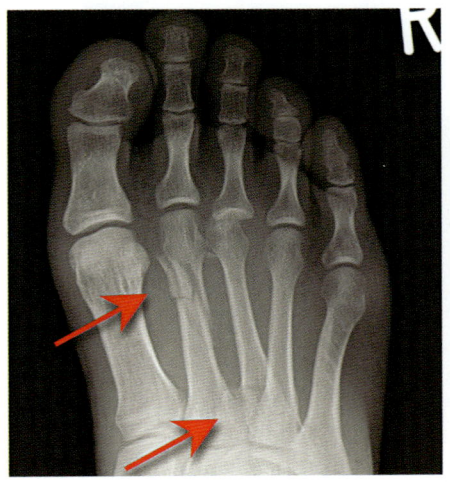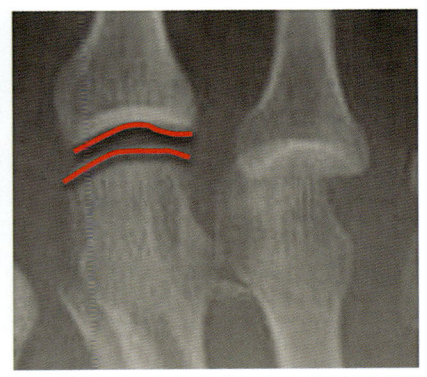

図1：第2中足骨骨幹部骨折（赤矢印），第3中足骨基部骨折（赤矢印：わかりづらい）と第3MTP関節の脱臼を認める．脱臼（拡大図）は，中足骨と基節骨がかぶるように見えて，隣の第2MTP関節は正常で関節が適合してスペースがある（赤線）．

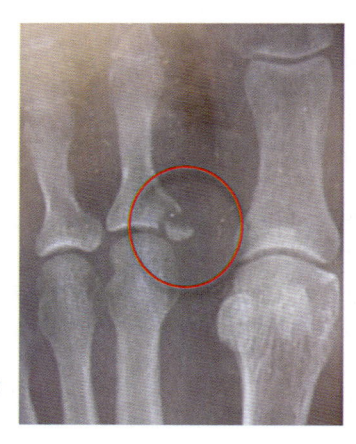

図2：第2基節骨基部骨折　関節面の転位があり，相対的手術適応.

鑑別診断

- **リスフラン損傷（足関節捻挫の鑑別参照）**：中足骨基部の関節の骨折や脱臼，靱帯損傷を指す. 見逃されることが多く，足の甲（「目次」で場所を確認）を痛がる場合には必ず念頭に置く.
- **外脛骨（足関節捻挫の鑑別参照）**：捻挫などを契機に痛みが出ることが多い. リスフラン関節に近いが，よく痛む場所をみると舟状骨に限局した痛みである（「目次」で場所を確認）.
- **第5中足骨基部骨折（別項）**：捻挫で受傷しうる骨折. 見逃されることもあるため，必ず，触診で詳細に痛む場所をチェックする.
- **中足骨疲労骨折**：スポーツをしている活動的な人に多く起きるが，稀にステロイド服用者や高齢者など，骨粗鬆症による病的骨折としても発症する. 明らかな外傷がないことが多く，腫れもなく，圧痛のみが唯一の所見で，すこし足を引きずるが，歩行もほとんどの場合で可能. 発症早期にはX線で異常が出ないため，放置されることも多い. 疑ったらMRIで診断をつけるか，安静にし，1，2週間後にX線で再検査する（**図3**）. 活動性が高いことや易骨折性の患者が足の甲を痛がっていたら，必ず念頭に置き，安静を指示する.

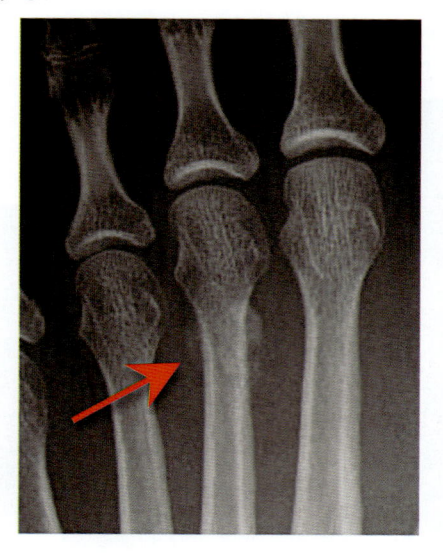

図3：第3中足骨疲労骨折　仮骨形成がみられる. 症状出現から2週間ほど経って見えてきた.

- **蜂窩織炎**：誘因なく，全体的に足背が腫れる（**図4**）. 発熱を伴うことが多く，外傷がないことから鑑別は容易. 炎症の場所が皮下組織の場合を指すが，増悪すると中足骨などに及び，骨髄炎

や関節炎を合併する．起因菌としては黄色ブドウ球菌が多い．診断は局所の発赤，熱感，疼痛およびそれに伴う採血上の炎症所見の上昇によって判断する．精査として造影 CT，MRI が必要となる．膿瘍形成があれば切開排膿が必要となり，手術可能な施設へ紹介する．膿瘍形成がなければ安静，抗生剤治療が必要．点滴の抗生剤が望ましく，入院加療を行う．

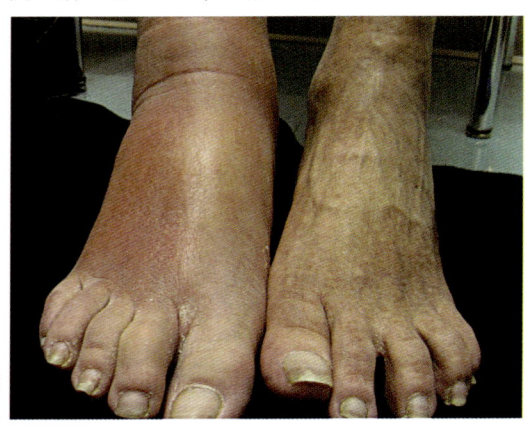

図4：右蜂窩織炎　足部全体に腫脹があり，全体に圧痛がある．

▶ 治　療

● 開放骨折であれば，緊急手術（洗浄，必要に応じてピンでの内固定）の適応である．閉鎖骨折であれば初期対応として，アルフェンスシーネやオルソグラスなどを使用して固定し，踵歩行を指示する．骨折した骨の関節部分が必ず固定できるように行う．理論的には母趾の骨折であれば母趾のみの固定となるが，固定材料によっては，2趾を含んで固定することになることも多々ある．必要に応じて鎮痛剤を処方し，RICE を指示する．脱臼がある場合は，可及的に整復処置を行う．通常軸方向への牽引で整復される．X 線で整復されたことを必ず確認する．整復後は，アルフェンスシーネやオルソグラスなどを使用して固定する．

● 足趾や中足骨の骨折では，関節面がずれるか，もしくは頸部での骨折で，骨頭が変位して関節面の適合が悪ければ，手術加療の適応となる．しかし，手の指ほどは細かい動作は求めないので，関節面でも少しのずれであれば，保存的に治療することが多い．関節面に関係しない骨幹部での骨折でもずれが大きく，回旋変形が強ければ手術適応となる．手術ではピンニング，スクリュー，プレートなどで固定する．

▶ 専門医へのコンサルテーション

● 一般医の場合は，翌日の整形外科受診をすすめる．ずれが少ない場合は保存的治療となる．緊急性はなく，数日での整形外科コンサルトを指示する．

> **患者への説明**
>
> 前足に骨折があります．ほとんどの場合は手術をしないで治療ができますが，機能障害を残しそうな場合は手術を行うことがあります（整形外科専門の先生にみてもらいましょう）．足は腫れが強く出るので，安静にして，足を上げて，できるだけ腫れないようにしてください．治療には2ヵ月以上かかります．

（天羽）

XI. 熱が出て四肢の関節が痛む
（四肢関節炎）

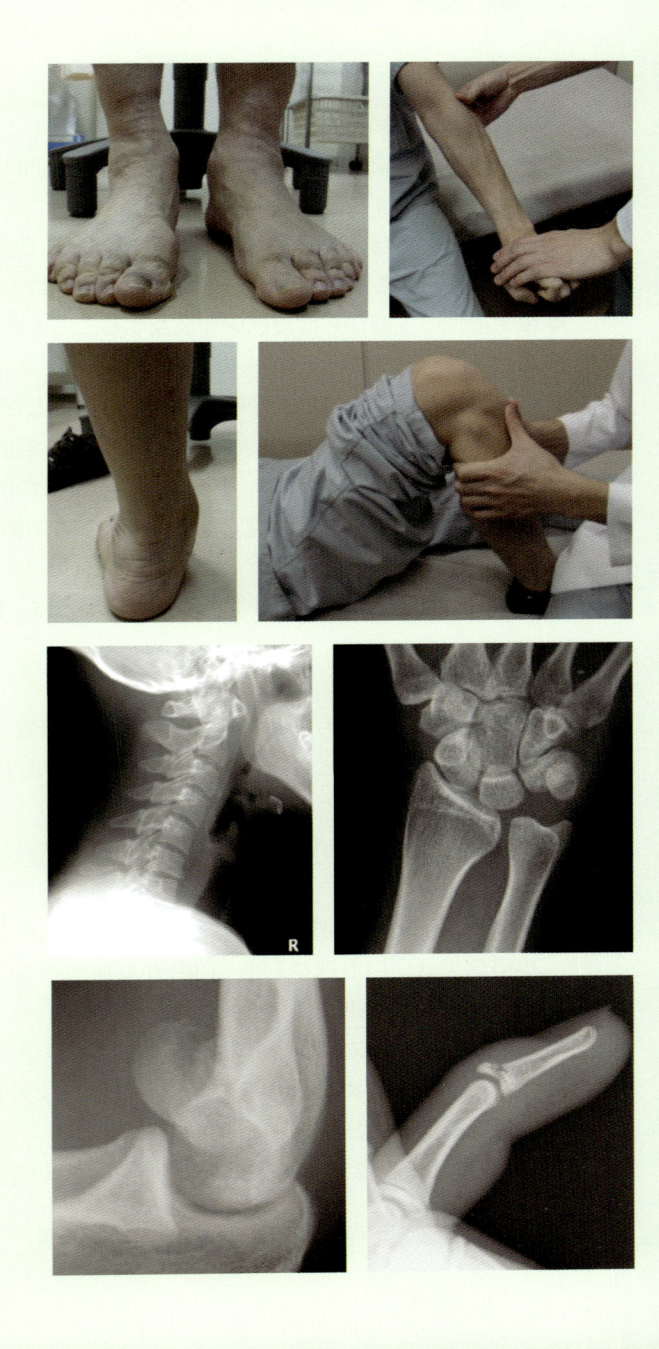

case 71 （罹患）関節が熱く腫れ，痛みで動かせない，体温が 38.5℃以上（全身状態も悪く，元気がない）

Snap Diagnosis 一発診断！　化膿性関節炎

疾患概要
- 細菌感染による関節炎で，関節炎症状が急速に進行する．
- 黄色ブドウ球菌や β 溶連菌などによる敗血症症状の 1 つとして起こる血行性の化膿性関節炎と，また関節近くの皮膚感染症からの波及，関節穿刺や手術の合併症で起こることもある．
- 80 〜 90%は急性の単関節炎で発現し，発熱を伴う．
- 関節破壊が急速に進行するので見逃してはいけない．
- リスク因子としては，皮膚感染症を伴う人工関節置換患者，関節リウマチ患者，80 歳以上の高齢者，糖尿病患者，免疫抑制患者などがある．

診断へのアプローチ

- 罹患関節の手術歴や関節穿刺歴，糖尿病やステロイド経口薬，免疫抑制剤の使用の既往心内膜症の病歴も聴取する．
- 罹患関節の疼痛・腫脹・局所の熱感・（自動も他動でも）可動痛があり，全身の体温上昇がある．
- 敗血症から起こることがあるので，関節症状に先行して他部位の感染症状があることがある．
- 罹患部位の皮膚から直接感染が波及することもあるので，罹患部位周囲の皮膚の観察も重要である．
- 結核性関節炎は，股関節や膝関節に起こることが多く，徐々に腫脹するが熱感は乏しい．関節液抗酸菌塗抹検査で 20%陽性，抗酸菌培養（6 週間かかる）では 80%陽性である．PCR と呼ばれる DNA（遺伝子）検査は，1 〜 2 週間で結果が出る．
- 淋菌性関節炎は，単関節炎ではなく遊走性多関節炎で発症する．

・POINT：熱とともに関節が腫れて，痛む場合は，化膿性関節炎を念頭に置く．

▶検　査

関節液検査：関節液の細菌検査（塗沫顕鏡，培養）で細菌を確定すること，同時に抗菌薬の有効性もわかると治療に有効である．結晶性関節炎と区別するために，偏光顕微鏡検査も提出して，結晶の有無を確認する．
　関節液の白血球数が 50000/mm³ を超えて結晶が認められない時は，化膿性関節炎の可能性が高い．

血液検査：血液培養，血算，赤血球沈降速度（ESR）および C 反応性蛋白（CRP）などの血液検査を行う．感染症では，白血球や ESR，CRP が高値となる．しかし結果が正常でも，感染症は除外できないため注意が必要．

X 線：罹患関節の X 線撮影では診断はできないが，偽痛風に多い軟骨の石灰化などを除外できる．また，関節内にガス像が写れば嫌気性菌による感染，皮下にガス像が写ればガス壊疽を疑い，緊急手術が必要となる．

MRI：股関節など深部にある関節は腫れているか身体所見でわからないため，MRI を撮影し，関節

炎の有無を調べる.

エコー：侵襲がなく，関節液の貯留が判断できる．エコーガイド下に穿刺も可能であり，関節炎の診断に非常に有用である.

▶鑑別診断

・**関節外軟部組織感染（例として蜂窩織炎）**：関節周囲に腫れと痛みなどの炎症所見がある場合，重要なのは，解剖学的にどの構造物にどのような感染，炎症が生じているかを見極めることである．関節ではなく，化膿性滑液包炎，蜂窩織炎，筋や腱への感染，骨髄炎などがないかを鑑別することが大切である．関節外でも膿瘍形成があれば外科的ドレナージの適応となるため，関節炎と同時に関節外に膿瘍形成がないかの検索が必要となる．外見からの判断は難しく，エコーやMRI，造影 CT などの検査が必要となることが多い．関節を動かすことにより痛むようであれば，関節への炎症の波及を考える．多関節炎や繰り返す関節炎などでは，背後に心内膜炎などがないかを検討し，診断に応じた適切な治療方法が必要となる.

・**小児の単純性股関節炎**との鑑別は難しい．（単純性股関節炎を参照）

・**結晶性関節炎（別項）**：時に鑑別は難しい．化膿性関節炎と結晶性関節炎を鑑別のポイントは，結晶性の場合は，発熱の程度に比して全身状態が非常に良好である．ただその判断は難しく，最終的には関節液に菌が存在するかで判断する．結晶性だった場合は，少量の NSAIDs の使用で速やかに症状改善する.

▶治　療

- 治療は診断がつけば，入院，点滴での抗生剤の全身投与と関節切開排膿が原則である．細菌検査の塗抹顕鏡検査で細菌を認めたら，培養結果を待たずに関節の切開排膿術をする．抗菌薬を投与した後で関節液を採っても，起因菌が同定できないことがあるため，必ず，抗菌薬投与前に関節液を採取する．顕微鏡検査で菌が同定できなければ，抗生剤治療と安静，NSAIDs の投与で化膿性，結晶性ともにカバーする治療を行う．とくに小児の化膿性関節炎の場合は，治療が遅れると関節軟骨が痛み成長障害を起こすので，躊躇しないことが重要である．したがって，急性単関節炎では培養検査などで否定できるまでは化膿性関節炎として扱うことが重要である．もし，手術時の検査で細菌が後日見つからなくても，化膿性関節炎を疑ったら手術することは非難はされない.

- 幼小児時で骨髄炎を合併している場合には，関節切開排膿のみでは改善しないことがあるため，骨の開窓・排膿を検討する.

- 炎症が関節内に限局する場合には，関節鏡による低侵襲手術も可能である．関節切開排膿術は直視下手術でドレナージは確実であるが，最近は関節鏡視下手術が積極的に行われるようになってきている.

- 実際の抗生剤治療例（あくまで参考に）では，リスクのない初発関節炎でセファゾリン（セファメジン：CEZ）を投与する．関節炎であれば必ず点滴の抗生剤とする．入院できない外来患者の場合は，半減期の長いセフォトリアキソン（ロセフィン：CTRX）を毎日外来で投与する場合もある．その他，高齢者ではグラム陰性桿菌の頻度が増加することを考慮し，過去の検出菌や本人の状態などから適切な抗菌薬を選択する.

▶ 専門医へのコンサルテーション

● 関節穿刺し，関節液が混濁しているか，白血球が 50000/mm 以上だったら手術が可能な整形外科医のいる病院に早急に紹介する．その時，細菌培養検査が済んでいれば抗菌薬の投与は構わない．しかし，股関節など関節穿刺困難で敗血症が疑われる時は，感染専門医がいる病院か緊急手術可能な整形外科医がいる施設へ紹介することを勧める．結晶性関節炎との鑑別は時に難しく，判断に迷った場合は，経過観察せずに，化膿性関節炎の疑いとして紹介する．検体も採取していなければ，抗菌薬の投与はせずに緊急で紹介する．

• **POINT：時に関節炎の鑑別は難しく，判断に迷った場合は化膿性疑いとして早急に紹介する．**

> **患者への説明**
> 本来無菌である関節内にバイ菌が入り，炎症を起こしています．早急に手術で膿を出し，抗菌薬を点滴で投与しなければなりません．手術のできる病院を探します．放置すると関節がどんどん破壊されてしまい，不可逆的な機能低下を引き起こします．

（黒田）

case 72 熱が出て関節が痛む（全身状態は比較的良好）

Snap Diagnosis 一発診断！ 結晶性関節炎（痛風・偽痛風：ピロリン酸カルシウム沈着症（CPPD））

疾患概要

- 結晶性関節炎は，何らかの結晶が関節周囲に沈着し，ある時その結晶を白血球が異物として攻撃すると関節炎を起こし発症する．尿酸塩結晶が原因の痛風と，ピロリン酸カルシウム結晶が原因の偽痛風（CPPD：ピロリン酸カルシウム沈着症）が代表的である．
- 痛風発作は 30 〜 40 歳代に発症することが多く，90％以上が男性である．
- 典型的には，発作前に予兆を伴った後に単関節炎を急性発症し，24 時間以内にピークに達し，10 日以内に自然軽快することが多い．
- 下肢の関節に多く発症し，約 70％は第 1 中足趾節（metatarsophalangeal：MTP）関節に発症する．
- リスク因子として，高尿酸血症・肥満・高血圧・慢性腎不全の有無，さらに副作用として高尿酸血症をひき起こす薬剤〔低用量アスピリン，利尿薬，ピラジナミド，シクロスポリン）がある．
- 身体所見では，発作部位の関節の腫脹・圧痛・熱感・発赤と強い疼痛を認める．
- 慢性的に発作を繰り返している症例では，ときに手指・手関節・肘にも関節炎を起こすことがあるが，そのような慢性症例では，耳たぶ，肘頭，足趾関節の伸側などに皮下軟部組織の痛風結節（コブ状のもの）を認めることがあり，非常に特異度が高い所見である．
- 一方 CPPD の発生頻度は 1：2 〜 3 で女性に多く，好発年齢は 65 〜 75 歳と痛風に比して高齢であり，加齢に伴って罹患率が上昇する．
- リスク因子として，甲状腺機能低下症，副甲状腺機能低下症，ヘモクロマトーシス，外傷や手術などのストレスがある．
- 関節炎は膝関節に最も多く，足関節，股関節，手関節などに好発し，詳細に問診するとこれらの部位に間欠的に関節炎を繰り返していることが多い．
- 発作時の関節炎は痛風に似るが，一般には痛風ほど症状は激烈ではない．また，痛風と比較すると手指，足指の末梢関節，特に第一中足趾関節の罹患は稀である．
- 発作は 3 〜 4 日程度で軽快することが多い．

診断へのアプローチ

- 問診時に，疼痛のチェックリストを参照にすると，的確な情報が得やすい．
- 急性に発症する強い関節痛・腫脹・圧痛が，6 〜 24 時間以内にピークに達する場合は，結晶誘発性関節炎を強く示唆する．
- 結晶性関節炎を適切に診断するには，病歴，患者背景，リスク因子の評価が重要である．
- 身体所見で単関節炎の鑑別は困難である．とくに化膿性関節炎は稀だが，常に念頭に置く．

【疼痛の問診のチェックリスト】

- ・痛みの発現（いつ，どのくらいの期間）
- ・どうすると痛みが減るか
- ・痛みの種類（拍動性，刺すような，鈍痛など）
- ・痛む部位
- ・痛みの強さ（スケールで 1 〜 10）
- ・痛む時間（運動後，夜間など）

・日常生活に影響する痛みか

表1：各疾患に特徴的な病歴

	発　症	好発部位	リスク因子	関節外症状	原　因
痛　風	急性	足趾，足関節	弾性，高尿酸血症，高血圧，肥満，慢性腎不全	痛風結節，痛風腎	尿酸結晶
CPPD	急性	膝，足関節，手関節，股関節	高齢，低 Mg 血症，甲状腺機能低下症，副甲状腺機能亢進症，ヘモクマトーシス，Wilson 病，外傷		ピロリン酸カルシウム結晶
外傷性関節炎	突然〜急性	膝，足関節	高活動性	皮下血腫，関節周囲（筋・腱）の痛み	外傷
化膿性関節炎	急性	人工関節，膝，股関節	人工関節置換術の既往，関節リウマチ，糖尿病，免疫抑制状態		黄色ブドウ球菌，β-溶連菌など

（六反田諒，岸本暢将：medicina　49：9（2012・9）p1504-1507 より）

▶検　査

● 単関節炎は，身体所見のみで鑑別診断を行うことが難しいため，教科書的には関節液分析が診断の gold standard である．

関節液検査：採取した関節液中に結晶（尿酸結晶や CPPD 結晶）があるかをチェックする．採取した関節液を冷蔵保存すると人工結晶ができるため，常温で保存する．白血球数を調べ，細菌検査（塗抹・培養）を必ず行う．

血液検査：炎症反応をみるために，白血球数，CRP，尿酸値（痛風発作でも必ずしも高値ではない），腎機能を検査する．

画像検査：X 線撮影で，関節内や関節外の靱帯に異所性石灰化を認めることがしばしばある．ただしあっても無症状のこともあり，補助的な診断にすぎない．

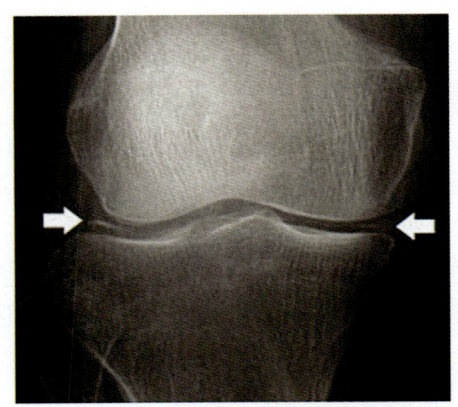

図1：膝関節正面 X 線像　偽痛風を疑う石灰像が認められる．

▶鑑別診断

・**外傷性関節炎**：外傷を起点に関節内に出血して起こる関節炎で，関節穿刺で血性液体を吸引する．油滴を見た場合は骨折を疑う．

・**化膿性関節炎（別項）**：細菌感染が原因で，関節穿刺し培養検査にて細菌が同定できれば診断と

なる．緊急手術の適応となるため，必ず否定したい疾患だが，時に鑑別は難しく，判断に迷った場合は専門医に紹介する．

・**関節リウマチ**：単関節炎で発症することは稀である．急性の痛みも少ない．

▶治　療

● 単関節炎で化膿性関節炎でなければ，保存的治療にて経過をみてかまわない．<u>化膿性関節炎の可能性も考えて，初診時に，抗菌薬服用前に関節液検査で細菌検査を提出することが重要である．</u>痛風発作にはコルヒチンが有名であるが，従来の高用量では下痢が高頻度で生じるため，低用量で使用される．最近，低用量でも効果が同等であることが証明され，用量が最大 1.8mg/ 日と変更された．近年では，使い慣れている NSAIDs の方が多く処方される．とくに愁訴が強い場合は座薬を処方することが多い．

● 尿酸低下療法の絶対適応として，①発作が年に数回以上，②痛風結節の存在，③尿路結石の存在や腎機能障害，④慢性痛風性関節炎，を覚えておく．尿酸合成阻害薬のアロプリノールは尿酸産生過剰型（24 時間尿酸排泄量 1,000mg 以上）の場合はとくによい適応であるが，排泄低下型であっても使用してもよいため，実際に 24 時間尿酸排泄量を測定せずにアロプリノールを開始し，血清尿酸値で 5mg/dL 未満を目標に調整する．ただし，尿酸値は発作時には正常であることも少なく，<u>投与初期に尿酸の移動により，痛風発作の一時的な増強をみることがあるので，急性痛風発作がおさまるまで服用を開始しない．</u>

● 尿酸排泄促進薬で頻用されるベンズブロマロンにおいては，GFR > 30mL/ 分 /1.73m² であれば使用可能であるとされ，ある程度の腎機能障害患者でも使用可能であり，アロプリノール抵抗性の患者においても有効であるという研究がある．しかし，重篤な肝障害の副作用の報告があり欧米では使用できない国もあり，副作用のモニタリングが必要である．

● CPPD 沈着を取り除く方法はなく，急性期の発作に対して，痛風に準じた治療を行う．急性発作の予防としては少量の PSL やコルヒチンを投与することがある．

▶専門医へのコンサルテーション

● 単関節炎で化膿性関節炎でなければ，保存的治療にて経過をみてかまわない．もし，関節穿刺に自信がない時は，整形外科専門医に穿刺を依頼する．その後化膿性関節炎を否定できない時は，抗菌薬と NSAIDS の両方を処方するが，細菌検査の結果が出て化膿性関節炎の場合は，手術ができる整形外科へ早急にコンサルトする．なお痛風の場合は，痛みが消失した後に尿酸低下療法を開始する．

> **患者への説明**
> 関節の周囲に結晶が長年に沈着し，急に白血球がそれを異物として攻撃して，関節炎が起きています．鑑別診断として，細菌感染が原因の化膿性関節炎があり，関節液を検査します．治療として，まず痛み止めを処方しますが，感染が否定できないので抗菌薬も一緒に飲んで頂きます．

（黒田）

XII. 手術したところが痛む，腫れている
（整形外科術後）インプラントの異常

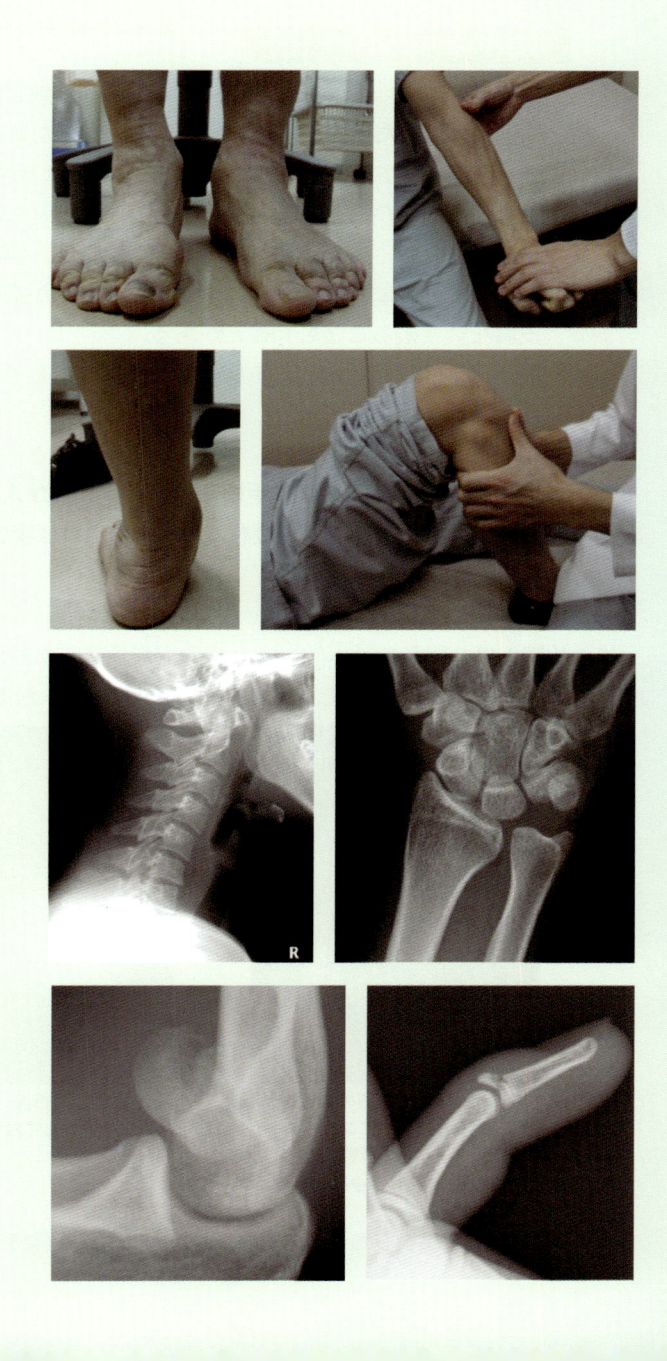

case 73 手術したところが痛む．腫れて熱がある．金属を触れる

（整形外科術後）インプラントトラブル（人工関節ゆるみ, インプラント破損, インプラント感染）

疾患概要
- 整形外科手術において，インプラントは不可欠であり，骨折や人工関節の手術で非常に多くの患者に用いられている.
- 臨床において，整形外科手術を受けた患者に出会うことは，決して珍しいことではなくなっている.
- ゆるみ，破損，感染といったインプラント問題に関して，今後さらに増えていくと思われ，見逃さずに診断することが，整形外科専門医以外でも期待される.

診断へのアプローチ
- 最も多いのは，手術した箇所の痛みであり，熱を伴う場合もある.
- 患者は手術した所が原因と判っていないこともあるため，手術を受けたことがあるかを必ず聞く.
- 必ず創部をみて，腫れがないか，浸出液がないかをチェックする.
- 手術した関節が動きにくい，動かすと痛むこともある.
- 術後の経過で，痛みが急に強くなった場合は，要注意である.
- 場合により中に入っているピンやスクリューが抜けてきて，皮膚を押している（場合によっては皮膚を突き破ることも）ことがある.
- ぶつけた場合も要注意であり，微細な外力でもインプラントがあることによって骨折を起こすことがある.

- **POINT：まず，これまで手術でインプラントが入っていないかをチェック．傷を必ず確認し，これまでになかった痛み，腫れ，熱などがあれば精査が必要.**

▶検 査
X線：痛む関節を基本的には2方向撮影する．あれば以前のX線と比較する．ポイントしてインプラント周囲に注意して，折損やゆるみがないかを見る．また転倒やぶつけた，などの外傷でも

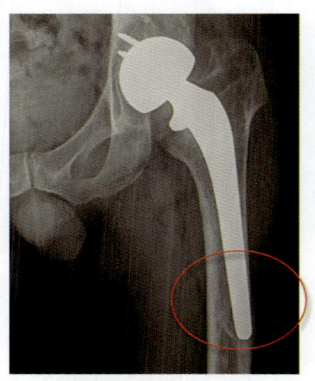
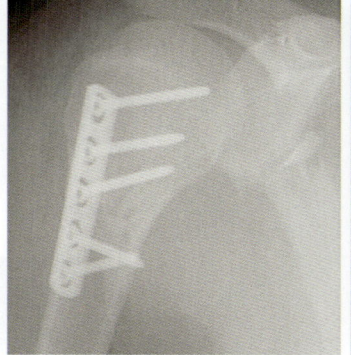
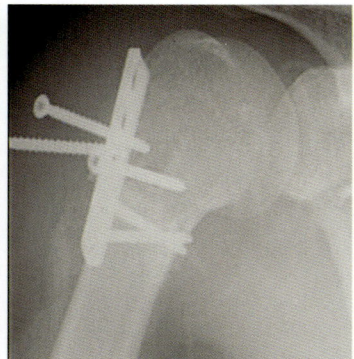

図1：左大腿骨頭置換術のゆるみ　X線正面像　ゆるみによりインプラントが病的骨折を起こす手前の状態（赤丸）．患者は同部位の痛みを訴え, 歩行困難の状態.

図2：右肩骨折術後　X線　術直後（左）とその後（右）　スクリューが抜けてきて, バックアウトしており, 骨折も整復位を喪失している．再手術の適応.

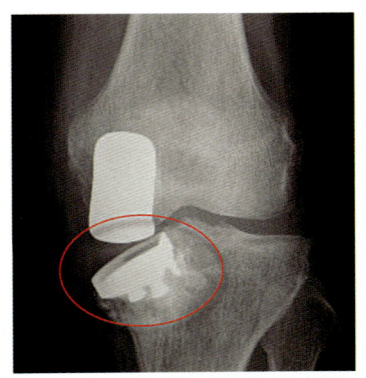

図3：人工膝単顆置換術（UKA: unicompartmental knee arthroplasty）術後ゆるみ．脛骨側コンポーネントがゆるみ，傾いてしまっている．

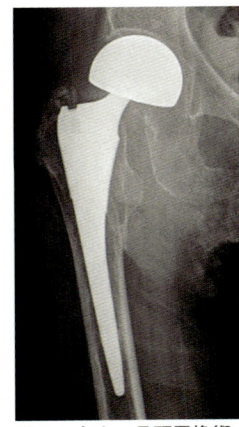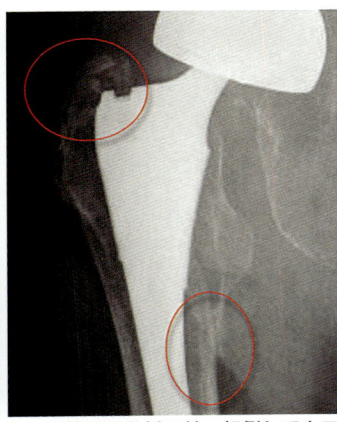

図4：右人工骨頭置換術　人工関節周囲骨折X線　転倒して人工骨頭周囲の骨折を認める．わかりづらいが，よく見るとわずかなずれを生じている（赤丸）．患者は痛みで立てない．

骨折などを起こすことがあり，注意する．

採血：インプラントの感染を疑う場合は，採血で炎症反応をみる．WBC，CRP の上昇を認める．

培養検査：排液しているようであれば，培養検査へ提出する．穿刺が必要であれば，行って培養に提出．手技が困難であれば，行わずに手術を行った施設へ早急に紹介する．すぐに受診できるようであれば，抗菌薬投与は行わず（培養採取後に投与が理想的），紹介する．

CT：感染の評価に造影 CT を行うことがある．インプラントがあるとアーチファクトとなり，評価が難しいが，近年はアーチファクトを低減させる方法もあるため，あらかじめ放射線技師に金属があることを伝えておく．

MRI：近年は MRI の機能も向上しており，金属があっても評価が可能となってきている．

▶治　療

● すべてのインプラント問題は，その手術を行った術者が責任を負うことが自然であり，問題を疑った場合は，可能な限り手術した施設へ紹介する．感染を疑えば，洗浄，抗菌薬投与，インプラント抜去などが治療となる．インプラント抜去が必要かは専門医へ判断をゆだねることが望ましい．ゆるみや金属の折損はその状態によって，経過観察からインプラント再置換まで様々な治療がある．

▶専門医へのコンサルテーション

● 感染，ゆるみ，折損のいずれも早急に手術した施設へ紹介する．なんらかの理由により，手術した施設への紹介が難しい場合，整形外科専門医へ紹介する．手術の可能性もあり，できれば手術可能な施設が望ましいであろう．

> **患者への説明**
>
> 体にある金属，インプラントが不具合を起こしているようです．治療に関しては専門的な知識が必要となります．放っておくと，よりひどい状態になるため，早急に整形外科専門医にみてもらいましょう．どんな手術をしたか，手術をしたときはどんな状態だったかわかっているので，できれば，手術をした先生にみてもらいましょう．

（天羽）

XIII. 色々な関節が痛む
（多関節痛の異常）

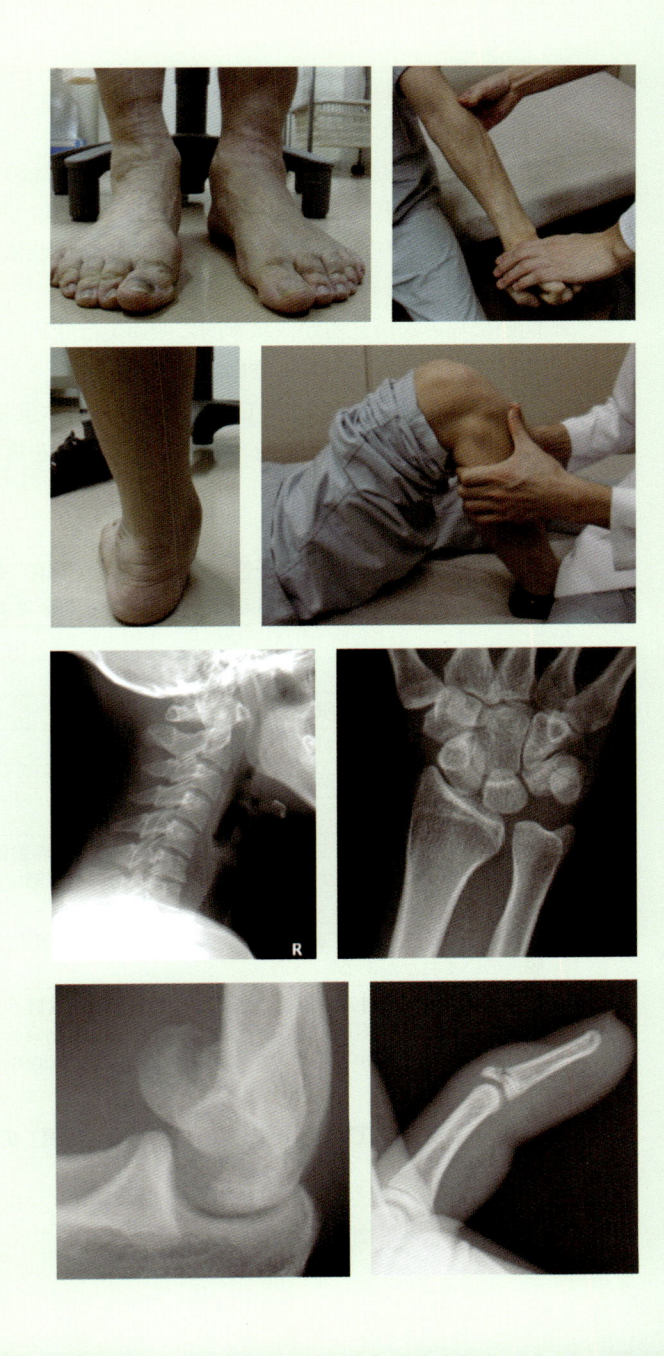

case 74 肩や首，腕が急に強く痛む

Snap Diagnosis 一発診断！ リウマチ性多発筋痛症

疾患概要

- 高齢者に発症する原因不明の炎症性疾患．polymyalgia rheumatica（PMR）と呼ばれる．
- 日本において高齢化の進行に伴って患者数が急増している．60歳以上での発症が多く，50歳以下での発症はほとんどない．女性にやや多い．
- 日常生活の活動性が低下し，うつ状態や認知症，年齢から来る老衰，変形性関節症として対処されている可能性があり，念頭においておきたい疾患である．
- 側頭動脈炎や悪性腫瘍の合併なども特徴である．

診断へのアプローチ

- 日にちを特定できるような比較的急激な発症．
- 体幹から四肢近位部の強い筋痛やこわばりを認める．
- おもな痛みの箇所は，頸部，肩甲骨部，上腕，腰部，大腿部などで，対称性に筋肉痛が起こる．とくに上腕の圧痛が本性に特異度が高いとされる．
- 筋力低下はない．
- 関節に痛みを訴えるが，基本的に関節炎は認めない．
- 痛みやこわばりは朝方に強い．
- 全身状態として，時に38℃を超える発熱，体重減少，食欲不振，全身倦怠感などがある．
- 側頭動脈炎を合併することがあり，頭の側面を痛がる．

以下に診断基準を示す．

表1：リウマチ性多発筋痛症（PMR）の診断基準（EULAR/ACR，2012）

必須項目：50歳以上，両肩の疼痛，CRP および / または ESR 異常

	超音波検査なし	超音波検査あり
朝のこわばり45分以上	2	2
股関節痛または可動域制限	1	1
RF 陰性または抗 CCP 抗体陰性	2	2
肩関節，股関節以外に関節症状がない	1	1
超音波検査所見		
少なくとも一方の肩で三角筋下滑液包炎，上腕二頭筋腱鞘滑膜炎，肩甲上腕関節滑膜炎のいずれか，かつ少なくとも一方の股関節において滑膜炎 / 転子包炎を有する．	－	1
両方の肩で，三角筋下滑液包炎，上腕二頭筋腱鞘滑膜炎，肩甲上腕関節滑膜炎のいずれかがある．	－	1

超音波検査実施→合計4点以上，超音波検査未実施→合計5点以上で，PMR と診断

（Dasgupta B et al：2012 provisional classification criteria for polymyalgia rheumatica：a European League Against Rheumatism/American College of Rheumatology collaborative initiative. Ann Rheum Dis. 71：484-92. 2012；より）

・**POINT：高齢者で急激に生じた体幹近く（首肩）の強い痛み，発熱はリウマチ性多発筋痛症を疑う．**

鑑別診断

- **RA（別項）**：高齢発症でリウマトイド因子（RF）陰性の場合は鑑別を要する．PMRでは体幹付近の大関節が侵されやすいこと，RAでは関節炎をきたすこと，抗CCP抗体が陽性になることで鑑別する．
- **RS 3 PE 症候群（remitting seronegative symmetrical synovitis with pitting edema 症候群）**：高齢者において急性に発症する多発性対称性の滑膜炎で，手背と足背に著明な pitting edema を生じ，リウマトイド因子（RF）が陰性の症候群である．ときに鑑別は困難であり，PMR と類縁の疾患と考えられている．ともにステロイドが著効する．
- **線維筋痛症**：体のあちこちが慢性に痛む．病因は不明で，PMR より若干若い 50 歳を中心に発症し，90％が女性である．頸部，肩，前胸部，肩甲骨，肘外側，臀部，大転子，膝内側などに圧痛がある．痛みの他に疲労感，不眠，頭痛，うつ状態などを呈する．確定診断にいたる検査はない．PMR と違い，炎症所見はないことで鑑別できる．治療はストレスの除去が最も大事と言われ，薬物療法では，アミトリプチリン（トリプタノール®）5 mg/日　分1就寝前を処方する．

検　査

特徴的なものは，採血での炎症所見である．

X 線：異常像はない．

MRI やエコーで，手足の腱滑膜炎や両肩峰下滑液包に炎症所見を呈する．

採血：血沈の高度亢進（100mm/h 以上になることも），CRP 高値（10mg/dL を超えることも）を呈する．貧血を呈することもある．骨格筋症状を呈するが，CK は正常である．リウマトイド因子（RF）や抗核抗体は正常である．

治　療

- ステロイドが著効するため，診断的処方を行う．プレドニゾロン(5mg)2〜3錠,朝食後1〜2錠,夕食後1錠を処方し，少なくとも4週間は継続する．その後，2〜4週間ごとに10％ずつ減量していく．再燃がなければ2〜3年以内にステロイドが中止できる．ただし側頭動脈炎を合併している場合は，ステロイドを増量して投与する．

専門医へのコンサルテーション

- 治療経験がなければ，紹介が望ましいが，専門に扱うのは整形外科のみではなく，アレルギー膠原病科，リウマチ科，老年内科などがある．他疾患の鑑別もしっかり行う必要もあり，リウマチなど膠原病の専門医へ紹介することが望ましい．

> **患者への説明**
> 高齢者に多いリウマチ性の疾患と思われます．未だに原因ははっきりとわかっていません．治療としてステロイドがよく効くため，服用して効果をみていきましょう．ステロイドをしばらく服用することになりますが，予後はよい疾患と言われます．

（天羽）

XIV．四肢のできもの，しこり
（四肢の骨軟部腫瘍）

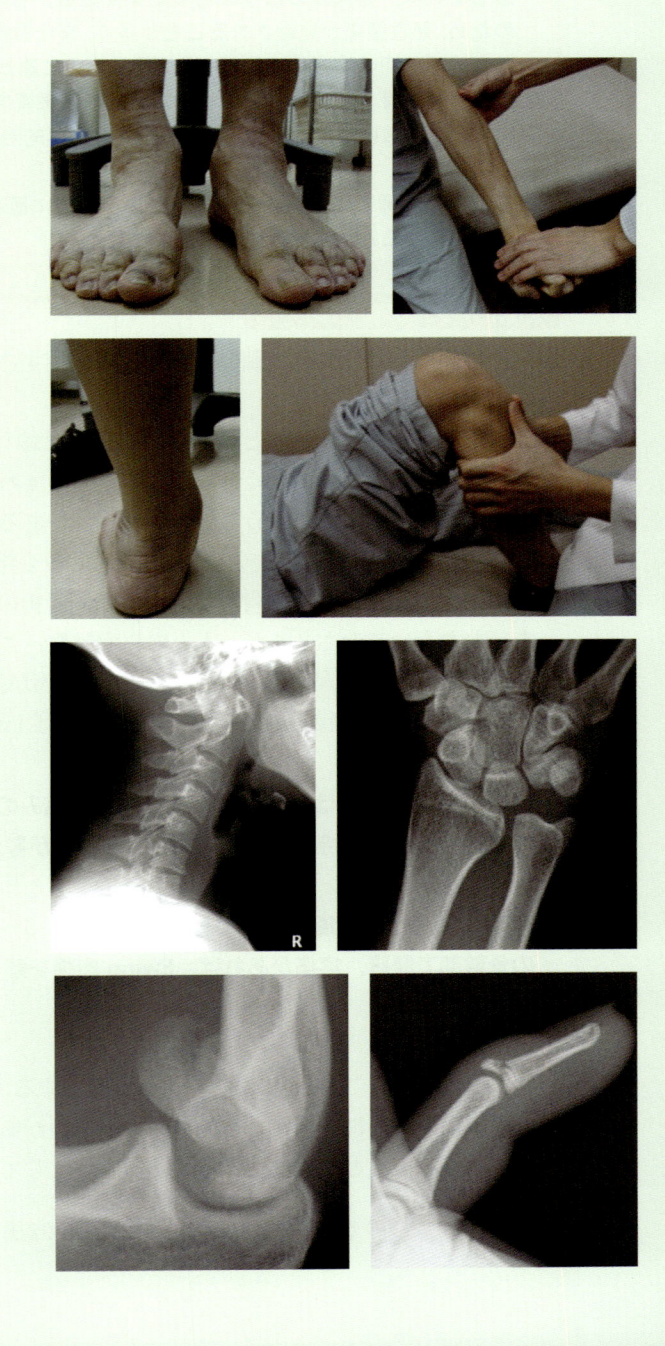

case 75 しこりがある. できものがあって痛い, 四肢の痛み

Snap Diagnosis 一発診断！ 骨軟部腫瘍 (bone and soft tissue tumors)

疾患概要
- 骨腫瘍とは放射線診断学あるいは病理組織診断学的事実に基づいた骨組織に発生する腫瘍あるいは腫瘍類似性の状態とされる. また軟部腫瘍は内臓以外の, 骨や筋肉, 脂肪組織にできる腫瘍を骨軟部腫瘍とされ, ともに四肢や脊椎に多いため, 整形外科が主体となって診療することが多い.
- 骨腫瘍には原発性骨腫瘍と続発性骨腫瘍 (転移性骨腫瘍と骨への侵食性腫瘍), 腫瘍類似疾患に分類されるが, 圧倒的に転移性腫瘍が多い.
- 軟部腫瘍は手足にできるいわゆる「こぶ」や「しこり」であり, 脂肪腫のように発生頻度の高い疾患もあれば, 骨肉腫のように日本で年間数百例程度の発生頻度の疾患もある. ほとんどが良性腫瘍のため, 悪性腫瘍が見逃されることが多く, また悪性のものが良性として単純切除されることもあり, これは不適切切除と呼ばれる. その後の治療に難渋することとなり問題である.
- 原発性悪性骨・軟部腫瘍はきわめて多数の疾患概念の総体であり, 管理には専門知識が求められる. 化学療法や放射線治療に対する感受性や, 外科的治療の際に求められる切除縁は個々の腫瘍によって異なる.
- 専門外の医師でも日常診療において本疾患群に遭遇する機会は意外と多く, 本疾患に対する基本的知識をもつことが治療成績の向上につながる.

診断へのアプローチ

原発性骨腫瘍および骨腫瘍類似疾患 (骨に発生するものの, 真の腫瘍性疾患ではない骨腫瘍類似の骨病変の総称)
- 症状がないことがほとんどであり, 偶然にX線などの画像検査で発見されることが多い.
- 骨の隆起に気づく, もしくは症状を呈するとすれば痛みである.
- 触って熱を持っているような場合は要注意である.
- 骨腫瘍は一般的に長管骨 (腕や脚の骨) に多く発生し, 痛みがある場合は悪性骨腫瘍, 良性であれば類骨腫か, もしくは骨腫瘍による病的骨折の可能性がある. 症状は強くないため, 画像検査も行われないこともあるが, 本人の心配が強いようであれば, X線検査をすることが薦められる.
- 小児の場合は, 場所と年齢によりある程度腫瘍が推測できる. 5〜10歳で膝周囲であれば骨肉腫, 10歳代で四肢の骨幹部で腫脹, 疼痛があればEwing肉腫を疑う.

- **POINT：ほとんどは症状がない. 骨腫瘍で痛みのある場合は, 悪性骨腫瘍か類骨腫, 骨腫瘍による病的骨折. 熱を持っている場合も悪性腫瘍が考えられ, 要注意.**

- **POINT：悪性骨腫瘍を疑うX線像があって, 5〜10歳で膝周囲であれば骨肉腫, 10歳代で四肢の骨幹部で腫脹, 疼痛があれば, Ewing肉腫を疑う.**

▶軟部腫瘍
- いわゆる"こぶ"や"しこり"の主訴で受診する.
- 軟部腫瘍も診断に有用な特徴的な訴えや所見があることは少ない.
- 患部を触れることが大切である. ポイントとして可動性がある, 小さい, 柔らかい, 痛みがない,

などは良性の疾患を疑う所見である.

- しこりやこぶが,急速に大きくなっている,大きさが5cm以上,深部に局在する,痛みがある,の4項目がある場合は悪性腫瘍を鑑別に考えなければならず,この4項目がそろった場合はかなり悪性の可能性が高い.
- 手関節,手指,足背などに好発.触診で弾力のある硬い嚢腫を触れ,通常痛みはない. ➡ガングリオン

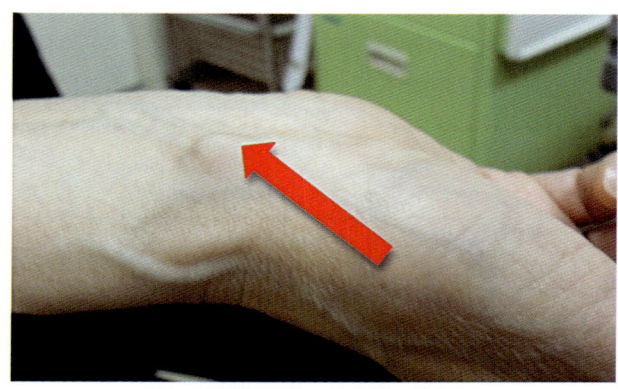

図1：手関節掌側にできたガングリオン

- 頸部や肩,背部などにあり,柔らかい.痛みがない➡脂肪腫
- 肘と膝裏(ベーカー嚢腫と呼ばれる),足関節周囲(とくに外側)にあり,柔らかい.時に炎症を起こし,発赤して痛みを伴うことがある➡滑液包炎
- 顔面,頭部,耳,頸部,背中などで,1cm前後の半球状でその中心に小さな黒い点あり.感染を起こすと腫れて痛む.圧迫すると悪臭のある白色の粥のような内容物が出てくる➡粉瘤

- **POINT：急速な増大,大きさが5cm以上,深部に局在,痛みがある,の4項目がある場合は,悪性軟部腫瘍を念頭に置く.**

▶検　査

X線検査：臨床症状や経過から画像検査の適応を判断することになるが,痛みがあり,本人の心配が強ければ適応となる.とくにがんの既往がある場合は転移を心配で受診することもあり,X線検査を行うことで安心することもある.ただし,必ずX線では完全に転移は否定できないことも伝える.

X線所見：代表的な骨腫瘍の異常像として骨透亮像があれば骨腫瘍を疑う.他に骨破壊像や骨形成像,骨膜反応,軟部腫瘍の異常像では石灰化などがある.悪性骨腫瘍の場合,さまざまな骨膜反応や異常像を呈し,Codman三角やspiculaなどの名称がついているが,それらの正確な読影ではなく,異常像として見逃さないことが大事である.異常像を認識できれば,それ以上の悪性かの判断において適当なことは患者に伝えず,専門医へ任せるほうが無難である.

▶治療,専門医へのコンサルト

● 増大傾向がなく,大きさも1,2cmの表在性の軟部腫瘍であれば経過観察で構わない.3cm以内の皮下の脂肪腫,ガングリオン,粉瘤などは通常,一般整形外科医で治療可能である.また小児の骨軟骨腫であれば経過観察で構わない.ただし,診療経験がなかったり,診断に自信がなけ

れば，一度一般整形外科医に診断をつけてもらうことが望ましい．施設や医師により対応できる
範囲は違うが，<u>急速な増大傾向，大きさが 5 cm 以上，深部に局在，痛みがある，熱があるなど
の場合は，検査（MRI，生検）の段階から専門医に任せた方がよい．</u>できれば，骨軟部腫瘍専門
病院へ紹介が望ましい．

> **🔊◀ 患者への説明** ●●●●●●●●●●●●●●●●●●●●●●●●●●●●●●●●●●●
>
> 腫瘍があり，外からは悪性かどうかの判断はできません．万が一悪性であれば治療は専門
> 的になるため，悪性か良性かの判断を行う検査の段階から専門医にみてもらいましょう．

■より詳しい解説

A. 骨腫瘍

1．代表的良性骨腫瘍

1）骨軟骨腫（osteochondroma）

　もっとも多い原発性骨腫瘍．多くは 10 歳代で発見される．男性にやや多く，骨端線が閉鎖すると，
数年で発育が停止すると考えられている．成人になって，増大が見られた場合は，二次性軟骨肉腫
への悪性化を疑う必要があり，その頻度は単発性で 1%以下，多発性で 10 〜 20%といわれている．
好発部位は大腿骨遠位，脛骨近位，上腕骨近位である．診断は，これらの部位に硬い骨性隆起を触
知することで，ある程度可能である．単純 X 線で，骨より連続して隆起する突起状腫瘍が見られ
れば診断を確定することができる．治療は，腫瘍による物理的刺激などにより痛みを生じている場
合や，近傍関節の障害などがなければ経過観察するだけとなる．多発性の場合，四肢の変形をきた
すことがあり，この場合は骨切り術により変形を矯正する必要がある．

2）内軟骨腫（enchondroma）

　2 番目に多い原発性骨腫瘍．手指の中手骨，基節骨，中節骨や，
足趾の短幹骨に好発するが，四肢の長管骨にも発生する．単発性
は各年齢層に広く分布するが，多発性は小児に発見されることが
多く，Ollier 病といい，軟部に血管腫を合併するものを Maffucci
症候群と呼んでいる．単純X線では，骨皮質の菲薄化と膨隆を伴っ
た骨透亮像として認められ，この所見は手足の短幹骨でより明ら
かである．成人の単発例では，外傷などで撮影した単純 X 線で
偶然指摘されることや病的骨折を生じて初めて発見される場合が
ほとんどである．小児の多発例は，骨皮質の膨隆が顕著なことが
多く，骨端線障害などによる変形を主訴に来院することがある．
患者の症状により治療は様々で，痛みや病的骨折に対しては，掻
爬・骨移植が適応となり，変形に対しては矯正骨切りを行う．

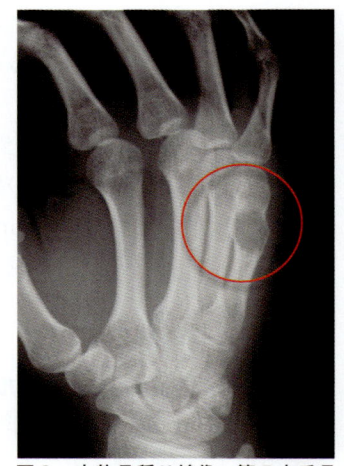

図 2：内軟骨種 X 線像　第 5 中手骨
に膨隆した骨透亮像を認める（赤丸）．

3）類骨骨腫（osteoid osteoma）

夜間痛を特徴とする骨腫瘍であり，10〜20歳代に好発するが，乳児例の報告もある．痛みは，腫瘍が産生するプロスタグランディンに関係するといわれており，実際周囲に炎症を伴う．NSAIDsは，この痛みに対して著効を示す．四肢長管骨骨幹部，とくに大腿骨，脛骨に発生することが多く，単純X線で骨皮質内に多くは1 cm以下のnidusといわれる小さな円形の骨透亮像を認める．X線では診断が難しく，CTを施行することが多い．小児の場合，痛みの訴えがはっきりせず，診断に長期を有することがある．また，関節近傍，とくに大腿骨近位に発生した場合，股関節炎を生じ，通常の単純性股関節炎と診断されることも少なくない．関節炎を伴う多くの疾患を治療する小児科医は，本疾患の存在を認知しておく必要があると考える．治療は，nidusの切除が必要だがCTガイド下にnidusを焼灼する最小侵襲治療も試みられ，有効な成績を挙げている．

2．骨腫瘍類似疾患

はじめに骨に発生するものの，真の腫瘍性疾患ではない骨腫瘍類似の骨病変の総称である．

・POINT：症状がないため，X線検査で偶然発見される場合が多い．手術適応は限られているが，病的骨折を起こす可能性があり，発見時には一度整形外科専門医に紹介し，治療方針を決めることが望ましい．

1）単発性骨嚢腫（solitary bone cyst）

線維性被膜に囲まれ，内部に液体が貯留した骨内の空洞である．好発部位は上腕骨近位と大腿骨近位の骨幹端であるが，踵骨にも多く認められる．原因は諸説あるが，骨髄内静脈環流障害に基づく骨髄内圧の異常と考えられている．また，症状として軽度の疼痛を訴えるものもあるが，外傷などで撮影した単純X線で偶然発見される，病的骨折を生じてから来院するなどがある．単純X線では，境界明瞭な骨透亮像を示し，時に多房性変化や，嚢腫の膨隆により骨皮質の菲薄化を伴う．多くは，経過観察で良く，病的骨折を起こしても，骨癒合には問題ない．また，骨折後に嚢腫内骨形成を生じることが多い．持続する疼痛や日常的に病的骨折を生じる可能性が高く，社会生活に支障を来している場合は手術を行う．

3．原発性悪性骨腫瘍

・POINT：疑ったら検査なども含めて，骨軟部腫瘍専門医へ紹介する．

1）骨肉腫

原発性悪性骨腫瘍の中で最も多く，10歳代を中心にやや男性に多く発生する．好発部位は大腿骨遠位，脛骨近位，上腕骨近位の骨幹端部で，腫瘍はしばしば肺へ転移する．症状は病巣部の運動時痛と腫脹である．進行例では安静時痛や病的骨折で来院することもあるが，全身状態は比較的保たれていることが多く，一般小児科医より整形外科医を受診することが多い．診断には単純X線が有用で，腫瘍内部の不規則な骨形成や骨破壊，Codman三角やspiculaという骨膜反応が特徴的である．しかし，実際は非常に多彩な画像所見であり，小児で骨破壊や骨形成像を認めた場合は常に骨肉腫を考えておく必要がある．また，血液検査では約60％の症例でALPの上昇が見られる．腫瘍は早期から肺へ転移することが知られているので，肺の単純X線検査やCTも必要である．そ

の他，本疾患に対して治療開始前に必要な検査は MRI，骨シンチなど多岐にわたり，検査の段階から骨・軟部腫瘍専門医に紹介されるべきである．そして最終的な診断には生検が必要で，類骨が腫瘍細胞の間に認められれば診断を確定できる．治療は，化学療法と手術療法を併用することが必要である．化学療法に反応した場合，疼痛などの自覚症状の改善と腫瘍の縮小が得られ，多くの例で切断ではなく患肢を温存したまま腫瘍を切除することが可能になる．腫瘍切除により生じた骨の欠損部位は，腫瘍用人工関節の挿入または骨移植による再建を行い患肢機能の回復をはかる．成長により脚長差が予想される小児の場合は，延長型腫瘍用人工関節を用いる．また，切除した腫瘍の病理検査を行うことにより，手術前に行った化学療法の効果を判定し，手術後に使用する薬剤を選択し術後も化学療法を継続する．1970 年以前の骨肉腫の 5 年生存率は 10 〜 15％であったが，このような系統的化学療法の導入により，現在では約 70％まで回復してきている．

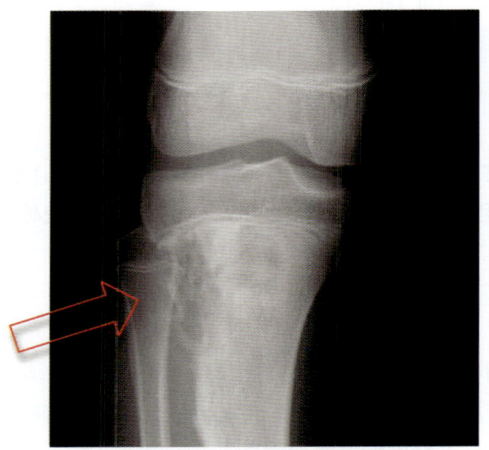

図3：脛骨近位端の骨肉腫 X 線像.

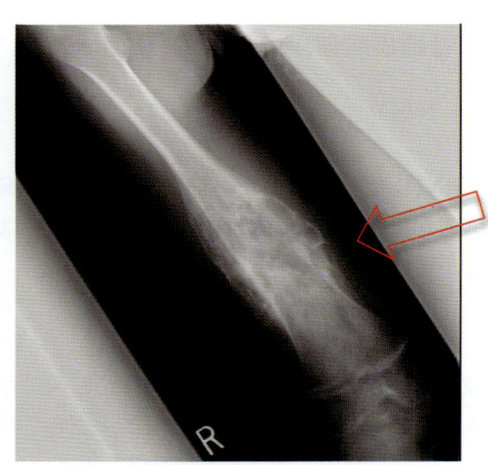

図4：大腿骨骨幹部の骨肉腫 X 線像.

2）Ewing（ユーイング）肉腫／原始神経外胚葉性腫瘍（Ewing's sarcoma-primitive neuroectodermal tumor：PNET）

通常，骨肉腫よりやや若い 5 歳から 10 歳代に多く発症する．好発部位は四肢の長幹骨骨幹部であるが，脊椎や骨盤などの体幹にも発生する．症状は，病巣部の癒痛と腫脹で，発熱などの全身症状を伴うことが多い．したがって，一般小児科医を受診することもあり，他の炎症性疾患との鑑別が必要である．腫瘍は急速に進行し，発生した骨全体に広がることもある．単純 X 線では，境界不明瞭で広範な溶骨性変化と onion peel appearance といわれる骨膜反応を伴う．また，本腫瘍は骨の外まで広がる傾向が強いため，診断における MRI の有用性も高い．血液検査では，全身症状を反映して，CRP の上昇，白血球増多を示すことが多い．また，LDH，NSE の上昇も認めることがある．最終診断には生検による病理診断を行う必要がある．さらに最近では，本疾患特有の染色体異常（相互転座）により生じる融合遺伝子を検出し診断を確定することが多い．本腫瘍は化学療法と放射線療法に対する感受性が高く，手術療法に加えこれらの治療を併用することが一般的である．治療成績は，5 年生存率で 60％近くまで改善されたが，初診時から肺転移がある，腫瘍が大きい，脊椎や骨盤などの体幹発生などの例では，依然として予後不良である．

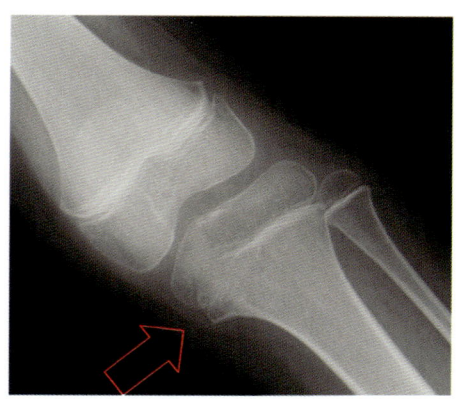

図5：脛骨近位端のユーイング肉腫X線像.

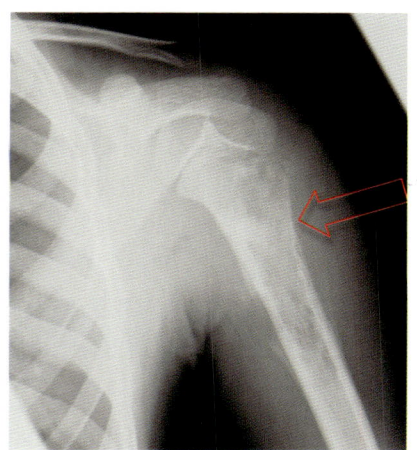

図6：上腕骨のユーイング肉腫X線像.

4. 転移性骨腫瘍

1）神経芽細胞腫の骨転移（bone metastasis of neuroblastoma）

　小児の代表的悪性腫瘍で，交感神経節に関連して発生する．骨転移を高率に伴い，単純X線では溶骨像を示す．2歳以下の発症がほとんどであり，発熱や体重減少などの全身症状があり，手術と化学療法，放射線治療を併用する治療が行われる．

2）転移性骨腫瘍（脊椎・脊髄腫瘍の項も参照）

　がんや肉腫から血行性に骨に転移してきた腫瘍が骨転移性骨腫瘍である．原発性悪性骨腫瘍より2倍以上多く発生し，50歳以上に好発する．病変としての好発部位は，脊椎，骨盤，大腿骨近位，上腕骨である．原発巣の頻度は肺がんが最も多く，次いで乳がん，腎細胞がん，前立腺がん，胃がん，肝細胞がん，また多発性骨髄腫や悪性リンパ腫なども起こすことがある．

　症状は疼痛が多く，骨転移が神経を圧迫すると近く障害や麻痺などをきたす場合もある．また腫瘍随伴症状として貧血，低タンパク血症，高カルシウム血症などに伴う体重減少や倦怠感，食欲不振，眠気などで発症することもある．大切なことは，がんの既往があれば，転移性骨腫瘍の可能性を常に頭に入れておくことである．

　検査としてまず痛む場所のX線を行う．脊椎では椎弓根の消失や椎体の圧潰，変形が認められる．長管骨では骨溶解像，または造骨像などが見られる．造骨性を示すものは前立腺がん，乳がん，肺がんの一部である．他は一般的に溶骨性を示す．一般的に，これらの画像検査を組み合わせて，評価する．

　血液検査では，ALPが増加し，骨代謝マーカーも増加する．がんの既往がある場合は腫瘍マーカーの変化も参考になる．

　治療においてはまず，原発巣がはっきりしている場合は，その主治医に早急に紹介する．疼痛緩和のため，NSAIDsや麻薬の投与は可能な限り積極的に行う．専門的治療として，ビスフォスホネート製剤であるゾレドロン酸水和物（ゾメタ®）や抗RANKL抗体（ランマーク®）による治療で疼痛，骨折，高カルシウム血症や麻痺などの転移性骨腫瘍による症状（SRE：skeletal-related events）を減少できる．顎骨壊死や骨髄炎などの合併症もあるため，治療経験がなければ主治医に判断はゆだねる．疼痛がある場合は放射線治療が適応となる．とくに脊椎転移により麻痺がある場合は，緊急

照射とステロイド投与の適応となりうる．外科的治療は長管骨で病的骨折もしくは切迫骨折（骨折の一歩手前の状態）に手術適応がある．病巣切除と人工関節置換や髄内釘挿入などが行われる．予後予測，全身状態，疼痛の程度，患者の希望などを考えて，適応を決める．また脊椎転移に対してセメント注入を行う場合もある．転移性骨腫瘍に関しては集学的治療が重要で，原発担当科による予後予測をもとに，整形外科，放射線治療医，緩和ケア医，リハビリテーション，装具師などにより総合的に対応することが求められる．

B. 軟部腫瘍

1. 良性軟部腫瘍

1）脂肪腫（lipoma）

　良性軟部腫瘍で最も多く，腫瘍で成熟した脂肪細胞からなる腫瘍．50歳以降に多く，頸部や肩，背部に好発する．大多数は表在性（皮下脂肪組織内）だが，時に深在性（筋肉内や筋間）のこともある．症状はなく，本人も腫瘤も気づいて放置していることも多い．通常，大きくなることはならずに同じ大きさで経過する．X線検査では写らず，MRIで診断を行う．比較的大きい場合（5cm以上）や，短期間に大きくなる場合は悪性との鑑別のため生検が必要．治療は摘出術が基本となるが，悪性のことも考慮し，必ず病理検査を行う．

2）神経鞘腫（schwannoma）

　脂肪腫に次いで多い良性軟部腫瘍．末梢神経の構成細胞であるシュワン細胞由来と考えられている．多くは成人に見られ，50歳以降の四肢に好発する．臨床症状として神経に沿った放散痛を認めることが特徴的で，診察時に軽く腫瘤を叩いてみて放散痛があるかをチェックする．X線では写らないため，MRIで診断をつける．ターゲットサイン（target sign）と呼ばれる二相性のパターンを示すことが多い．症状が強い場合や患者が希望する場合は手術による摘出を行う．ただし，摘出することにより発生母地である神経の損傷を起こす可能性があることを事前に十分に理解してもらう．

3）血管腫（hemangioma）

　小児に多く，おもに認められるのは，毛細血管腫と海綿状血管腫である．毛細血管腫は，皮膚の軽度の隆起を伴う赤い母斑状病変であり，出生時または乳児期に発見されることが多い．自然消退することもある．海綿状血管腫は，四肢の皮膚や皮下から深部に連続して発生する．自然消退することはなく，内部に血液を充満している．単純X線で，静脈石といわれる石灰化像を認め，診断に有用である．本症に血小板減少性紫斑病を伴うものはKasabach-Merritt症候群といわれている．保存療法に抵抗する疼痛や関節拘縮などの機能障害があれば，手術を考慮する．最近は血管内治療が行われ好成績を収めている．

2. 悪性軟部腫瘍

1）脂肪肉腫（liposarcoma）

　悪性軟部腫瘍の中では最も多い腫瘍．40歳以降に大腿部や後腹膜に好発する．

多くは無痛性腫瘤として触知する．骨への浸潤があるものでは疼痛を伴うことがある．Ｘ線では通常確認できないが，高分化型では石灰化が見られることがある．造影 MRI では脂肪腫と異なり内部の構造が不均一となる．高分化型であれば辺遠切除でよいとされるが，粘液型では広範囲切除，多形型では広範囲切除に加え，化学療法が必要とされる．

２）未分化多形性肉腫（undifferentiated pleomorphic sarcoma：UPS）

以前は，悪性線維性組織球腫（malignant fibrous histiocytoma：MFH）と呼ばれていた．男性に多く，50 〜 70 歳代に多い．皮下発生は少なく，大腿深部や臀部に好発する．明確な組織球への分化は認められず，疾患概念が代わり，未分化多形性肉腫と診断されるようになってきている．Ｘ線では診断が難しく，MRI の T1 強調像では筋肉と同等の低信号，T2 強調像にて高信号を呈する．治療は広範切除が施行される．補助療法として化学療法が施行されることがある．

３）滑膜肉腫（synovial sarcoma）

30 〜 40 歳代の比較的若い年代に好発する悪性軟部腫瘍．四肢大関節近傍に生じ，上肢よりも下肢に多い．滑膜と類似しているだけで，近年，多能性幹細胞の悪性腫瘍であることが報告された．腫瘤形成が主訴として多いが，稀に痛みを伴うことがある．Ｘ線では不規則な石灰化を認めることがある．

４）横紋筋肉腫（rhabdomyo sarcoma）

小児に多い．通常，胎児型，胞巣型，多形型の３型に分類される．胎児型と胞巣型が小児期に発生する．好発部位は頭頸部，泌尿生殖器，四肢・体幹の軟部組織であり，四肢の筋肉内発生は胞巣型が多い．悪性度が高く，早期から骨・リンパ節・肺などへ転移を生じるため，小児悪性腫瘍の専門医による化学療法を中心とした集学的治療が必須である．病巣の切除が可能であれば，外科的に切除を行うが，完全切除が困難な場合は放射線療法を併用する．5 年生存率は 50％以上に改善しているが，初診時遠隔転移例，腫瘍の大きいもの，局所再発例などは予後不良である．

（天羽）

XV．運動器診療の基礎知識

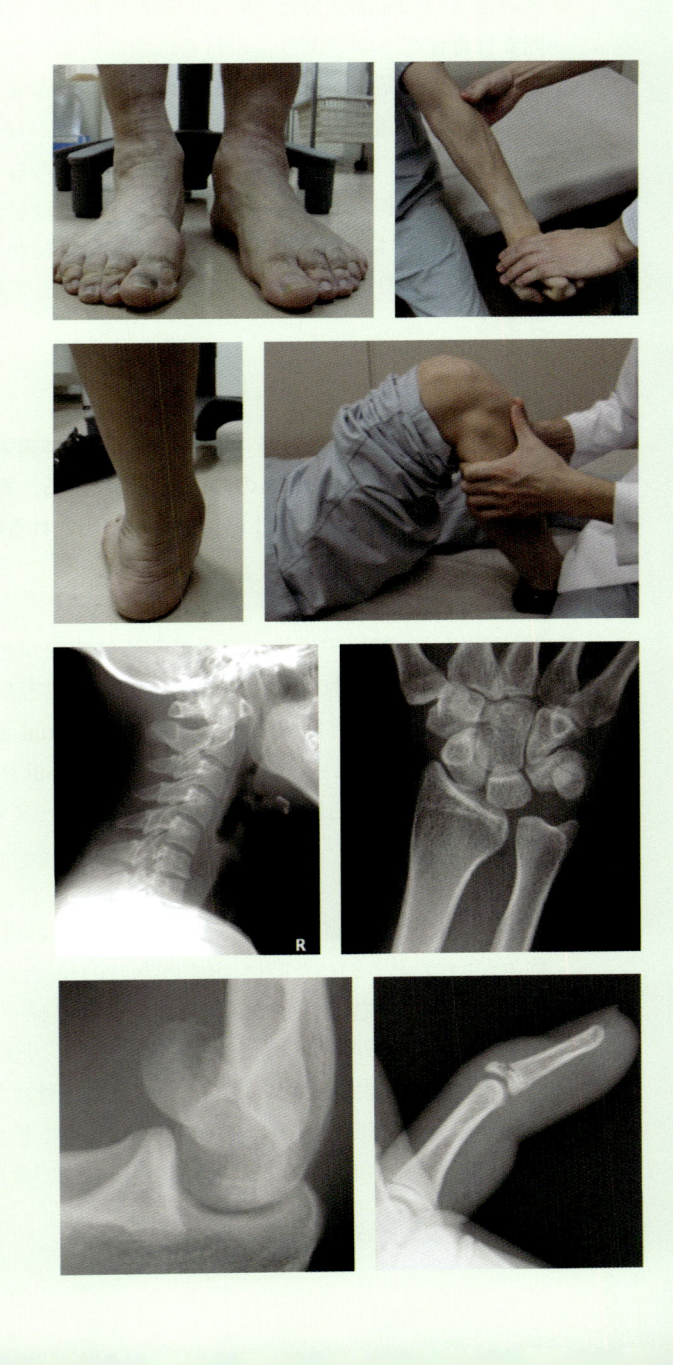

痛 み

概 要
- 痛みとは国際疼痛学会（International Association for the Study of Pain: IASP）では，「組織の実質的あるいは潜在的な障害に関連するか，またはそのような障害を表す言葉で表現される不快な感覚・情動体験」と定義されている.
- 整形外科の患者のほとんどが何らかの痛みをかかえており，その痛みに対して我々は評価を行い，対処しなければならない.

▶ 原 因

- 痛みは3つの原因に分けられているとされる. すなわち，侵害受容性疼痛・神経障害性疼痛・非器質性疼痛の3つであり，これらは混在することもある. 患者の痛みの状態から，その割合を推定し，適切な薬剤を選択する必要がある. 侵害受容性疼痛は皮膚や内臓など体の組織へ，害を及ぼすような刺激が加えられて起こる痛み. いわゆる"普通の痛み"であり，刺激がなければ痛みも起こらない. 神経障害性疼痛は神経組織そのものの機能異常で起こる痛みであり，刺激がない，もしくは弱い刺激でも強い痛みを起こす. しびれや灼熱感，電気が走るような痛みと表現される. 非器質性疼痛は，心因性疼痛とも呼ばれ，神経から伝達される電気信号とは無関係な痛み. つまり精神的に作り出される痛みであり，原因として鬱（うつ）やヒステリー，境界型人格障害などがある.

・POINT：
侵害受容性疼痛：侵害受容器（痛みを感じ取る神経末端部）に由来する普通の痛み
神経障害性疼痛：神経そのものの機能異常による，異常な痛み
非器質的疼痛（心因的疼痛）：精神的に作り出される痛み

▶ 痛みの評価

- 臨床的には，神経障害性疼痛や非器質的疼痛がどの程度寄与しているかを評価することが重要となってくる. それは，従来の痛みである侵害受容性疼痛とは異なった治療法が必要となるからである. 痛みの評価方法として，VAS（visual analog scale）や NRS（numerical rating scale）などの自覚的評価から，質問紙を用いた McGill Pain Questionnaire（マギル疼痛質問表：MPQ）などがあるが，おもにがん性疼痛が対象となっており，整形外科の診療においてはあまり使用されていない.

- まず，非器質性疼痛を除外する. これは痛みの具体性と再現性で評価する. 具体性があるのは，痛みがいつ，どういった時に，どこが痛むのか，と具体的に表現できている場合である. 例えば，"多く歩いた時に，右のお尻から太ももにかけてジーンと痛くなってきます"，などであれば具体性がある. 具体性がない例として，"なんだか，とにかく痛くて，いろんな関節が全体的に重い感じで"と曖昧な表現となる. こういった具体性に加え，再現性もみる. つまり"多く歩くと右のお尻から太ももにかけてジーンと痛くなる"ことが次回の外来においても，同じ訴えをする場合，再現性があると判断する. 症状の発現に同様の負荷や動作で起こることや，痛む場所が同じであ

ることが再現性があるポイントとなる．再現性がなければ，痛む場所は違い，痛む時も違うことになる．そのため，非器質性疼痛をみるには，1回の外来通院では判断できず，複数回の診察によって評価することが多い．

- **POINT：痛みの具体性と再現性がない場合は，非器質性疼痛を疑う．**

● 痛みの具体性と再現性があると判断できれば，次に神経障害性疼痛がどれだけ関与しているかを評価する．評価のポイントは表1の診断ツールの特徴的症状を参照とされたい．また侵害受容性疼痛と神経障害性疼痛の割合を判定する pain-DETECT も有用と言われている．

- **POINT：ピリピリする痛み，強いしびれ，焼けるような痛み，電気が走るような痛みは，神経障害性疼痛を疑う．**

表1：神経障害性疼痛の診断ツール

> 1．針で刺されるような痛みがある（針で刺される）
> 2．電気が走るような痛みがある（電気が走る）
> 3．焼けるようなひりひりする痛みがある（焼ける／ひりひり）
> 4．しびれの強い痛みがある（しびれ）
> 5．衣服が擦れたり，冷風に当たったりするだけで痛みが走る（衣服／冷風）
> 6．痛みの部分の感覚が低下していたり，過敏になっていたりする（感覚低下／過敏）
> 7．痛みの部分の皮膚がむくんだり，赤や赤紫に変色したりする（むくみ／変色）

　　以上，7項目の質問を"まったくない0点"，"少しある1点"，"ある2点"，"強くある3点"，"非常に強くある4点"の5段階で調査する．
　　6〜8点：神経障害性疼痛の可能性がある．
　　9〜11点：神経障害性疼痛の可能性が高い．
　　12点：神経障害性疼痛の可能性がきわめて高い．

（ペインクリニック 2010：31：11　p87-97 より）

● これらのように，痛みを分類することで対応する治療も変わってくる（「痛み止め」の項参照）．実際には混在することも多くあり，適当と思われる痛み止めを処方し，効果があれば続けるという試行的治療が行われている．

▶ 慢性痛

● 上記の分類に加え，もう一つ近年提唱された痛みの考え方に**慢性痛**がある．慢性痛は IASP の定義では，"治療に要すると期待される時間の枠組みを超えて持続する痛み，あるいは進行性の非がん性疾患に関する痛み"とされる．もう一つ慢性疼痛症候群がある，これははっきりとした原因がない痛みであり，線維筋痛症といった整形外科疾患以外にも，舌痛症，胸痛，腹痛など全身における痛みを包括しており，非常に範囲が広くなるため詳細は割愛する．

● これまで，痛みは感覚の異常として単軸的な捉え方，すなわち生物医学的モデルに基づいてきた．これを**急性痛**とする．生物医学的モデルとは"痛みは感染や骨折のような生物医学的原因が必ずあり，その原因を物理的除去（手術や薬物）で除去すれば，必ず寛解し機能障害を抑えられる"

というわかりやすく，当たり前の考え方である．しかし，慢性痛には急性痛のような明らかな生物医学的原因は存在せず，組織損傷の関与は少ない．慢性痛患者では，この考えに基づいた治療では対応しきれず，結果として放置されるケースが問題となってきた．そのため，近年では痛みをより多面的要素から評価する生物心理社会的モデルを重視する動きが出てきている．すなわち，従来の局所症状の痛みのみをみる考えから，痛みを有する人の情動や認知，社会的環境まで含有して評価する形へと変化している．

・**POINT：慢性痛では，急性痛とは違った病態となり，より多面的に問題を評価する必要がある．**

● 慢性痛の心理モデルとして注目されているのが，catastrophizing（破局化思想）と恐怖－回避モデルといった認知機能の問題である．破局化思想とは，痛みに対して注意がとらわれ，その状況を過度に否定的に考えてしまうことである．痛みのことが頭から離れない，痛みに対して自分は何もできないといった状態となる．その評価の指標として Pain Catastrophizing Scale (PCS) が知られており，信頼性と妥当性があるとされる．一方，恐怖－回避モデルとは，動くことで痛みが出てくるから動かない，という誤った認知である．動かないことや過緊張することにより運動器の機能低下をよび，さらなる疼痛をひき起こす悪循環となる．PCS の他に Hospital Anxiety and Depression Scale(HADS) も有用な心理面の評価ツールであり，参考にされたい．痛みのために，考え方や行動が大きく影響されていると判断した場合，心療内科，精神科受診を考慮する．抵抗を感じる患者も多いため，精神的におかしいとは思っていないことを前提として，長引く痛みで非常にストレスを受けている，ストレスを減らすことも痛みの治療であり，そのためには心療内科受診も一つの選択肢，と受診を進める．決して無理強いはせず，意味がないと思ったらやめていいと伝える．また投薬でも抗うつ薬の投与も考慮する（「痛み止め」の項参照）．

▶社会的痛み

● 仕事，家事，育児など社会的側面が痛みに関与が深いことがあり，患者との関係において許される範囲で確認する．個人を取り巻く家族や職場のサポート，自己を取り巻く環境の調整などが重要となる．既婚であれば相手に仕事の分担をお願いしたり，職場であれば仕事内容の調節，環境の調整などでは，ソーシャルワーカーによる介入を考慮する．場合によってプライベートな触れられたくない話にもなるため，決して無理に聞き出そうとはしない．

> すべての患者において，痛みの評価が必要ではない．しかし，患者の痛みが，侵害受容性疼痛が神経障害性疼痛となったり，急性痛が慢性痛へと移行するように，必要に応じて我々も生物医学的な評価から生物心理社会的評価へと移行する必要がある．

（天羽）

痛み止め

> **概　要**
> ● 痛み止めの処方は，整形外科における治療において主要な選択肢である．
> ● 痛み止めを使用する場合は，まず患者の痛みがどういった痛みかを知る必要がある．
> ● 痛みの項を参照とし，侵害受容性疼痛か，神経障害性疼痛や非器質性疼痛か判断する．

▶ 痛みの分類と選択薬

● 実際はほとんどが侵害受容性疼痛である．打撲や骨折などの外傷から，椎間板ヘルニアなどの神経痛，各関節の変形性関節症，腱鞘炎などの炎症性疾患まで，とくに急性期の痛みでは侵害受容性疼痛の場合がほとんどである．NSAIDs，アセトアミノフェン，オピオイド，鎮痛補助薬である．鎮痛補助薬には具体的に Ca チャネル α 2-δ リガンド，抗うつ薬（三環系抗うつ薬，SNRI（セロトニン・ノルアドレナリン再取り込み阻害剤：serotonin & norepinephrine reuptake inhibitors），NaSSA（ノルアドレナリン・セロトニン作動性抗うつ薬：noradrenergic and specific serotonergic antidepressant）），抗けいれん薬（Ca チャネル α 2-δ リガンド），筋弛緩剤，抗不安薬，ワクシニアウイルス接種家兎炎症皮膚抽出液などがある．痛みの状態は非常に複雑であるが，大きく 3 つに分けた（**表 2 参照**）．

> **・急性痛（侵害受容性疼痛）**
> 第一選択：NSAIDs，アセトアミノフェン
> 第二選択：オピオイド（トラムセット®，ノルスパンテープ®），鎮痛補助薬

> **・慢性痛（侵害受容性疼痛）**
> 第一選択：アセトアミノフェン，COX-2 選択的 NSAIDs（セレコックス®，モービック®，ハイペン®）
> 第二選択：オピオイド（トラムセット®，ノルスパンテープ®）

> **・慢性痛（神経障害性疼痛）**
> 第一選択：Ca チャネル α 2-δ リガンド（タリージェ®，リリカ®，ガバペン®），SNRI（サインバルタ®）
> 第二選択：オピオイド（トラムセット®，ノルスパンテープ®），ワクシニアウイルス接種家兎炎症皮膚抽出液（ノイロトロピン®）
> ※ただし三叉神経痛だけは，カルバマゼピンが第一選択

● 実際の臨床では，慢性痛に対しては，投薬を行って効果をみる試行的治療が行われているのが現状である．上記の分類と選択薬は，あくまで当院の指針であり，一つの目安として考えてほしい．

▶ 非ステロイド性抗炎症薬（NSAIDs：non steroidal anti-inflammatory drugs）

● いわゆる痛み止めの代表格．1，2 週間程度の定期内服として処方し，痛みが治まってきたら頓服とするように指示する．痛みが強ければ，ボルタレン®，ロキソニン®などがよく用いられて

いるが，各病院における使用薬剤および各医師の判断において使用する．胃潰瘍などの消化器病変の発現が高くなるため，できるだけ短い服用期間にする．しかし，頸部痛や腰痛，圧迫骨折などは，やむなく長期的に痛み止めが必要となる場合があり，その場合はCOX-2選択性が高いNSAIDs（ハイペン®，ロルカム③，モービック®，セレコックス®）へ変更する．プロトンポンプ阻害剤（PPI: proton pump inhibitor），プロスタグランディン（PGE1）製剤も併用する．効果がはっきりしない場合，決して漫然と使用を続けない．また腫瘍熱であればナイキサン®を使用する．高齢者や腎機能障害がある場合は，使用を控え，アセトアミノフェンなどを選択する．

- **POINT：効果がなければ継続しない．基本的には6週間以内の投与．腎機能障害や高齢者では，アセトアミノフェンを第一選択とする．**

処方例

痛みが強い例（日常生活に著しい支障をきたす痛み．骨折，打撲，関節炎など）に対しては，抗炎症，鎮痛ともに強いNSAIDsを．ただし胃に対する負担も強い．使用はできるだけ短い期間にとどめたい．
- ボルタレン®（25mg）3錠　分3　毎食後
- クリノリル®（50mg）6錠　分2　朝・夕食後
- インダシン®（25mg）3錠　分3　毎食後

痛みは中等度（日常生活に支障をきたす痛み．打撲，変形性関節症の痛みなど）に対して，中等度の抗炎症と鎮痛のNSAIDsを．とくにハイペンはCOX-2選択性が高く，胃潰瘍の発生を抑えられるといわれている．
- ロキソニン®（60mg）3錠　分3　毎食後
- ハイペン®（200mg）2錠　分2　朝・夕食後

痛みは軽度（日常生活に支障はないが痛む．頸椎症，腰椎症，腱鞘炎など）に対して鎮痛は弱いが，安全性が高いNSAIDsを．
- セレコックス®（200mg）2錠　分2　朝・夕食後
- モービック®（10mg）1錠　分1　朝食後

表1.NSAIDs一覧

NSAIDsの種類	特徴	用量
サリチル酸系 　アスピリン	抗血小板作用がある 耳鳴，胃障害に注意	1g 分2 朝夕食後
アントラニル酸系 　メフェナム酸（ポンタール®）	鎮痛作用が比較的強い 下痢の副作用	500mg 分2 朝夕食後
アリール酢酸系 　フェニル酢酸系：ジクロフェナク（ボルタレン®） 　インドール酢酸系：インドメタシン， 　　　　　スリンダク（クリノリル®） 　ピラノ酢酸系：エトドラク（ハイペン®） 　ナフタレン系：ナブメトン（レリフェン®）	鎮痛効果が強い，副作用に注意 徐放剤で効果が長い 胃腸障害が少ない（COX-2選択性が高い）	75mg 分3 毎食後 75mg 分3 毎食後 300mg 分2 朝夕食後 800mg 分1 朝食後 400mg 分2 朝夕食後
プロピオン系 　イブプロフェン（ブルフェン®） 　ロキソプロフェン（ロキソニン®） 　ナプロキセン（ナイキサン®）	解熱，鎮痛，消炎作用あり 鎮痛効果が強い 腫瘍熱に効果あり	600mg 分3 毎食後 180mg 分3 毎食後 300mg 分3 毎食後
オキシカム系 　ピロキシカム（フェルデン®） 　ロルノキシカム（ロルカム®） 　メロキシカム（モービック®）	長時間作用	10mg 分1 眠前 12mg 分3 毎食後 10mg 分1 眠前
コキシブ系 　セレコキシブ（セレコックス®） 　チアラミド（ソランタール®）	胃腸障害が少ない（COX-2選択性が高い） 効果が弱いが副作用も少ない	200mg 分2 朝夕食後 300mg 分3 毎食後

（medicina vol.51 no.1 2014 p120-123より）

▶ NSAID 潰瘍

● 胃潰瘍の原因として，NSAIDs はピロリ菌によるものより多くなっており，大きな問題となっている．NSAID 潰瘍の予防としては，PPI（タケプロン®とネキシウム®）と H₂ ブロッカー（タガメット®，ザンタック®，ガスター®，アルタット®，プロテカジン®など）の 2 剤であるが，効果の高さから PPI が使用される傾向にある．ただし，保険上，十二指腸潰瘍で 6 週間，胃潰瘍で 8 週間と期間が限定されている．H₂ ブロッカーは，リスクの低い患者（若年，胃腸障害の既往なし，ステロイド服用なし，抗凝固薬服用なし）や PPI が使用できない患者であれば，処方も考慮される．胃粘膜保護薬（セルベックス®，ムコスタ®，アルサルミン®，マーズレン®，ガストローム®など）は，NSAIDs 潰瘍の強い予防効果はないとされるが，実際の診療上は，胃粘膜保護を期待して高頻度に PPI と併用処方されている．NSAID は，小腸にも潰瘍を形成することがあり，その場合 PPI が逆効果になるとも言われているため注意する．

『消化性潰瘍診療ガイドライン 2020 改訂第 3 版』に，NSAIDs 用潰瘍予防フローチャートがあるので参考にされたい．

処方例

・PPI　タケプロン®（15mg）1 カプセルもしくは 1 OD 錠　分 1　朝食前（30mg 製剤は）
　　　　ネキシウム®（20mg）1 カプセル　分 1 朝食前
　リスクが低ければ（若年，胃腸障害の既往なし，ステロイド服用なし，抗凝固薬服用なし）
・H₂ ブロッカー　ガスター®（20mg）2 錠　分 2　朝・夕食後

▶ アセトアミノフェン（Acetaminophen）

● 抗炎症作用はないため，炎症による疼痛に対しては，NSAIDs より若干効果が弱い．しかし副作用が少なく，安全性の高い薬剤として，高齢患者の増加に伴い必要性が高まっている．以前は痛み止めとして効果が少ないとされていたが，それは適用容量が少なかったため，十分な鎮痛作用を発揮できなかったためである．保険適応が 4000mg/ 日まで容量拡大したことで効果も見直され，実際に評価されている．注意すべき副作用は肝機能障害で，長期処方例では定期的な採血でのチェックを行う．

処方例

アセトアミノフェン（カロナール®200mg, 300mg）3 錠　分 3　毎食後
おおまかな容量は

年齢	体重	1 回量	1 日最高容量
3 歳	15kg	150 〜 200mg	750mg
6 歳	22kg	200 〜 300mg	1000mg
9 歳	30kg	300 〜 450mg	1500mg
12 歳	40kg	400 〜 600mg	2000mg
12 歳以上の成人	50kg 以上	500 v 1000mg	4g

▶抗痙攣薬 （Caチャネルα2-δリガンド） リリカ®，ガバペン®，タリージェ®

● リリカ®は，神経障害性疼痛に対する第一選択として，唯一保険適用と認められている．服用後の血中濃度がピークに達するまで，約1時間の即効性の薬剤で使いやすい．副作用は，眠気が最も多いが，通常1週間程度で，ある程度慣れてくる．初回処方は就寝時服用としている．慢性痛の第一選択としたが，椎間板ヘルニアや脊柱管狭窄症などの急性の神経痛に対しても，効果を発揮する．

処方例
リリカ®　初回25mg（タリージェでは2.5mg）　1錠　分1　就寝時
　　　　　慣れれば75mg　2錠　分2　朝・夕食後
ガバペン®　初回100mg　1錠　分1　就寝時
　　　　　慣れれば100mg　3錠　分3　毎食後

▶オピオイド

● もともとはがん性疼痛に対してのみ適応であったオピオイドが，慎重な患者選択と十分な経過観察のもとで投与可能となったことで，慢性疼痛に対しての治療の幅が広がった．我が国では慢性疼痛治療として，塩酸モルヒネとコデイン，フェンタニル貼付薬，トラマドール，ブプレノルフィン貼付薬が保険適用を有する．オピオイドは，非器質性疼痛（心因性疼痛）以外のすべてに効果があり，急性疼痛にも効果がある．しかし，副作用や乱用・依存の問題があるため，適応は慎重に選ぶ必要がある．とくに強オピオイドであるフェンタニルやモルヒネは使用しづらく，ほとんどの整形外科医は処方していないと思われる．一般には，弱オピオイドで抗うつ薬の作用を兼ねるトラマドール（トラムセット®）が処方される．副作用は多く，対策が必要である．とくに嘔気（吐き気）が問題で，初回処方時に吐き気止めも処方する．また経口薬が服用できない慢性疼痛の場合には，ブプレノルフィン貼付剤（ノルスパンテープ®）が有用だが，事前にインターネット上で講習（e-learning）を受けなければ処方ができない．

処方例
トラムセット®（50mg）初回1錠　分1　就寝時
　　　　　　　　　　1，2週間程度の後，漸時増量
　　　　　　　　　　2錠　分2　朝・夕食後
　　　　　　　　　　3錠　分3　毎食後
　　　　　　　　　　4錠　分4　毎食後，就寝時

ノルスパンテープ®（5mg，10mg，20mg）
　　　　　　　　　　初回　5mg 前胸部，上背部，上腕外部または側胸部に添付し，7日ごとに
　　　　　　　　　　貼り替える．その後，症状に合わせて10mg，20mgと漸増する．

オピオイドの副作用

・とくに吐き気が多いため，プリンペラン®，ナウゼリン®，ノバミン®などを初回投与時に併用してもらう．後者ほど，その効果が強い．それでも吐き気がコントロールできず，処方継続困難となる場合がある．初回投与時に，副作用がつらいようであれば，無理せず服用中止してかまわないことを伝えておく．

▶ 抗うつ薬

● 中枢神経系のセロトニンやノルアドレナリンの再取り込みを阻害することで疼痛が緩和するとされているが，それが唯一の機序ではないとされている．抗うつ作用とは別の効果であり，より早期に低容量で効果が現れる．数ある抗うつ薬で特に効果があるとされているのが，SNRI であるミルナシプラン（トレドミン®），デュロキセチン（サインバルタ®）や NaSSA であるミルタザピン（レメロン®，リフレックス®）である．SNRI や NaSSA は，三環系抗うつ薬の副作用である口渇やせん妄が少ないため，高齢者に使いやすい．眠気，ふらつきが生じやすいため，初回は就寝時に投与する．また副作用の症状が強ければ，無理せず服用を中止して構わないことを伝える．

▶ 筋弛緩剤

● 筋緊張の強い状態に対して使用される．末梢性と中枢性とに分かれるが，末梢性は眠気やふらつきなどの副作用が多く，日本では中枢性筋弛緩薬が処方されることが多い．塩酸エベリゾン（ミオナール®）や塩酸チザニジン（テルネリン®）やカルバミン酸クロルフェネシン（リンラキサー®）など．副作用も少なく使用しやすい．

▶ ワクシニアウイルス接種家兎炎症皮膚抽出液

● 様々な化合物の混合物であり，はっきりとした鎮痛の作用機序はわかっていない．慢性痛に対して効果を示し，副作用もほとんどない安全性の高い薬である．

表2：神経障害性疼痛に対して有効な薬剤一覧

	分類	一般名	商品名	本邦での神経障害性疼痛への適応	開始用量	用量設定	最大用量	副作用	慎重投与および禁忌
強く推奨	第2級アミン三環系抗うつ薬	ノルトリプチリン	ノリトレン®	適応外	25mg（眠前）	25mgを3～7日後に増量	150mgまで	鎮静, 口渇, 複視, 体重増加, 尿閉	心疾患, 緑内障, 自殺念慮, てんかん, トラマドール服用中
	セロトニン・ノルアドレナリン再取り込み阻害薬 (SNRI)	デュロキセチン	サインバルタ®	適応外（諸外国では糖尿病性神経障害性疼痛の適応あり）	30mg（1日1回）	1週後に60mgに増量	60mgを2回まで	嘔気	肝機能障害, 腎不全, アルコール中毒, トラマドール服用中
		ベンラファキシン	Efexor®	本邦未承認					
	Caチャネルα2-δリガンド	ガバペンチン	ガバペン®	適応外	100～300mg（眠前）	1日3回100～300mgを3～7日ごとに増量	3,600mgまで（腎障害患者は減量）	鎮静, 浮動性めまい, 末梢の浮腫	腎機能障害
		プレガバリン	リリカ®	「神経障害性疼痛」	75mg（2回に分けて）	3～7日後に300mgに増量. その後3～7日ごとに150mg/日ずつ増量	600mgまで（腎障害患者は減量）	鎮静, 浮動性めまい, 末梢の浮腫	腎機能障害
	外用リドカイン	5%リドカイン貼付剤	LIDODERM®	本邦未承認					
推奨	オピオイド作用薬第一選択薬の増量中・発作的な疼痛の増強時など一時的使用のみ	モルヒネ	塩酸モルヒネ®他	「激しい疼痛時の鎮痛」	モルヒネ量として10～15 mgを4時間ごと	1～2週後, 徐放性製剤への変更を検討	上限なし. 120mg以上では疼痛専門医の評価を要する	嘔気・嘔吐, 便秘, 傾眠, めまい	薬物乱用歴, 自殺念慮, 服用開始時の運転障害
		オキシコドン	オキシコンチン錠®他	適応外					
		メタドン	ドロフィン®	本邦未承認					
		レボルファノール	レボルファン®	本邦未承認					
		トラマドール	トラムセット®（トラマドール酸塩とアセトアミノフェンの合剤）	「非がん性慢性疼痛」	50mg（1日1～2回）	3～7日ごとに50～100mg増量	400mgまで（100mgを4回）	嘔気・嘔吐, 便秘, 傾眠, めまい, 痙攣	薬物乱用歴, 自殺念慮, 服用開始時の運転障害, てんかん, SSRI・SNRI・三環系抗うつ薬との併用

（臨整科・48巻12号・2013年12月　p1199～1203より）　　　　　SSRI：選択的セロトニン再取り込み阻害薬

（天羽）

外固定方法

概　要
- ギプス固定やシーネ固定などの外固定は，整形外科骨折治療において中心的役割を果たす.
- それのみで骨折の治療が行えるほかに，手術や専門医受診までの待機時期の安静，術後の固定などとして使用される.
- 一般外傷を診療する機会がある医師であれば，基本的な外固定はしっかり行えることが理想である.

▶ 実際の固定の仕方

● 実際に固定において大切なのは固定肢位である. まず，患者にどういう形で固定したいか，理解させる. 健側で模倣してもらうのも良い. そのうえで実際に固定に移っていくが，固定肢位を理解しても，痛みのためにその位置を保持することが困難なことも多く，その肢位を保持するため，できる限り固定に際しては必ず看護師などに介助についてもらう.

・**POINT：固定する前にどういう形で固定したいか，患者に理解させる. 固定に際しては固定肢位の保持に必ず介助についてもらう.**

▶ 固定肢位と範囲

● 特殊な場合を除き，ほとんどの場合の固定肢位は良肢位である. これは，機能肢位とも呼び，万が一，関節が固定された場合に，最も日常生活で使いやすい関節角度である. 各関節の良肢位に関しては各論で述べている. 一般的な固定範囲は，骨折の場合，その骨折部を挟む両端の2関節を固定する. 捻挫の場合は，捻挫した関節の1関節を固定する（固定範囲の略語は，用語集参照）.

・**POINT：各関節は基本的に良肢位で固定. 骨折であれば2関節固定する.**

● ギプス固定は技術が必要であり，基本的には整形外科専門医が行っている. 非整形外科医や研修医にとって，最も一般的に使用されている**シーネ固定（水硬性ファイバーグラススプリント）**での固定に関して説明する.

・**固定に際しての注意点**
①あらかじめ必要な長さを調べる.

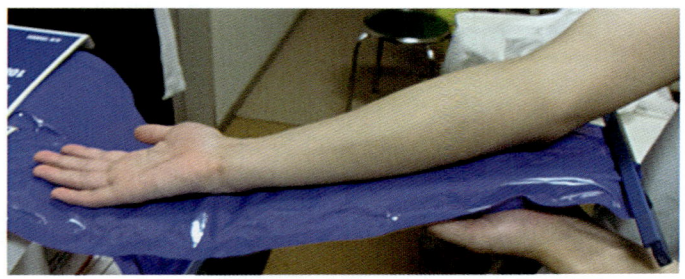

図1：あらかじめ必要な長さを測っておき，必要な分のみ切る.

②中のファイバーグラスが出ないように注意する.

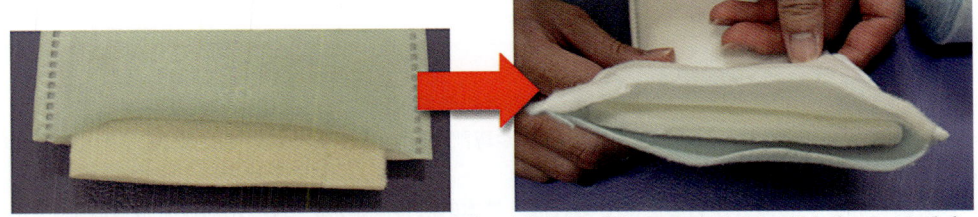

図2：ファイバーグラスがパッドから出ていると硬化後，直接皮膚に当たり，潰瘍形成する場合がある．必ずパッド内に収まるように事前に切っておく.

③余分な水はタオルで取り除く.

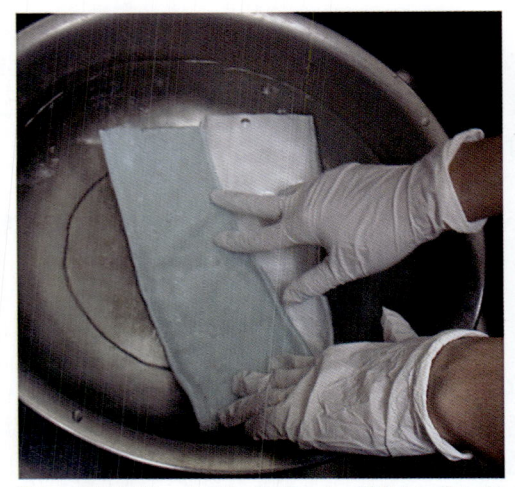
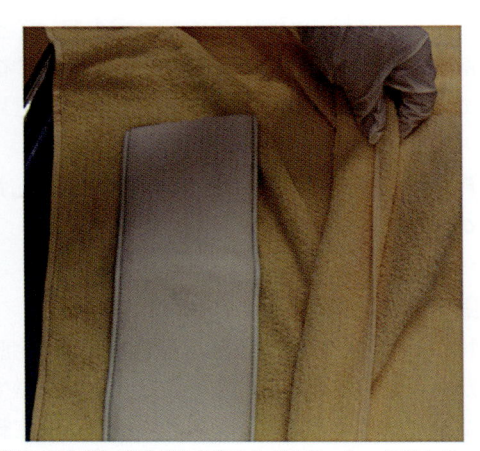

図3：水切りがしっかりしていないと，固定中にポタポタ水が垂れて患者に迷惑がかかることがある．しっかりとタオルで水切りを行う.

▶ 各関節の実際の固定方法

・体幹の固定

肋骨骨折：体幹部であり，シーネでは固定できない．バストバンドを巻く.

骨盤骨折：体幹部であり，シーネでは固定できない．場合により骨盤ベルトを巻く.

・鎖骨骨幹部骨折：体幹部であり，シーネでは固定できない．クラビクル（鎖骨）バンドで固定する．胸を張ることで骨折部が整復される方向に働く.

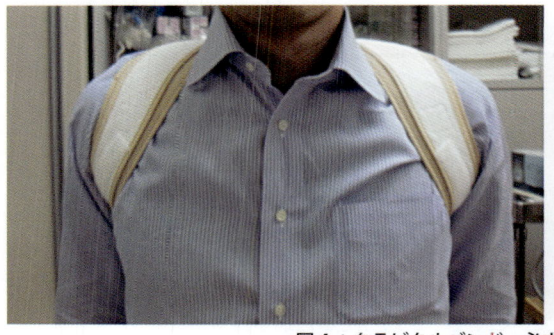
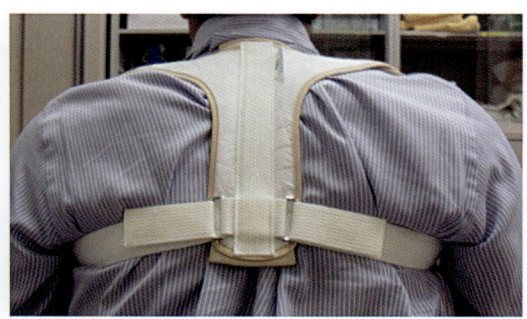

図4：クラビクルバンド　必ず胸を張った状態で装着する.

・**鎖骨遠位端骨折**：ずれがなければ，クラビクルバンドは用いず，三角巾（場合によりバストバンドを追加）で固定．腕が挙上すると骨折部の転位を招くので，挙上しないように固定する．

・**肩の固定**：対象疾患　肩関節周囲骨折，上腕骨骨幹部骨折

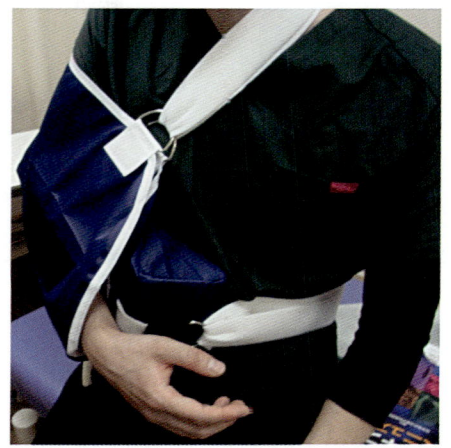

図5：肩パット装具　三角巾に比べ肩関節外転位で固定できる．

・**上肢の固定**

　対象疾患：肘関節周囲骨折（上腕骨骨幹部では対応できない），前腕骨折，手関節骨折

　固定範囲：肘上から手まで固定

　良肢位：肘関節90°　前腕回内回外中間位　手関節軽度背屈位（20°程度）

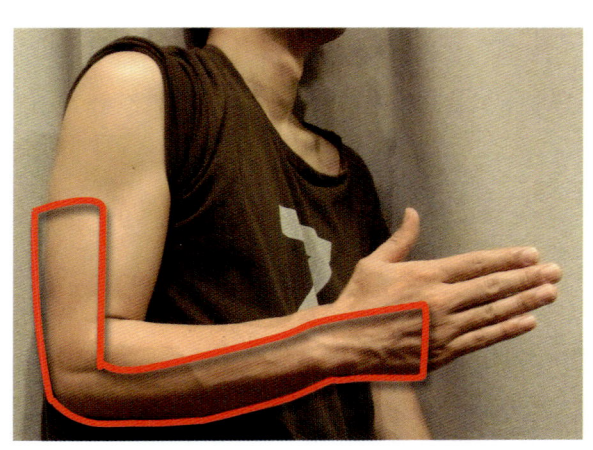
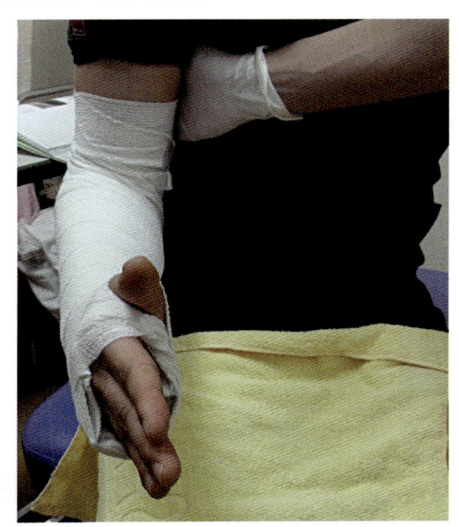

図6：手は回内回外中間位，『小さく前へ習え』の形.

・**手の固定**

　対象疾患：中足骨骨折，指骨骨折

　固定部位：その骨折を挟む2関節

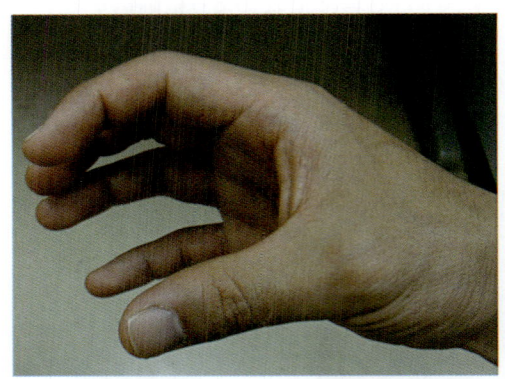

図7：良肢位　手関節背屈 20°，指はボールを掴むような形.

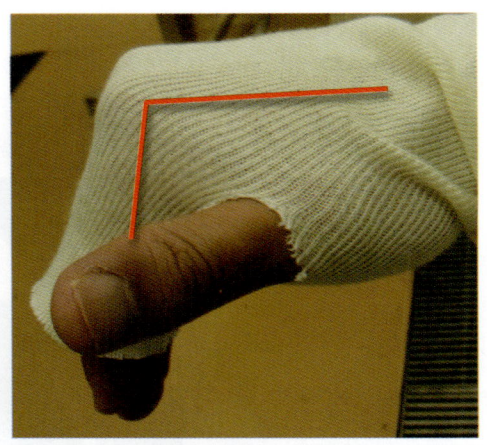

図8：ただし，中足骨骨折では MP 関節を 90°に屈曲させて固定する．このほうが MP 関節の拘縮が起こりにくいためである.

・基節骨骨折，中節骨骨折に対する固定

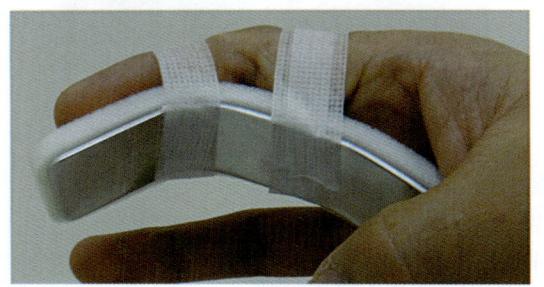

図9：アルフェンスシーネを用いて固定．基節骨骨折に対しては PIP 関節と MP 関節も固定する．中節骨骨折は PIP 関節と DIP 関節を固定する.

・下肢の骨折

膝より近位の骨折（骨盤骨折，股関節周囲骨折，大腿骨骨幹部骨折）はシーネでの固定はできない.

・膝関節周囲骨折

対象疾患：膝関節周囲骨折

固定範囲：大腿から足部

固定肢位：膝関節屈曲 10 〜 20°　足関節底背屈 0°

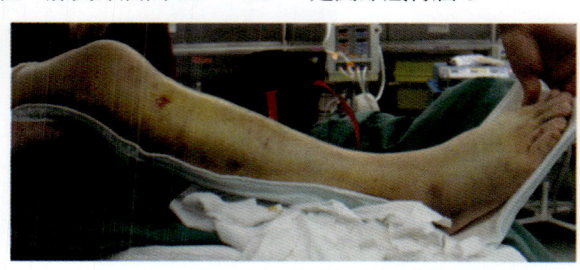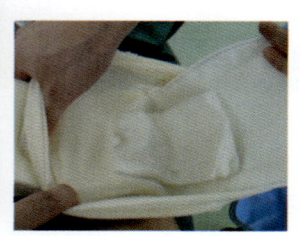

図10：左：膝関節 20°屈曲位，足関節底背屈 0°で固定
　　　右：踵の部分にガーゼを入れてクッションとする.

対象疾患：足関節周囲骨折，踵骨骨折，リスフラン損傷，第5中足骨基部骨折を含む中足骨骨折

・**中足骨骨折**
　　固定範囲：下腿から足部
　　固定肢位：足関節底背屈0°

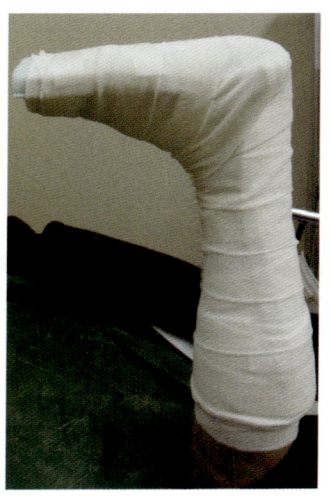

図11：足関節ニュートラルポジション（底背屈0°）で固定．踵周囲にクッションを入れて潰瘍形成を予防する．

・**前足部外傷の固定法**
　　対象疾患：趾骨折，中足骨遠位部骨折
　　固定範囲：中足部から足趾
　　固定肢位：力を抜いた自然な状態

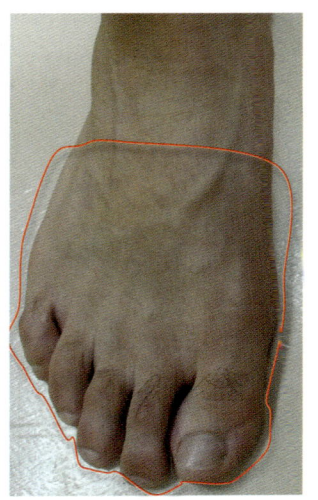

図12：前足部外傷での固定範囲　例えば母趾の骨折であれば，母趾のみの固定で構わない（第5趾まで固定する必要はない）．

（天羽）

骨粗鬆症

> **概　要**
> - 骨粗鬆症は，加齢や閉経による原発性骨粗鬆症と，それ以外の原因（薬剤，疾患など）による続発性骨粗鬆症に分かれる．
> - 高齢化社会となり，骨粗鬆症は整形外科のみならず，どの診療科においても診断・治療することが求められる時代となった．
> - 骨粗鬆症による易骨折性は，椎体骨折などをひき起こし，活動性が低下し，老人症候群と呼ばれる介護や支援が必要な状態となる．
> - 骨粗鬆症の予防の必要性から，原発性骨粗鬆症に関しては，診断・予防のガイドラインも出ている．しかしながら，現状としては病院を受診しない場合や，診断されずに放置されている場合も多く見受けられる．
> - 骨粗鬆症自体は，とくに患者に苦痛を与える物ではないため，患者自身に自覚がなく，また医師側も予防の必要性を説明することが十分できていないことが考えられ，患者のみならず，医療者側にも啓蒙していく必要がある．

診断へのアプローチ

- 骨粗鬆症は症状を伴わないことが多く，普通に生活ができていることも多い．
- どういった患者に対して骨粗鬆症を疑い，診断を進めていくかは明確な基準がない．いくつかの基準を示す．
  - ①健康増進法に基づき，骨粗鬆症検診が行われており，40歳から5歳刻みの節目検診である．この検診で骨粗鬆症と診断されれば，治療，もしくは精査を行う．
  - ②骨粗鬆症は，年齢と体格に依存する．高齢で細身の女性は骨粗鬆症である可能性が高い．スクリーニングの検査としてFOSTAがある．FOSTAは［体重（kg）－年齢（歳）］× 0.2で計算される．－4未満であれば，骨粗鬆症のリスクが高い．例えば体重50kgで年齢が70歳であれば（50 － 70）× 0.2 ＝－4となり，骨粗鬆症高リスク群となる．ちなみに中リスク群は－4〜－1の間である．
  - ③他に25歳の時に比べて，4 cm以上の身長短縮がある場合，また亀背や円背（背中が丸くなっている）がある場合には，精査が必要である．亀背は，腰椎で後弯（後ろ側に凸），円背は胸椎で後弯している．
  - ④X線で椎体骨折がある場合（後述）は，症状の有無にかかわらず，精査の適応である．また大腿骨頸部骨折，大腿骨転子部骨折，上腕骨近位骨折，橈骨遠位端骨折を怪我で受傷した場合も，精査の適応となる．

- **POINT：骨粗鬆症は体重が軽い方がなりやすいため，高齢で細身の女性は注意．FOSTA値を測定する．また，背中が丸くなっていたり，X線で椎体骨折があれば，必ず骨密度を測定する．**

▶骨粗鬆症の精査

1．問　診

年齢，閉経の有無と時期，既存脆弱性骨折の有無，骨粗鬆症治療歴などを問診する．またWHOの骨折リスク評価であるFRAXにて挙げられている両親の大腿骨近位部骨折歴，現在の喫煙，ス

テロイドの治療，関節リウマチやアルコール過剰摂取などを聴取する．FRAX はインターネットのホームページ上で計算可能であり (https://www.shef.ac.uk/FRAX/tool.jsp?lang=jp)，さらに携帯端末へのダウンロードも可能である．

服用薬に関して，ステロイド，抗ホルモン薬，PPI，抗うつ薬（SSRI），抗凝固薬（ヘパリン，ワーファリン），2 型糖尿病薬（thiazolidinedione），抗痙攣薬，血糖低下薬，シクロスポリン，化学療法薬などが骨粗鬆症のリスクとなるため，チェックする．

2．身体所見

身長低下，亀背，円背，胸腰椎の圧痛，叩打痛の所見がないかをみる．いずれの所見も椎体骨折を疑う所見であり，これらの所見がなくても，骨粗鬆症がありうる．

3．画像検査

胸・腰椎の前後面・側面の 2 方向の X 線撮影は，形態の変化，骨折の有無を評価する．

4．血液・尿検査

血清 Ca，P，ALP 濃度（骨折後早期を除く）は，原発性骨粗鬆症では正常であるため，必ず測る．また続発性骨粗鬆症の鑑別として，糖尿病（HbA1c），腎機能（BUN, Cr），関節の症状があれば，RA（RF，抗 CCP 抗体）も測定する．Ca が高値であれば，続発性骨粗鬆症の鑑別として副甲状腺機能亢進症を疑い，PTH-intact を測定する．

骨粗鬆症と診断できたら，骨形成マーカーや骨吸収マーカーを測定する．理解しておきたい点として，骨形成マーカーの上昇は，骨吸収マーカーとカップリングで起きてくるため，骨形成促進薬を投与しない限り，それ以後は骨量が喪失することを意味する．閉経後骨粗鬆症では，まず，骨吸収マーカーが上昇し，その後骨形成マーカーが上昇する．治療開始後，投与薬剤によって評価する骨代謝マーカーは違う．代表的な骨粗鬆症薬であるビスフォスフォネートや SERM や抗 RANK 抗体では骨吸収マーカーを，PTH 製剤では骨形成マーカーを，ビタミン K₂ では ucOC を測定する．薬物の効果判定では変化率を計算する．（2 回目の測定値−初回測定値）／初回測定値× 100 で変化率を計算し，それが MSC（minimum significant change：最小有意変化 %）を超えれば効果があると判断する．

2018 年より，ビタミン D の測定項目である 25-ヒドロキシビタミン D が，保険適用となった．

- **POINT：具体的なマーカーの測定として，まず治療開始前に必ず骨形成，もしくは吸収マーカーを測定する．治療開始後 3 〜 6 ヵ月で骨吸収マーカーをフォローし，最小有意変化（MSC）を超えて低下すれば効果があると判定する．それ以後は 6 ヵ月〜 1 年おきにマーカーを測定する．骨吸収マーカーを超えて変化しなければ，続発性として原因がないか精査を行い，原因がなければ薬物の再検討を行う．**

骨形成マーカー	保険適応	検体	最小有意変化：MSC（%）	腎機能低下の影響
骨型アルカリフォスファターゼ（BAP）	○	血清	9.0	（−）
オステオカルシン（OC）	×	血清	—	（＋）
I型プロコラーゲンー C −プロペプチド（P1NP）	○	血清	12.1	（−）

骨吸収マーカー	保険適応	検体	最小有意変化：MSC（%）	腎機能低下の影響
骨型酒石酸抵抗性フォスファターゼ（TRACP-5b）	○	血清	12.4	（−）
デオキシピリジノリン（DPD）	○	尿	23.5	（＋）
I型コラーゲンー C −テロペプチド（1CTP）	×	血清	—	（＋）
I型コラーゲン架橋 C −テロペプチド（CTX）	○	尿, 血清	尿：23.5 血清：23.2	（＋）
I型コラーゲン架橋 N −テロペプチド（NTX）	○	尿, 血清	尿：27.3 血清：16.3	（＋）

骨マトリクス関連マーカー	保険適応	検体	最小有意変化：MSC（%）	腎機能低下の影響
低カルボキシル化オステオカルシン（ucOC）	○	血清	32.2	（＋）

5．骨評価

骨密度測定と脆弱性骨折の有無の診断を行う．

・**脆弱性骨折：**骨粗鬆症や骨軟化症などにより，骨が脆くなったために，軽微な外力で起きた骨折．主な骨折部位として，大腿骨近位，上腕骨近位，橈骨遠位端，骨盤，肋骨などがある．

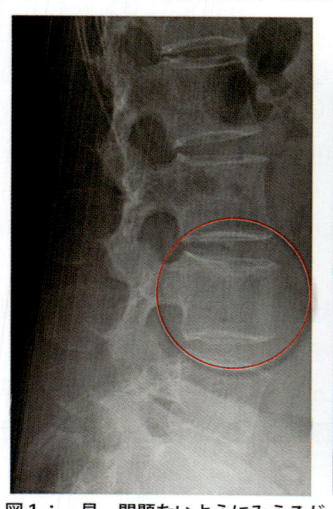 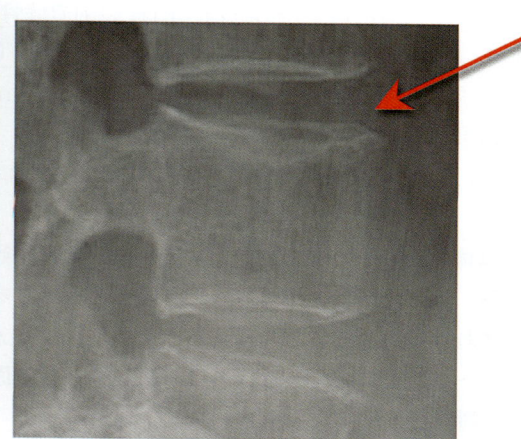

図1：一見，問題ないようにみえるが，よくみると腰椎椎体上縁のわずかな潰れがある．骨粗鬆症を疑う脆弱性骨折と診断できる．

腰椎側面 X 線像で椎体を評価し，脆弱性骨折がないかをみる．

6．骨密度検査

骨密度を実際に測る方法は，超音波や CT，X 線など様々である．骨密度検査は，骨粗鬆症診断

におけるゴールドスタンダードな検査であるが，一方で，測定器械により基準値が異なり，かつ体のどこを測定するかによって値も変わってくる．そのため，測定方法の違いによって健常と判断されたり，骨粗鬆症と判断されたりして混乱を招く．これまでも何回か診断基準が改訂されているが，2012 年の日本骨代謝学会の診断基準では，骨密度の測定は，腰椎または大腿骨近位部と指定された．ただし，これらの部位で測定が困難であれば，橈骨，第 2 中手骨でもよいとされている．

▶ 診　断

表 2：原発性骨粗鬆症の診断基準

Ⅰ．脆弱性骨折あり
1．椎体骨折または大腿骨近位部骨折あり
2．その他の脆弱生骨折があり，骨密度が YAM の 80%未満
Ⅱ．脆弱性骨折なし
骨密度が YAM の 70%以下，または－ 2,5SD 以下

（日本骨代謝学会　原発性骨粗鬆症の診断基準（2012 年度改訂版）より）

YAM とは，「young adalt mean」の略で，閉経前の 20 ～ 44 歳までの女性の骨密度（BMD）の平均値をとったもの．「若年成人平均」の意味．
この YAM の 70%がカットオフ値となるが，値が測定機器によって違うため，注意する．日本人女性の骨密度のカットオフ値を図に示す．他の部分に関しては，日本骨代謝学会の診断基準を参照されたい．

表 3：日本人女性の骨粗鬆症カットオフ値（赤四角）

部　位	機　種	骨密度 （YAM ± SD）	YAM の 80%に 相当する骨密度値	骨粗鬆症の カットオフ値
腰　椎 （L1 ～ L4）	QDR	0.989 ± 0.112	0.791	0.709
	DPX	1,152 ± 0.139	0.922	0.805
	DCS-900	1.020 ± 0.116	0.816	0.730
腰　椎 （L2 ～ L4）	QDR	1.011 ± 0.119	0.809	0.708
	DPX	1.192 ± 0.146	0.954	0.834
	DCS-900	1.066 ± 0.126	0.853	0.751
	XR	1.040 ± 0.136	0.832	0.728
	1X	1.084 ± 0.129	0.867	0.758
大腿骨頸部	QDR	0.790 ± 0.090	0.632	0.565
	DPX	0.939 ± 0.114	0.751	0.654
	DCS-900	0.961 ± 0.114	0.769	0.676

▶ 治　療

● 骨粗鬆症と診断されれば，薬物治療の適応となる．

おもな治療薬

・**活性型ビタミン D_3 薬（アルファルカルシドール，エルデカルシトール，カルシトリオール）**：高齢者では腎でのビタミン D 活性化が低下しており，腸管からのカルシウム吸収能が低下し，二

次性副甲状腺機能亢進症の状態になりやすい．活性型ビタミンDは，カルシウム吸収を促進する．投与中は高カルシウム血症に注意する．ビスフォスフォネートと併用で使用されることが多い．

- ビスフォスフォネート薬（アレンドロン酸，リセドロン酸，ミノドロン酸，エチドロン酸）：最も臨床データが充実した骨粗鬆症治療薬であり，現段階で骨粗鬆症に対して最も処方されている薬剤である．安全性の高い薬剤だが，長期服用によって非定型大腿骨骨幹部骨折を起こすことなども指摘され，5年以上は服用しない傾向にある．服用頻度が毎日，週1回（ゼリー製剤も），月1回などがあり，また月1回の注射製剤もある．副作用として消化器症状があり，服用継続が困難なことがある．

- 選択的エストロゲン受容体モジュレーター［selective estrogen receptor modulator：SERM：サーム］（ラロキシフェン，バゼドキシフェン）：骨に対してはエストロゲンと同じ作用を有するが，子宮や乳房に対してはアンタゴニスト（エストロゲンと拮抗する）として働くため，乳がんの発生を有意に低下させる．

- PTH（副甲状腺ホルモン）製剤（テリパラチド）：骨形成を促進して骨量を増やし，骨折を減らす薬．専用にキットを用いて，1日1回自己注射する薬と，週1回病院・診療所で注射する薬がある．最長2年と投与期間が決まっている．骨密度が著しく減少していたり，多発の圧迫骨折がある場合など，重症例に使用される．

- 抗RANK抗体（デノスマブ）：RANKリガンド（破骨細胞に影響するタンパク質）を標的とするヒト型モノクローナル抗体で，RANKを特異的に阻害し，破骨細胞の形成を抑制することで，骨吸収を抑制する．PTH製剤と同じく，重症例に使用される．

- ビタミンK（メナテトレノン）：骨基質のタンパク質であるオステオカルシンの合成を助けるとされる．直接骨密度を上げる効果はほとんどないとされるが，予防に有効とされる．ビタミンKの不足状態はucOCの測定により評価できるため，高齢者の場合，まずucOC測定を行って評価する．ワーファリンの作用減弱させるため，注意する．

実際の処方例

65歳未満の閉経後比較的早期の女性，もしくはビスフォスフォネートが服用困難
➡ SERMを投与する．
　エビスタ®　1錠1×　朝食後
➡ カルシウム製剤を追加してもよい
　アスパラ Ca®（200）　6錠3×毎食後

65以上の骨粗鬆症
➡ ビスフォスフォネート製剤を投与する．
　ボナロンゼリー®（35mg）週1回　起床時
　またはボノテオ®（50mg）月1回　起床時
　またはボナロン点滴　注射　月1回
➡ ビタミンD製剤を追加してもよい．
　ワンアルファ®　0.5μg　1錠1×　朝食後
➡ またビタミンK製剤を追加してもよい．
　グラケー cp®（15）　3cp 3×　毎食後

65歳以上の骨粗鬆症，多発圧迫骨折がある，背部痛があるような重症例
➡ PTH製剤を投与
　テリボン®（56.5μg）　皮下注射　週1回　（72週間までの投与とする）
➡ または抗RANK抗体
　プラリア（60mg）　皮下注射　6ヵ月に1回

（天羽）

略語，用語集

> ● ここでは，整形外科において頻用される専門用語に関して解説する.

▶ 手の解剖（図1）

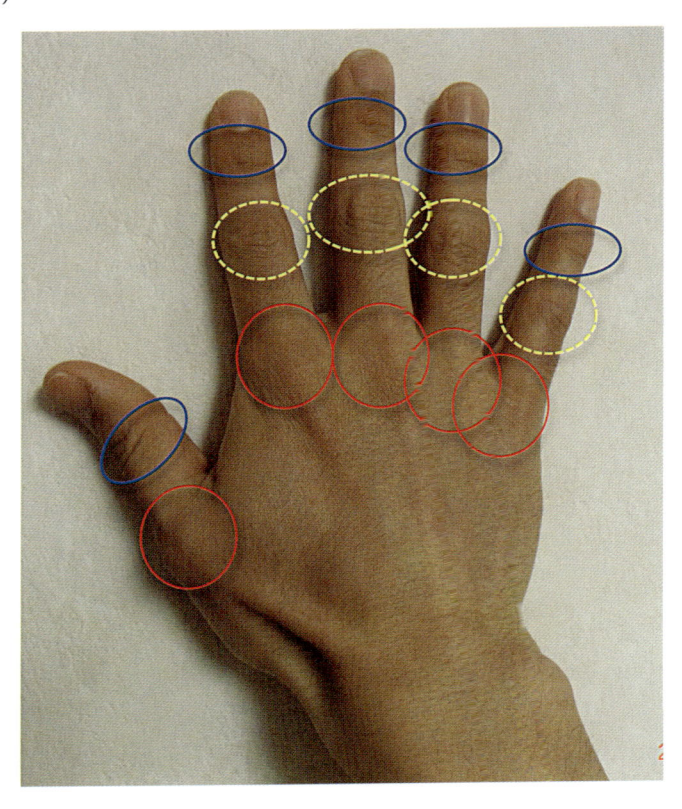

○ MP 関節（metacarpo-phalangeal joint：中手指節間関節）

○ PIP 関節（proximal interphalangeal joint：近位指節間関節）親指にはないことに注意

○ DIP 関節（distal interphalangeal joint：遠位指節間関節）

▶ 足の解剖（図2）

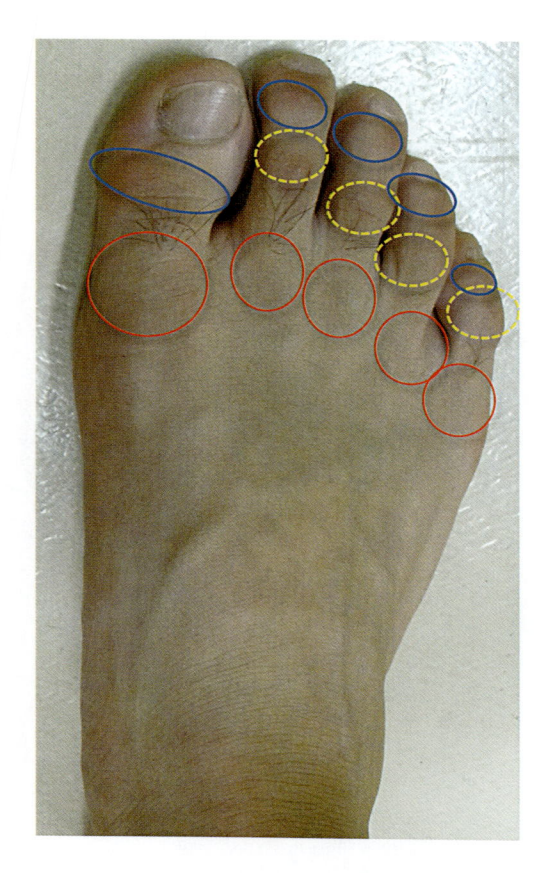

MTP 関節（metatarso-phalangeal joint：中足趾節間関節）

PIP 関節（proximal interphalangeal joint：近位趾節間関節）母趾にはないことに注意

DIP 関節（distal interphalangeal joint：遠位趾節間関節）

固定範囲における略語

上 肢

　AE（above elbow）肘上まで固定する（例：手から上腕前まで）

　BE（below elbow）肘下で固定する（例：手から前腕まで）

下 肢

　AK（above knee）膝上まで固定する（例：足部から大腿まで）

　BE（below knee）膝下まで固定する（例：足部から下腿まで）

▶ 用 語

CRIF（closed reduction and internal fixation：閉鎖的（非観血的）整復固定術）

　切開せずに（骨折部を露出せずに），整復してピンやスクリューなどで固定する．

ORIF（open reduction and internal fixation：観血的整復固定術）

骨折部を切開し，露出して直接整復し，固定する．プレート固定やスクリュー固定が一般的．

K-wire（ケーワイヤー，Kirschner wire：キルシュナーフイヤー，キルシュナー鋼線）

整形外科手術において多用される金属製（ステンレス）のピン．骨に挿入することにより骨折部を安定させる．また直達牽引などにも使用される．K-wire による固定はピンニングと呼ばれ，CRIF の中心的治療である．

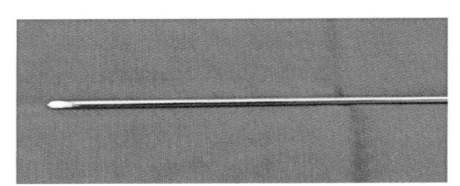
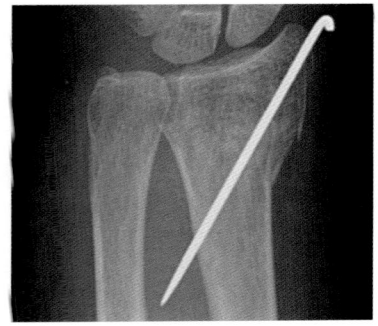

図3：k-wire 実物（左）と X 線での k-wire

スクリュー：ネジ（螺子）

骨折部を安定させるために使用される．ほとんどがチタン合金．ほとんどの場合は MRI も撮影可能であるが，事前に主治医に確認する．

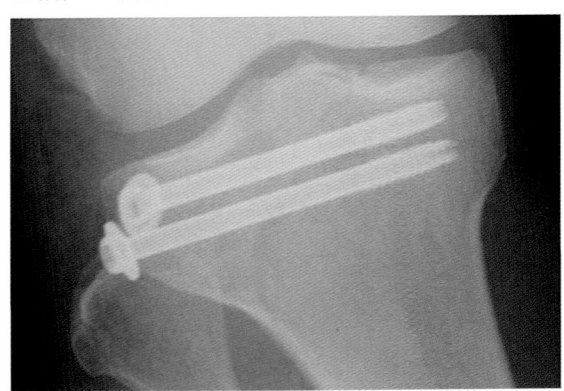

図4：脛骨高原骨折に対してのスクリュー固定

プレート

骨折部を安定させるために使用される．スクリューと使用され，ORIF の代表的固定方法である．ほとんどがチタン合金．ほとんどの場合は MRI も撮影可能であるが，事前に主治医に確認する．

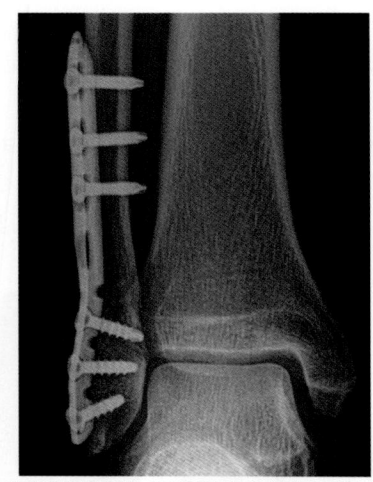

図5：腓骨遠位端骨折（外果骨折）に対するプレート固定

髄内釘（ずいないてい）

骨の中心部（骨髄）に，金属の棒（ロッド）を通して固定する．おもに大腿骨骨幹部骨折，脛骨骨幹部骨折に使用される．ほとんどがチタン合金．ほとんどの場合は MRI も撮影可能であるが，事前に主治医に確認する．

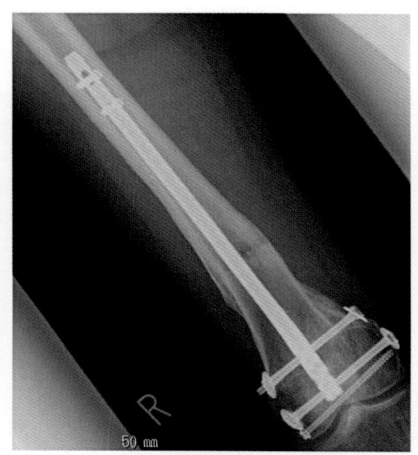

図6：大腿骨骨折に対する髄内釘固定

RICE

外傷後の処置．Rest（安静），Icing（冷却），Compression（圧迫），Elevation（挙上）の4つの基本的指示のこと．腫れや痛みを抑えるために，ほぼすべての外傷後患者に指示する．パンフレットなどを作成しておき，配れるようにしておくと便利である．

（天羽）

索 引

症状から一発診断！
整形外科専門医はこう見立てる　　第3版

2015 年 5 月21日発行	第1版第1刷
2021 年 3 月30日発行	第2版第1刷
2025 年 3 月25日発行	第3版第1刷Ⓒ

著　　者　聖路加国際病院 整形外科

発行者　渡 辺 嘉 之

発行所　株式会社　**総合医学社**

〒101-0061　東京都千代田区神田三崎町 1-1-4
電話 03-3219-2920　FAX 03-3219-0410
URL：https://www.sogo-igaku.co.jp

Printed in Japan　　　　　　　　　　　　　印刷：シナノ印刷
ISBN978-4-88378-797-5